Delicadas coreografias

Dados Internacionais de Catalogação na Publicação (CIP)
(Câmara Brasileira do Livro, SP, Brasil)

Liberman, Flavia
 Delicadas coreografias: instantâneos de uma terapia ocupacional / Flavia Liberman. — São Paulo : Summus, 2008.

Bibliografia.
ISBN 978-85-323-0508-4

1. Dança 2. Dança terapêutica 3. Expressão corporal 4. Movimento terapêutico 5. Saúde – Promoção 6. Terapia ocupacional. I. Título.

08-06741   CDD-615.85155

Índices para catálogo sistemático:

1. Corpo e dança : Terapia ocupacional   615.85155
2. Dança e corpo : Terapia ocupacional   615.85155

Compre em lugar de fotocopiar.
Cada real que você dá por um livro recompensa seus autores
e os convida a produzir mais sobre o tema;
incentiva seus editores a encomendar, traduzir e publicar
outras obras sobre o assunto;
e paga aos livreiros por estocar e levar até você livros
para a sua informação e o seu entretenimento.
Cada real que você dá pela fotocópia não autorizada de um livro
financia um crime
e ajuda a matar a produção intelectual em todo o mundo.

Flavia Liberman

Delicadas coreografias

instantâneos de uma terapia ocupacional

summus editorial

DELICADAS COREOGRAFIAS
Instantâneos de uma terapia ocupacional

Copyright © 2008 by Flavia Liberman
Direitos desta edição reservados por Summus Editorial

Editora executiva: **Soraia Bini Cury**
Assistentes editoriais: **Bibiana Leme e Martha Lopes**
Capa: **Carmem Terra com foto de João Caldas**
Projeto gráfico: **Terra Design Gráfico**
Adaptação do projeto gráfico: **Acqua Estúdio Gráfico**
Fotografias: **João Caldas**
Diagramação: **Acqua Estúdio Gráfico**

Summus Editorial
Departamento editorial:
Rua Itapicuru, 613 – 7º andar
05006-000 – São Paulo – SP
Fone: (11) 3872-3322
Fax: (11) 3872-7476
http://www.summus.com.br
e-mail: summus@summus.com.br

Atendimento ao consumidor:
Summus Editorial
Fone: (11) 3865-9890

Vendas por atacado:
Fone: (11) 3873-8638
Fax: (11) 3873-7085
e-mail: vendas@summus.com.br

Impresso no Brasil

Para o João
Para a Tali e o Matias
Para a Suely

Se você possui um álbum de fotos e examina suas imagens ao longo de trinta ou quarenta anos, vai captar a noção de ter tido muitos corpos em sua vida. E ter muitas vidas ao longo de uma vida.

Com base em Keleman (1994, p. 22)

Sumário

9   Introdução: aproximações

19   O corpo como pulso

39   Aberturas aos procedimentos

51   Série Aquecer: modulações do aproximar

73   Série Fotografar

97   Série Olhar

135   Série Tocar

161   Série Mover e pausar: ondas e calmarias

181   Série Improvisar: exercícios de criação de si e de mundos

201   Série Conversar e silenciar

227   Contornos

238   Notas

245   Bibliografia

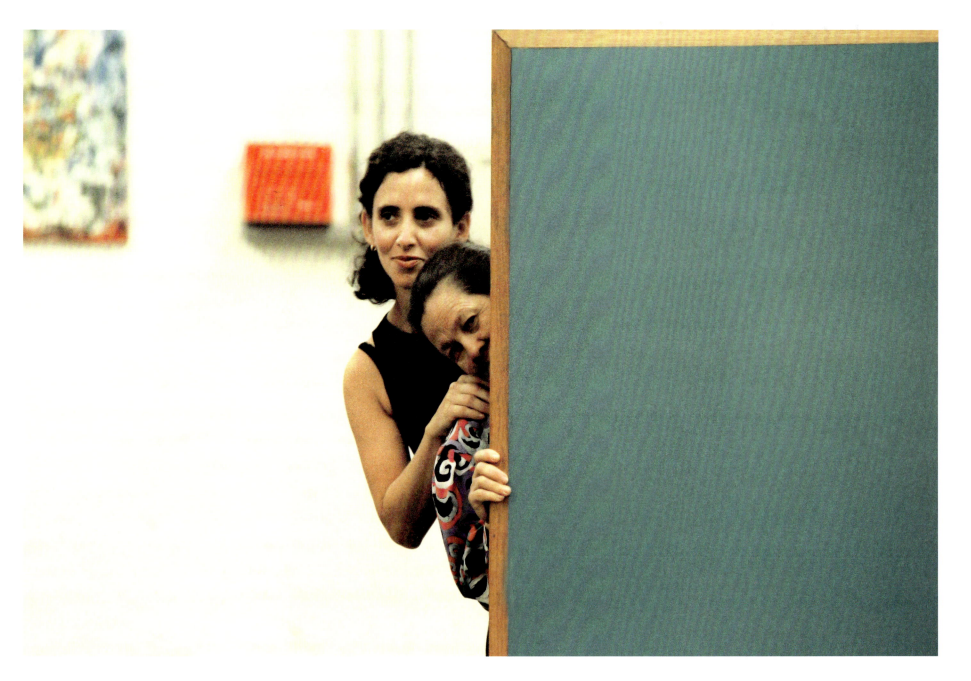

Introdução: aproximações

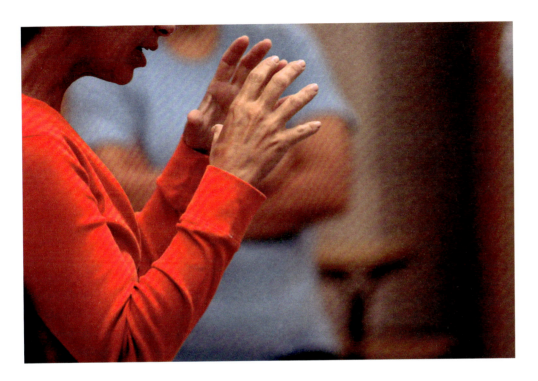

"Tudo é caso de sangue. Não é fácil ser um homem livre: fugir da peste, organizar encontros, aumentar a potência de agir, afetar-se pela alegria, multiplicar os afetos que exprimem e envolvem o máximo de afirmação."

Deleuze e Parnet (1998, p. 75)

Toda vez que entro em um espaço, encontro atmosferas singulares. Não conheço os participantes, tampouco as respostas que cada um e cada grupo dará às proposições. Chego com o que chamo de "um menu de possibilidades" que, a cada instante, pode ser criado e remodelado a partir e nas experimentações.
A idéia é propor oportunidades para aproximações/afastamentos e múltiplas relações que se estabelecem com os diferentes modos de contato.
Dada à inexistência de certezas, inauguro o trabalho lentamente, propondo um reconhecimento do próprio corpo – músculos, ossos, respirações, imagens, pensamentos, dores e um mundo que atravessa a cada instante a existência corporal.[1]

É preciso ressaltar que, nesse contexto, as inaugurações são permanentes: um pensamento se formata, uma palavra se materializa em um gesto ou movimento, acontece certo grau de abertura ou fechamento para o contato e para as propostas. Não é apenas o primeiro dia que marca o início de um processo.

Não se pode dizer também que há uma finalização, pois o que se vive e compartilha nos laboratórios reverbera para outros contextos que incidem em movimentos de subjetivação, em mutações da sensibilidade.[2]

Trata-se de intensidades daquilo que nos afeta, move, tranqüiliza e perturba pelo fato de estarmos vivos.

Como se vive com os corpos? Que corpos foram delineados até o momento em questão? Quais aparecerão no contato? Que outros poderão ser (re)construídos com base nas experimentações?

Aos poucos, ficam evidentes a diversidade e a singularidade dos corpos, efeito das experiências, encontros, vínculos, afetos e ambientes que constroem cada corpo em particular.

A cada instante é possível captar as atmosferas do processo em curso, ao riscar e arriscar propostas realizadas em diferentes posturas corporais, configurações do grupo, ritmos e velocidades das proposições.

São variações múltiplas e prenhes de possibilidades criadas e sugeridas pelo próprio desenrolar dos processos: contatos vivenciados em infinitas modulações e intensidades que, quando expressos, criam sentidos por meio de *pontes de linguagem* (Rolnik).[3]

Basta olhar as fotos, escutar as palavras, olhar atentamente para os refinamentos que exalam dos corpos. Nesse emaranhado de acontecimentos, ora visíveis ora em pleno engendramento, convido o leitor a me acompanhar para testemunhar momentos de introspecção e de experimentações em duos, trios, em grupos pequenos ou num coletivo em que os participantes se engajam de acordo com seus desejos e disposições.

É importante observar também a diversidade de respostas e comentários que emergem de cada cena, às vezes paradoxais, entre confortos e desconfortos, incômodos e satisfações, encontros e fugas.

De qualquer modo, na maioria das vezes as vivências constituem oportunidades para saber mais de si, dos modos de funcionamento acessados na complexidade dos contatos e num mundo de tentativas e ensaios para adentrar e fugir dos mapas e trilhas habituais.

Assim, as propostas sugerem mudanças de lugar e observações sobre a forma como os encontros acontecem e, principalmente, permitem momentos de surpresa ante o (re)conhecimento de aspectos, tonalidades e tendências que dão contornos metaestáveis aos corpos.

São as formas emocionais que se apresentam e que integrarão nossas discussões ao longo de todo o trabalho.

A opção por não utilizar procedimentos fechados e/ou protocolares, e sim guias[4] que fazem realizar a direção já em curso, deixa claro que as propostas criadas a cada momento pelo grupo são sugeridas e desdobradas: rostos são pintados; atividades artesanais compõem com as técnicas de abordagem corporal; danças e reflexões são realizadas; desenhos criados; corpos chacoalhados; emoções ativadas. Ou ainda, de mãos dadas ou não, forma-se um círculo, apenas para olhar e dizer algumas palavras ou produzir alguns gestos.

Há confrontos nos contatos, restrições no acontecer, momentos de dureza e leveza. Um simples tocar, uma breve aproximação corporal, uma sugestão mais "avançada" pode se transformar em um empurrão e machucar.

Segundo Aragon, ser *"delicado com o outro implica não chegar de sopetão com uma verdade já pronta. Implica uma certa lentidão no trato com o tempo, para que seja possível observar, interagir e encontrar a medida certa"* (2003, p. 18).

É com essa atitude de delicadeza que convido cada participante a um investimento afetivo, corporal e vincular para mergulhar no desconhecido e se fazer mais presente para viver e produzir acontecimentos margeados pelo encontro entre corpos e pela infinidade de afetos, contatos e sutilezas que podem se efetuar.

Costumo dizer que proponho encontros nas mais diversas modulações de intensidade, presença e afetação. Para tanto, é preciso experimentar modos de criar, de se comunicar, de expressar, pesquisar e construir corpos.

Assim, seja como protagonista seja como espectador dos acontecimentos, penso que acompanhar algumas das cenas que serão apresentadas aqui possibilitará fazer parte das experimentações. Renovo assim o convite para que o leitor entre em territórios que deixam de ser de um ou de outro participante, para constituir uma "rede de singularidades" (Seminários no Laboratório do Processo Formativo, coordenados por Regina Favre, 2007).

Outro convite

"É muito melhor procurar não no terreno que fica entre escritor e sua obra, mas justamente no terreno que fica entre o texto e o leitor, tentando experimentar se colocar no lugar dos personagens, para desse modo sentir na própria pele os mundos que ali se configuram, são revelados e apresentados através dos relatos e das palavras."

Amós Oz (2002, p. 45)

Na obra *De amor e trevas* (2002, p. 45), Oz escreve sobre dois tipos de leitor: o primeiro é aquele que procura na obra a veracidade dos fatos relatados e que questiona constantemente se as histórias são autobiográficas ou imaginadas. O que realmente aconteceu? Qual a moral da história? Será que o autor viveu tudo aquilo que escreveu? Esse tipo é considerado "mau leitor", preocupado em esmiuçar a relação entre o autor e seu texto.

Em contraposição, Oz menciona outro perfil de leitor, ocupado em conhecer, viver e participar do que acontece no texto. Inspirada por essas afirmações, apresento este livro com o desejo de mobilizar postura semelhante à desse segundo tipo mencionado.

Para isso, sugiro que, ao iniciar o texto, o leitor se aproxime também das sensações produzidas em seu corpo pelo contato com as palavras e com as imagens apresentadas aqui, experimentando uma sensibilidade como aquela que procuro exercitar em meu trabalho como terapeuta ocupacional (TO)[5] na clínica e na docência.

Esse exercício poderá conduzir a uma gradativa aproximação com o próprio corpo e com os corpos presentes neste livro, à experimentação de um modo diverso daquele que caracteriza certos textos científicos que visam, prioritariamente, à busca de soluções, provas, protocolos e, principalmente, uma verdade única.

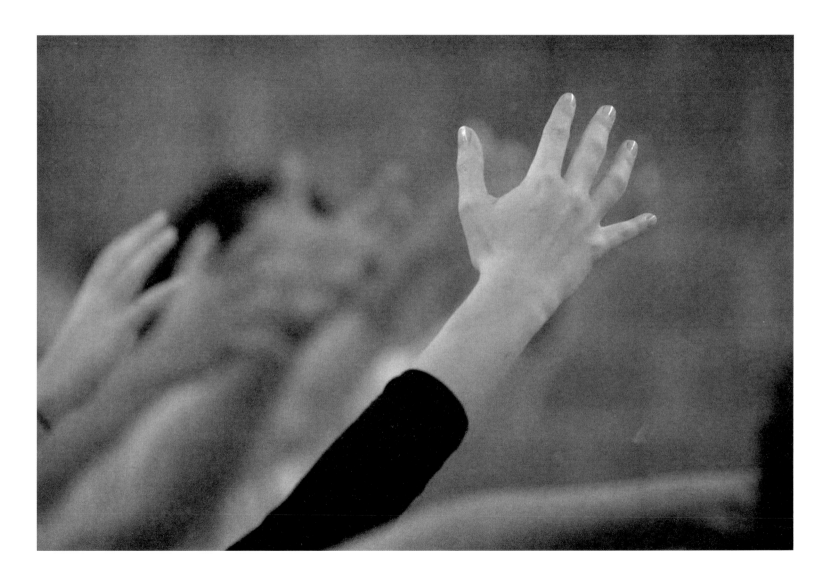

Este é um convite ao investimento do outro.

Dito isto, é preciso ressaltar desde já que optei pela escrita em primeira pessoa por ser, ao mesmo tempo, autora desta investigação e da ação que é objeto de minha análise. Todas as cenas, falas e reflexões registradas aqui são orientadas pelas teorias mobilizadas neste trabalho e observadas em minha prática na clínica e na docência.

Devo enfatizar também que a singularidade das reflexões que articulo transcende um movimento particular, pois o confronto com as cenas apresentadas aqui revela a recorrência de movimentos observados neste trabalho em diversos contextos, porque são qualidades do vivo.

Outro aspecto que merece atenção especial é que a produção científica específica do campo da TO tem se ampliado significativamente nos últimos anos. Observa-se também que a diversidade e as composições teórico/práticas vêm se articulando a outros campos do conhecimento e criando interfaces bastante férteis e potentes. Entretanto, muitos profissionais atuam na clínica, mas não tomam para si a tarefa de sistematizar seu conhecimento, o que impede o estabelecimento de trocar mais efetivamente de experiências e observações.

Por tudo isso, pretendo sugerir caminhos ou territórios para o exercício do pensar de acordo com as necessidades ou repertórios dos interlocutores, indicando um estilo que possa atender a demanda de muitos profissionais e estudantes com relação à reflexão sobre os modos de atuar e os respectivos efeitos das práticas propostas.

Finalmente, ressalto que este livro foi produzido com base nas problematizações mencionadas acima e no desejo de compartilhar esses estudos não somente com outros terapeutas ocupacionais, mas com todos que têm interesse em refletir sobre a clínica em suas mais diversas modulações.

A cartografia como percurso metodológico

O cartógrafo "deixa o seu corpo vibrar em todas as freqüências possíveis e fica inventando posições a partir das quais essas vibrações encontrem sons, canais de passagem, carona para a existencialização".

Suely Rolnik (2006a, p. 66)

O método cartográfico refere-se à abordagem utilizada não somente na prática clínica, mas também na própria escritura, na coleta de dados e na análise dos procedimentos.

Tomando como referência a discussão proposta por Kastrup (2007), podemos dizer que o método cartográfico visa a acompanhar e não apenas a representar um processo.

Segundo a autora, o uso do método cartográfico no estudo da subjetividade se afasta do objetivo de definir um conjunto de regras abstratas; não se busca estabelecer um "caminho linear para atingir um fim. A cartografia é sempre um método *ad hoc*" (p. 15-22). Para tanto, a atenção se volta à detecção de signos e forças circulantes, ou seja, de pontas do processo e não de atos ligados a focalizações que visam a representar as formas dos objetos.

Procuro, portanto, estabelecer pistas para descrever, discutir e, sobretudo, coletivizar a experiência do cartógrafo-pesquisador-terapeuta, cuja tarefa não é uma produção individual, mas matéria viva para ressoar no coletivo.

Outra característica do método cartográfico consiste em produzir os dados durante o processo de efetuação, o que resulta em uma produção real.

Isso quer dizer também que a escrita deste livro é, por si só, um acontecimento, uma construção de caminhos (Benevides e Passos, 2006, s.p.), e não apenas um exercício de representação, descrição e indicação de algo que já passou, com base nos códigos já conhecidos e codificados.

Minha presença nas cenas, produção e análise dos dados testemunha essa condição. Procuro sempre que possível, tanto na clínica quanto na escritura do livro, "me colocar à espreita"[6] dos acontecimentos que emergem, realizar um pouso no movimento incessante de imagens, memórias e pensamentos tecidos nos processos.

Pode-se dizer que a entrada do cartógrafo no campo da pesquisa o coloca imediatamente ante questões permanentes em seu trabalho:

> onde e como pousar a atenção em meio aos fluxos que atravessam os processos? Como acolher as cenas e falas que insistem em se atualizar em busca de expressão? Como construir e acompanhar a urgência de compor cenas, pensamentos e alianças teóricas de tal modo que se potencializem por meio da escrita, daquilo que busca elaboração e linguagem?

Tomando, então, como eixo a identificação de linhas que percorrem a clínica e analisando alguns de seus cruzamentos, a atenção neste livro se volta para a captação, no território dos procedimentos clínicos em diferentes contextos, daquilo que aconteceu nos corpos como efeito dos encontros entre os participantes e as proposições sugeridas.

Durante todo o percurso, uma questão sempre me acompanhou: como descrever os acontecimentos vividos nas mais diversas experimentações, tanto na clínica quanto na formação dos alunos, no que diz respeito aos métodos e procedimentos por mim utilizados?

Por isso, iniciei a busca de uma afinação com as teorias que fundamentam minha prática clínica. Nesse sentido, minha participação nos seminários coordenados por Regina Favre[7] foi importante para entrar em contato com as idéias de Keleman (1992). O autor apresenta uma concepção de corpo intrigante, aberta, construída por vários vetores – da biologia, da neurociência, da subjetividade, do social –, que passam por micro e macro dimensões.

É preciso explicitar também que este livro é marcado por dois modos de olhar que se articulam: o meu, como alguém que coordenou, participou e acompanhou todas as experiências mencionadas aqui, e o do fotógrafo João Caldas que, sensível às intensidades dos acontecimentos, captou imagens que revelam a imensa expressividade dos corpos.

Assim, a seleção fotográfica foi orientada pela mobilização de afetos e pela possibilidade de diálogo com aquilo que se delineava em meu texto, sem a preocupação de ilustrar uma cena ou procedimento em particular.[8]

A composição desses dois olhares e das referências teóricas, tanto na clínica como na escritura do livro, produz três efeitos principais:

- contribui para nomear e compreender aquilo que eu observava e realizava em minha atuação como TO;
- inspira a invenção de procedimentos, como o caso das arquiteturas rizomáticas[9] ou as experimentações do olhar nos duos[10], tranformando pensamentos em atos e experiências corporificadas;
- com base nas vivências dos corpos, produz outras teorias, conceitos e principalmente questões que me inquietaram, perturbaram e me ocuparam em qualquer hora ou lugar, inclusive em muitos dos meus sonhos.

Nesses trajetos foram fundamentais os cadernos de registros de momentos clínicos, escritos, sonhos que se manifestaram no decorrer do trabalho, imagens de cenas vividas em diferentes momentos e contextos, em um esforço de ativação de uma memória intensiva que busca sentido para aquilo que reverbera, que guarda e produz.

Para Rolnik (2006a, p. 66), o que define o cartógrafo é exclusivamente um tipo de sensibilidade que ele prioriza em seu trabalho, um "composto híbrido" que envolve seu olho e simultaneamente as vibrações de seu corpo, procurando inventar procedimentos adequados ao contexto em que se encontra.

A autora afirma ainda que "é muito simples o que o cartógrafo leva no bolso: um critério, um princípio, uma regra e um breve roteiro de preocupações – este, cada cartógrafo vai definindo e redefinindo para si, constantemente" (2006a, p. 67).

Este princípio é extramoral e a expansão da vida é o seu parâmetro (2006a, p. 68).

Assim, o que importa para realizar a sua tarefa é absorver matérias de qualquer procedência, utilizar estratégias que possam servir para cunhar matéria de expressão e criação de sentidos, recorrendo às mais variadas fontes, não apenas escritas e teóricas. "Seus operadores podem surgir tanto de um filme quanto de uma conversa ou de um tratado de filosofia" (*Ibidem*).

Outro ponto a ser assinalado com relação ao processo que se observa, é a importância dos elementos surpresa que estão longe das expectativas ou inclinações do pesquisador e, por isso, assombram e permitem o acolhimento e a criação de conceitos, idéias que não foram previstas ao acessar as cenas ou ao analisar seus possíveis "efeitos".

Sempre que possível, esse elemento surpresa percorre o cartógrafo-terapeuta ocupacional e o cartógrafo-pesquisador, pois é do inusitado que podem emergir os vôos mais desafiadores e instigantes.

O modelo da antena parabólica, também apontado por Kastrup, parece ser apropriado para descrever a posição potente para o cartógrafo em suas imersões nas camadas de acontecimentos, com as quais depara a todo momento em seu percurso clínico/acadêmico.

Na plasticidade do olhar do cartógrafo, que experimenta diferentes tipos de pousos e vôos no processo em curso, as cartografias são organizadas e se colocam em estado de abertura. Essas cartografias são sustentadas pelos verbos no infinitivo que – utilizados durante todo o livro tanto na nomeação das séries de procedimentos quanto nos contornos que finalizam este trabalho – expressam algumas das linhas metodológicas captadas ao longo de todo o percurso, mostrando o dinamismo presente na clínica e na escrita em seus infinitos desdobramentos e sentidos.

Outro elemento de sustentação pode ser observado nas perguntas que, em alguns momentos da intervenção, provocam o reconhecimento e a reflexão a respeito de um tema. Segundo Deleuze (1998, p. 5), a "arte de construir um problema é muito importante: inventa-se um problema, uma posição de problema, antes de se encontrar uma solução".

Apesar de os estados inerentes à prática desse método serem considerados efeitos do encontro com a matéria viva que serve como "coleta de dados" – deixar-se dispersar, transbordar, paralisar, apressar, reduzir, desqualificar determinado ponto, esquecer, deter-se em demasia etc. –, trata-se de sustentar as afetações produzidas sem perder o rigor com o problema que move a pesquisa.

Deleuze e Guattari (*apud* Kastrup, 1995) sublinham que a cartografia é uma performance que comporta elasticidade e ritmos num processo de produção do conhecimento. Nem objetivismo nem subjetivismo, mas um método de autoprodução.

Afinal, como nos diz Nietzsche, o homem acaba por interpretar o seu mundo uma vez que não existe uma essência a ser descoberta, mas pontos de vista, olhares e observações possíveis. É sob esta perspectiva que me movimento neste livro, com o cuidado de tratar o que acontece na clínica com todo o refinamento e a delicadeza que cada acontecimento pode evocar.

"E você, não pergunte: O que é isso? São fatos reais? De verdade? É isso que se passa com este autor? Pergunte a si mesmo. Sobre você. E a resposta, pode guardar para si." (OZ, 2002, p. 45)

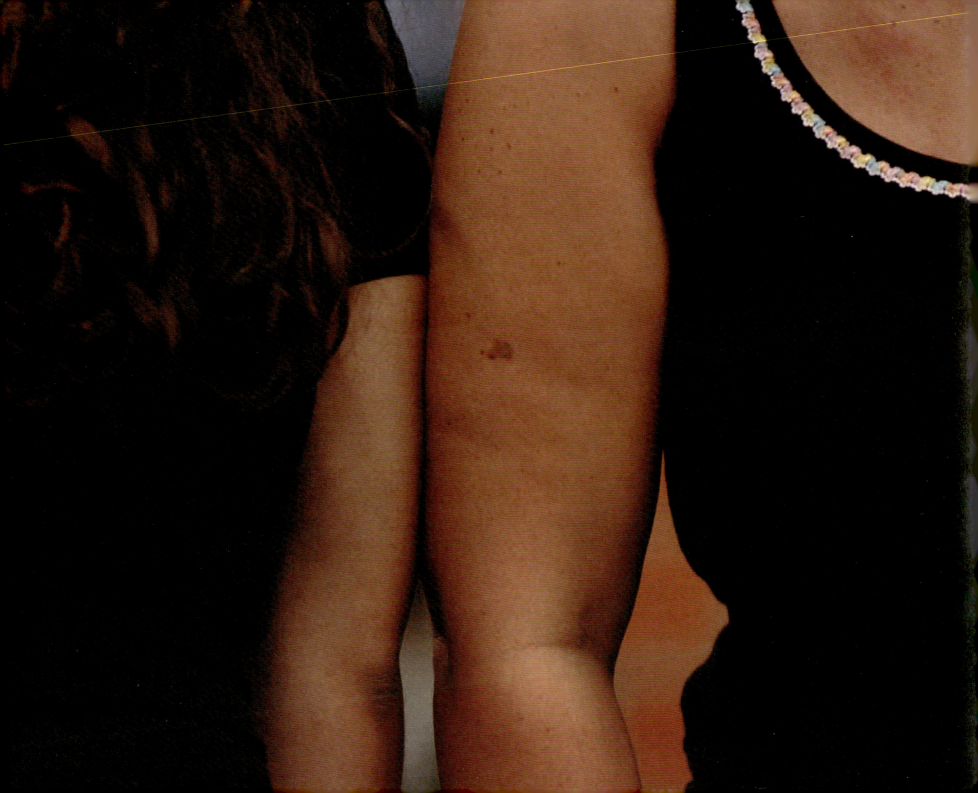

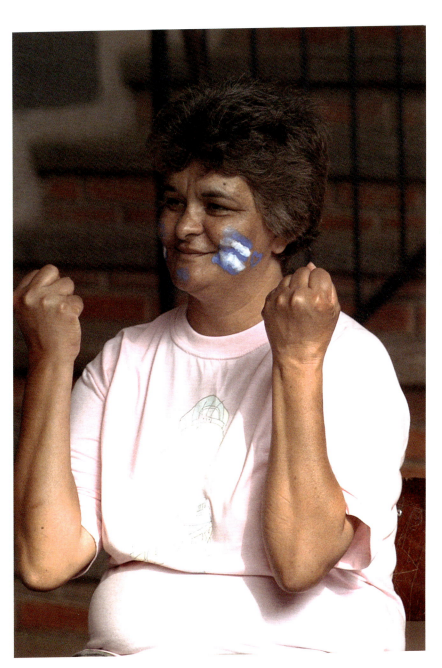

O corpo como pulso

Nós nos movemos em direção ao mundo para projetar e nos recolhemos para introjetar.

Com base em Keleman (1992, p. 19)

Batimentos

O corpo se encolhe, curva-se e se fecha pela frente, produzindo uma dor, às vezes insuportável, nas costas. Acompanhando essa posição de certo "esmagamento de si", as mãos espalmadas apertam o rosto e os joelhos, que se aproximam um do outro como se quisessem ocultar algo da ordem da intimidade. Além de todo esse movimento, vemos um braço, como que socando, procurando apertar as vísceras da barriga, num traço de agressividade contra o corpo, contra a vida que quer se expressar, falar de si, tornar-se presença.

Pelo corpo, é possível (re)experimentar[11] uma emoção muito intensa de vergonha que faz emergir lembranças, memórias intensas de cenas familiares em que foi caçoada e pouco valorizada, numa dinâmica em que os homens pensam e agem como se soubessem de tudo e as mulheres (ainda meninas) tivessem pouco a dizer.

"Experimente inibir um pouco estas mãos que apertam"; "experimente inibir este estado, gradativamente", sugere Favre.[12]

Procurando sentir as ondas de emoções que transitam pelo corpo, a participante pode reconhecer camadas de raiva, de braveza e – nas vísceras, nas profundezas – uma grande mágoa, muita tristeza.[13]

A proposta é aproximar-se das camadas mais profundas, daquilo que afeta, corrói e constrói nessa existência particular. "Perceba que você contrai tanto a barriga que seu pulso diminui", acrescenta Favre.

Não sobra espaço. O movimento se reduz, produz uma sensação de vazio, de despotencialização que reverbera em diferentes situações.

Compreende-se também porque há tanta braveza reativa e necessidade de se fazer reconhecer, de perseverar, por meio das escolhas mais diversas; às vezes as decisões são as mais desafiadoras e difíceis de suportar para tentar dizer para si – e isso é o que realmente importa – que se quer ser respeitada.

Todo o grupo[14] assiste atentamente àquele acontecimento que provoca a emergência de outras cenas:

Felícia, por exemplo, conta que quando criança era uma menina magrinha, estrangeira; lembrou de momentos em que estava no recreio da escola e os colegas caçoavam de seu nome estranho, suas características de "estrangeira". Essa situação é relacionada com um sonho, surgido em um dos encontros anteriores, sobre o medo de cachorros do tipo *rottweiller*, metáfora de uma vivência ligada à violência e à agressividade.

Com base nesse relato, a participante fala sobre seu medo de se aproximar, de se misturar e de se relacionar com os outros, produzindo, às vezes, um corpo distante que se esvai, porque tem medo de se desmanchar, de cair num vazio, de "ser comido pelos cachorros".

São duas entre tantas cenas que acontecem nos chamados seminários vivenciados dos quais tenho participado[15] e que possibilitam, por meio do acompanhamento de experiências dos diferentes sujeitos do grupo, pensar, viver e refletir sobre a forma como as pessoas se relacionam e expressam, por seu corpo, os encontros com outros corpos, com outros mundos.

Como a clínica pode propiciar às pessoas que acompanhamos experiências que possibilitem ampliar os encontros, expandir as conectividades com o mundo e a vivência de outros modos de funcionamento nos mundos?

Na busca de ampliar e problematizar essas e outras questões, encontro na obra e na perspectiva kelemaniana (1992) uma concepção de corpo abrangente e complexa que contribui para a leitura dos corpos descritos, observados e acompanhados em minha clínica. Essa teoria mobiliza as abordagens corporais e a dança como estratégias de aproximação entre as pessoas e como elemento essencial para o processo de formação de profissionais de TO e de outras áreas.[16]

Considerando o emocional elemento relacional ou vincular, a teoria de Keleman torna-se bastante potente para explicá-lo, uma vez que podemos compreender – tal como exemplificado nas cenas apresentadas no início do texto – que a construção de uma anatomia acontece com base nos tipos de vínculos, nos graus de azeitamento das relações, que produzem os mais variados corpos.

Os modos de funcionamento desses corpos são produzidos por vários fatores, entre eles: cultura; genética, com seus aspectos ligados à hereditariedade; os acontecimentos vividos; os tipos de vínculos estabelecidos ao longo da existência; a subjetividade que acompanha, molda e orienta os corpos e a vida em determinado tempo/espaço.

Favre também ressalta a necessidade de apreender o mundo como uma *ecologia relacional*, pautada pelos vínculos e pela afetividade, inaugurada, segundo a autora, pelos animais de sangue quente. Para ela, inicialmente os animais estabeleciam uma relação com o ambiente apenas para comer, procriar e sobreviver. As aves, por meio do sentido do olfato, são os animais que iniciam as relações entre si, condição que permanece nos recém-nascidos, que conseguem, por exemplo – segundo estudos realizados com bebês, mencionados por Daniel Stern (1992, p. 35) –, reconhecer o leite de suas mães com base no cheiro, o que

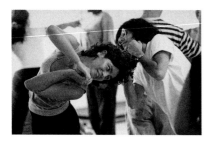

reafirma a importância do olfato no estabelecimento do vínculo. É necessário lembrar que o vínculo está relacionado com a capacidade conectiva do sujeito, que se estende em várias direções, caminhos e modos e produz corpos que são expressões vivas de um contínuo desses processos.

Aprendizagem experimental [17]

Na tela da televisão observo minha imagem, falo para uma platéia sobre algumas elaborações que venho realizando nos últimos tempos. Assisto às imagens [18], mas não me reconheço nelas, tal como acontece em outros momentos ao ler um texto que escrevi ou quando falo em determinado contexto.
"É como se eu estivesse em um transe". Não consigo reconhecer uma dimensão mais próxima ao tamanho do meu corpo no espaço: às vezes me sinto maior do que realmente sou e às vezes me sinto menor.
Percebo como é difícil habitar, fazer-se presente em um corpo, no aqui e agora.

Como não apequenar-se em um ser contido no enfrentamento de algumas situações da vida? Como potencializar o corpo em encontros que possibilitem maior apropriação de si, como alguém que vai em direção aos mundos para construí-los e desmanchá-los permanentemente em busca de mais potência? Como desfazer modos tão rigidamente estruturados, como aquele construído em determinado contexto: resposta a um pai que parecia sempre maior, fazendo-me sentir freqüentemente menor, tamanhas eram as idealizações?

Como suportar e não paralisar os processos formativos e inerentes ao vivo, que permanentemente constroem e (re)constroem corpos ao longo da vida, no encontro com outros corpos?

Um sonho narrado por um participante do grupo pode exemplificar o que seria tocar e procurar desmanchar certos modos de funcionamento:

Trata-se de uma cena de infância, na qual Ivan aparece como uma criança muito pequena; ele está em sua cama chorando e sentindo muito medo. Ivan conta que ao acordar sentiu-se muito inseguro e que pediu um afago, um carinho para a sua esposa de tantos anos. Uma cena extremamente delicada e tocante, vinda de um "homem feito" que, ao se revelar para o grupo e para si como alguém sensível, amolece um corpo que se endurece para dar conta de ser "provedor", macho, extremamente eficiente e, às vezes, dominador, como ele mesmo conta.

A análise de relatos como esse explicita a importante contribuição da perspectiva kelemaniana no acesso a formas solidamente construídas, na tentativa de minimamente desmanchá-las e, a partir daí, criar corpos que possam sustentar as intensidades vividas, que permitam principalmente a aproximação com o outro.

Safra[19] também nos oferece um belo contorno do que ele denomina *destino humano* e das questões que nos afetam e com as quais devemos lidar ao longo da existência. Segundo o autor, o

> ser humano é, continuamente, afetado pelos acontecimentos no mundo. As transformações socioculturais e seus efeitos na estética, na ética, nas relações entre os homens acarretam novos modos de subjetivação e novas formas de sofrimento. (2004, p. 21)

Para Safra, compreender o homem como ser criativo é vê-lo não como fruto de determinações naturais ou sociais, mas como acontecimento, como aparição. Ou seja, para ele, a dimensão histórica é necessária para o acontecer humano, mas o autor acredita que, dentro dessa modalidade de temporalidade, todo evento traz algo de inédito, colocando o homem em um tempo simultaneamente conservador e revolucionário – no devir. Portanto, temos a capacidade de intervir voluntariamente sobre os processos, tal como acontece nos seminários e, principalmente, nas proposições que crio e elaboro em minha prática clínica.

Nesses espaços de trabalho e reflexão, de diferentes maneiras e intensidades, entramos em terrenos/camadas muito profundos do corpo/vida que, sustentados pelo sujeito, pelo grupo e pelo trabalho que ali se constrói, podem produzir mudanças significativas nos modos de funcionamento.

Na abordagem de Winicott (1975, p. 95), esse movimento corresponde à idéia de um viver suficientemente criativo, no qual o sujeito "sente que a vida é digna de ser vivida". Essa atitude se contrapõe a uma relação de submissão à realidade, na qual nada pode ser alterado. Ao sujeito resta ajustar-se ou simplesmente adaptar-se.

É necessário dizer ainda que o trabalho grupal, tanto o narrado aqui quanto aquele que realizo na clínica, representa caminhos efetivos de intervenção bastante potentes. Afinal, pequenas ações, gestos, aproximações, palavras e, principalmente, o compartilhar com um grupo podem reverberar, às vezes com grande intensidade, numa espécie de contágio, transformando todo o grupo em uma *caixa de ressonância*, conforme nos diz a terapeuta ocupacional Viviane Maximino (2001).

Assim, esses encontros podem funcionar como um dispositivo, tal como analisa Benevides (1996, p. 97). Quando produzem um efeito de caráter ativo disparam algo em cada participante, dão ensejo a produções individuais e coletivas de textos, questionamentos, imagens, sonhos, vontade de (re)experimentar os territórios corporais e engajar-se em algum projeto; provocam mudanças com relação à leitura das pessoas e do mundo e experimentações sobre os modos de relacionamento nas mais diferentes esferas da existência, entre outros.

Segundo Baremblitt (1992), o dispositivo é um artifício de inovações que gera acontecimentos. Essa abordagem reafirma o caráter especialmente potente de algumas intervenções grupais resistentes aos efeitos de certas imposições, vividas no contemporâneo, que anestesiam corpos, roubam a criatividade e, principalmente, distanciam-nos uns dos outros, produzem solidão e diminuem a potência de se presentificar no mundo.

Composições

Nas experimentações que venho realizando – em laboratórios, cursos e oficinas – não me satisfaz uma leitura dos acontecimentos que atravessam os corpos com base em um paradigma que concebe o corpo apenas em seu aspecto sensório-motor, nem na concepção do corpo prioritariamente como dimensão psicológica.

As histórias que emergem de determinados exercícios e que permitem maior aproximação do sujeito consigo mesmo – por exemplo, o tocar-se ou o lentificar o próprio gesto para poder encarná-lo como ato que expressa um corpo – mostram como, em algumas situações de certa abertura, é possível acessar camadas muito profundas do sujeito.

Em muitos momentos do trabalho de formação dos alunos e mesmo em momentos da clínica com diferentes populações, os participantes reanimam sensações intensas que fazem "lembrar no corpo" acontecimentos muito fortes de outros momentos da vida. Ou ainda retomam experiências em que se sentiam afetados e envolvidos pelo clima grupal, pela proposta e pela possibilidade de entrar em terrenos menos racionais. O corpo se revela surpreendente, produz respostas inéditas evidenciadas por falas, assombros e contatos com um emaranhado de emoções que permitem ao sujeito reconhecer-se como vivo e em permanente transformação.

Sara, por exemplo, conta que pôde reviver um estado-feto, quando se sentiu acolhida pelo toque do corpo de outra pessoa. Sandra sente-se uma criança quando consegue criar um gesto inusitado; e ainda o grupo se emociona quando Kátia fala das ligações corporais com sua irmã gêmea, mesmo estando à distância.

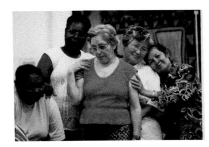

Para analisar esses casos, aproximo-me novamente de Keleman que, em sua prática clínica, observa a relação entre conflito emocional e distorção de postura corporal, posturas estas construídas com base nas experiências e contatos que se estabelecem ao longo de uma vida.[20]

Em *Anatomia emocional*, Keleman oferece outro paradigma: "o corpo sede de toda a experiência e a (trans)formação do organismo como uma estratégia da pulsação vital em face à existência" (Favre *apud* Keleman, 1992, p. 10). Para Favre, o autor compreende o organismo não com base nos órgãos – o que seria restringir a compreensão sobre os processos por meio dos quais acontece uma existência em particular –, mas como um meio que constrói forma permanentemente na manutenção de um pulso vital. O que significa também que construímos e perdemos corpo ao longo de toda a vida.

Essa visão privilegia "o diálogo entre diferentes registros de experiências: o pulsátil, o gravitacional, o aéreo, o emocional, o afetivo, o mental, que geram infinitas modulações e tonalidades do sentimento de estar vivo" (Keleman, 1992, p. 10).

Ainda segundo a autora,

> Keleman pensa o corpo como uma arquitetura tissular, geneticamente programada, finita, em permanente construção e desconstrução, pulsando segundo afetos, com suas câmaras e válvulas, sempre em busca de mais vida, inflando, adensando ou enrijecendo de acordo com o grau de tolerância aos ritmos da excitação gerada pelas experiências de amor e decepção, medo ou agressão, agonia ou prazer. (Favre *apud* Keleman, 1992, p. 10)

Por tudo isso, estou convencida de que se faz necessário um olhar que investigue o visível e o invisível, o perceptível e aquilo que ainda não despontou como expressão, ou seja, o corpo como um atravessamento de histórias, intensidades, afetos, formas que se desmancham e se configuram permanentemente, sempre no devir, sempre em peregrinação.

Para Rolnik, o sujeito apreende o mundo em diferentes dimensões com base nos órgãos dos sentidos e na cognição: por meio da sensorialidade e das afetações, campos de forças, intensidades, processos interligados de trocas, de relações do sujeito e seus mundos.

Com base nessas considerações, podemos compreender o mundo como um lugar plural, palco de acontecimentos no próprio corpo, com base nas relações que se engendram no contexto espaço/tempo, permeado pelas afetações e modos de relação produzidos nos encontros. Vislumbra-se ainda o corpo como um ambiente dentro de outro que, por sua vez, encontra-se dentro de outro ambiente; camadas infinitamente entrelaçadas em redes de comunicação.

Nesse contexto, é necessário concordar com Keleman quando ele afirma que os estudos anatômicos tendem a utilizar imagens bidimensionais, perdendo o vivido. Em contrapartida, é comum faltar à psicologia comprometida com os estudos das emoções a compreensão anatômica. Sem anatomia, não há afetos. Os acontecimentos têm uma arquitetura somática. Portanto, pensar o corpo significa tentar tocá-lo em suas mais diferentes dimensões, entendê-lo como processos que procuram dar forma (sempre transitória) e corpo às intensidades e experiências.

Podemos dizer ainda que Keleman alia o estudo da biologia, do corpo-matéria às questões da vida. Do unicelular ao multicelular, um organismo compreendido como vivo, afetado continuamente pelo outro (humano ou não), que o obriga constantemente a alterar os mapas que orientam as formas do viver, fazer coisas, relacionar-se, criar outros modos e repertórios que, por sua vez, constituem outros mapas novamente afetados, desmanchados, reconfigurados.

Singularidades

É um primeiro dia de trabalho na disciplina Estudos do corpo, ministrada no Centro Universitário São Camilo. Estão presentes alunos de vários cursos. A diversidade do grupo é sempre bem-vinda, pois ajuda a desmanchar certo "espírito corporativista" freqüente em nossa vida profissional.
Pergunto aos alunos como sentem que o corpo entra em contato pela primeira vez com um grupo ou ante um novo conhecimento. As respostas, sensações e observações de cada participante são diferentes e particularmente originais; eles as compõem com aspectos antes não percebidos nem observados e, conseqüentemente, pouco assimilados pelo próprio sujeito.
Uma aluna sente que se retrai, seu corpo se fecha e sente que quer "desaparecer"; outra, ao sentir meu olhar, vira o rosto, enrubesce e cobre a face com os cabelos – sente vergonha. Outras alunas sentem-se abertas, olham para o grupo atentas e curiosas; outras ainda me dizem: "eu não sei o que significa isso"; "nunca parei para pensar"; "não consigo me identificar". E assim se seguem refinadas e diversas narrativas ante a mesma situação.
A pergunta provocativa produz certo incômodo em algumas pessoas: a surpresa acontece quando deparam com seus modos de funcionamento e percebem que o corpo, mesmo contra a nossa vontade e a despeito da consciência, age e reage, ora se contorce, ora se enrijece, protege-se com os braços ou se abre às experimentações por meio de certa atitude, expressa pela voz, pela postura corporal ou pelo olhar, entre tantos e inumeráveis estados e composições.

Considerando a força com que a subjetividade impõe certos modos de funcionamento – que envolvem, entre vários aspectos, a relação do sujeito consigo e com seu corpo ante o outro, no âmbito individual e coletivo – o sujeito se vê muitas vezes forçado a responder a certas demandas com relação a sua imagem no mundo. No entanto, diz Keleman, não há sujeito "normal" ou ideal, mas experiências singulares; e cada sujeito, entremeado por todas as dimensões acima mencionadas e com a tendência genética de autoformatar-se e criar corpo, realiza a sua existência.

Essa proposição parece teoricamente muito evidente, mas na clínica, nos grupos que acompanho, no contato com os alunos de graduação – e poderia afirmar em quase todos os lugares – parece muito dis-

Delicadas coreografias

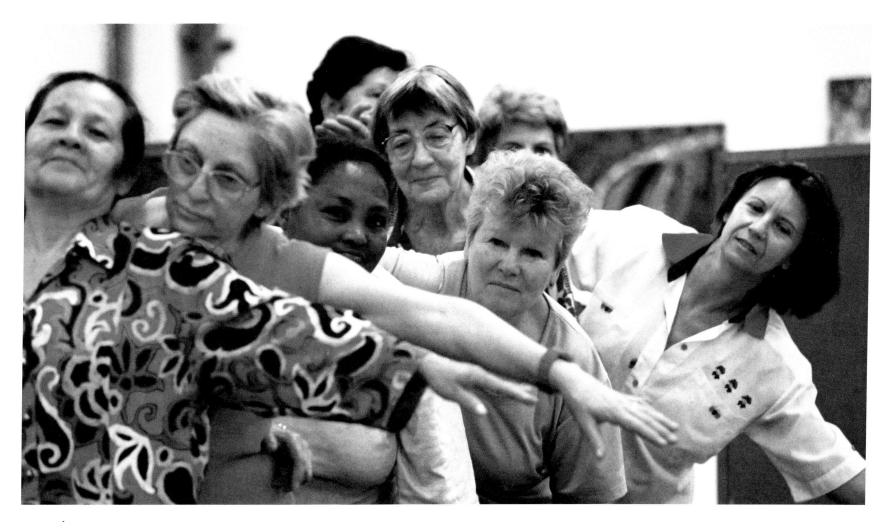

tante. É como se o primeiro ou o maior passo a ser inaugurado nas intervenções fosse a necessidade de perceber o outro, de reconhecer a multiplicidade e a singularidade de corpos/vidas e modos de existência que se contrapõem às noções homogeneizantes de normatização. Estas produzem idealizações a respeito dos modos de ser, pensar e agir no mundo, gerando às vezes um mal-estar ou sintomas diversos, quando se vive na diferença, na turbulência e, particularmente, quando nos deixamos afetar por tudo aquilo que nos toca na produção de vidas mais interessantes, potentes, mais próximas aos nossos desejos.

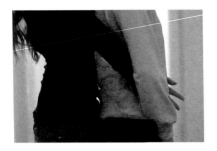

Assim, as formas que os corpos assumem a cada momento e em cada situação, as diferentes maneiras de participação do sujeito em uma ou outra proposta e as palavras que acompanham suas experiências constituem elementos reveladores e, ao mesmo tempo, produtores da diversidade, de realidades e de singularidades.[21]

A vida como formas

Era um pequeno grupo reunido em Sorocaba. Eu solicitava que as pessoas experimentassem um estado bem fechado, intensificando cada vez mais e gradativamente a condição de fechamento, de pouca porosidade com relação ao externo.

Foi observado, por exemplo, que a primeira parte do corpo que se fechou em Laura foram as mãos, e, ao inibir gradativamente o fechamento, foi também pelas mãos que a abertura se fez, deixando a impressão de que era por elas que o mundo escoava.

Outra participante diz que, conforme ia se fechando, observou como era difícil se desligar do ambiente, pois queria manter o olhar e a atenção sobre os outros participantes, e queria saber e controlar o que estava acontecendo. Em certo momento do "fechamento", sentiu um desconforto muito intenso na garganta, uma sensação de sufoco, difícil de sustentar.

Outra pessoa, ainda, relata que foi bom sentir o fechamento, que estava precisando disso por várias questões vividas naquele momento. Disse sentir-se segura naquele lugar. Em outro momento, menciona também que "sentir-se só" permitiu entrar em contato com sua respiração e seus estados emocionais. Observamos, no entanto, que essa "forma de isolamento" também provocava todo o grupo e chamava a sua atenção; ao contrário dessa participante, o grupo dançava animadamente pelo espaço, compondo parcerias, risos e várias coreografias.

Em meio às diferentes vivências, quero enfatizar dois aspectos importantes para a análise de estratégias clínicas de intervenção: a) as impressões e registros dos processos são os mais variados e singulares para cada participante; b) ao mudar a forma do corpo, modificamos toda a experiência, conforme pode ser observado nos depoimentos a cada momento do exercício.

A experimentação e a assimilação dessa proposição são fundamentais tanto para repensar e refazer as ações cotidianas, quanto para que o sujeito as perceba como formas que determinam certas presenças no mundo.

Inspirada por essas reflexões, procuro possibilitar em minha clínica diferentes vivências de estados, posturas corporais e posicionamentos nos espaços e nas relações entre os participantes, o que produz um campo fértil para vivenciar as mais variadas situações e aprender na "prática" como acontecem os processos de estar no mundo e o efeito dos diferentes modos do corpo afetar e ser afetado pelo mundo.

"A vida produz formas", afirma Keleman (1992, p. 10). Para ele, forma é "parte de um processo de organização que dá corpo às emoções, pensamentos e experiências, fornecendo-lhes estrutura" (*Ibidem*, p. 11).

As formas, portanto, evidenciam um processo que acontece do unicelular ao multicelular, que caminha para uma forma humana que vai da concepção ao desenvolvimento embriológico e, depois, para estruturas na infância, adolescência e vida adulta.

Keleman afirma que

> moléculas, células, organismos, grupos e colônias são as formas iniciais do movimento da vida. Mais tarde a forma pessoa será moldada pelas experiências internas e externas de nascimento, crescimento, diferenciação, relacionamentos, acasalamento, reprodução, resolução de problemas e morte. (*Ibidem*)

Ao longo de todo esse processo, a forma é impressa pelos desafios e tensões da existência. "A forma humana é marcada pelo amor e pelas decepções" (*Ibidem*).

Nesse sentido, podemos dizer ainda que a forma, para Keleman, não está ligada à idéia que se baseia principalmente em um senso comum, como imagem, mas, como afirma Favre, na "borda dos acontecimentos", ou seja, em territórios em permanente reconfiguração, a cada encontro, a cada afetação de um corpo (humano ou não). O que identificamos a "olho nu", nesse breve relato, é uma das camadas que compõe um processo de "corporificar a experiência".

Ao observarmos a cena do corpo de uma das participantes do grupo em um dos vídeos gravados durante os seminários, é possível captar a passagem de fluxos/mundos a cada momento. Isso evidencia que a postura e as formas expressam processos, conectividades com o ambiente e sofrem alterações permanentemente.

No chão, da posição fetal que se abre gradativamente rumo a um corpo numa posição mais aberta, observamos variações em torno das intensidades/excitações que produzem em cada momento outro estado de ser. [22]

Outra cena observada durante uma atividade da disciplina Estudos do corpo pode contribuir para ampliar essa discussão:

Sugiro aos participantes que caminhem em diferentes ritmos pela sala com a cabeça voltada para o chão, para a linha dos olhos, de olhos fechados e com o olhar voltado para o teto.

Outro exercício: todos se põem em roda, e solicito que conversem sobre as suas impressões, a respeito da experiência; ficam de costas uns para os outros, deitados de olhos abertos, depois de olhos fechados e, por fim, na posição de quatro.

Os depoimentos, gerados pelas variações sugeridas, são também os mais diversos. Transitam por desajeitos, medos, desconfortos, risos, lembranças, produções de imagens, estranhamentos, disposições, descobertas, inquietações, entre muitos outros.

As mudanças do olhar provocaram diferentes experiências. Por exemplo, uma participante conta que foi muito difícil caminhar olhando para cima; seu corpo, com os braços para frente, adquiriu uma posição de alerta. Outra preferiu o olho no olho apesar de sentir, muitas vezes, que algumas pessoas desviavam do seu olhar; outra ainda fala sobre a solidão que sentiu ao ficar olhando para baixo. Alguém nomeia uma imagem com base na experiência de circular de vários modos pelo espaço, como uma "movimentação de átomos", o que reafirma que cada pequena variação produzia certo tipo de efeito tanto na dimensão individual quanto na coletiva.

Vemos assim que, desde os primeiros momentos de vida, criar corpos e experimentar diferentes formas é um desafio e uma necessidade. Podemos observar esses processos de um contínuo devir no mundo, por exemplo, ao acompanhar bebês e crianças muito pequenas em suas brincadeiras e desafios: deitada, sentada, engatinhando ou na posição ereta, a criança pode vivenciar e produzir mundos diversos durante o desenvolvimento, a maturação e a assimilação de suas empreitadas. A cada momento, com a construção de seus corpos, os bebês e crianças têm condições de ampliar seus mundos e produzir outros territórios existenciais.[23] Do ponto de vista do processo, a vida seria então uma sucessão de formas, que se movem mais ou menos como num filme.

Ao desacelerar as imagens gravadas nos encontros, fica nítida a sucessão de formas expressas nos corpos que evidencia um movimento contínuo, diferenciado a cada transformação, que revela modos de ser, olhar, captar, relacionar-se e produzir acontecimentos.

Para Keleman, "se pudéssemos fotografar nossa vida quadro por quadro, perceberíamos que somos seqüências móveis de formas emocionais variadas" (1992, p. 11); e com base nas formas podemos conhecer as histórias pessoais, sociais e genéticas.

Essa posição coincide com a de Favre, para quem a clínica estaria voltada para a direção da retomada da potência que possibilita o *continuum* dos processos formativos ou a capacidade do corpo – e, portanto, da vida – para maturar formas com base nas experiências, na circulação dos afetos, na vontade de viver.

Tanto os estudos de Keleman como a compreensão da clínica/vida, nomeada por Favre como uma *ecologia relacional*, tocam nas concepções de "encontro", tema central da clínica das abordagens corporais e da dança, que venho experimentando. Penso que é por meio dos encontros que se fazem aproximações; turbulências acontecem; produções de outros repertórios existenciais se solidificam e podem ser expressas em diferentes graus de intensidade; pequenos eventos podem reverberar em outros jeitos de funcionar, viver e apresentar-se ante o outro, criando realidades.

O corpo como bomba pulsátil

Observo na tela o movimento pulsante de uma medusa. Depois dessa cena, aparece uma participante de um grupo de Favre procurando se comunicar: abre os braços, move a cabeça de um lado para o outro, solta as palavras, pulsa seu corpo para dentro e para fora, mostrando que tem um ritmo e quer vingar.
Na clínica observo corpos contidos, respirações presas, aflições e ansiedades para comunicar. A excitação se expressa em diferentes graus de intensidade.
Após assistir a uma aula sobre violência, sinto meus braços vibrando, tamanha é a afetação dos conteúdos trazidos pelas funcionárias da Febem.

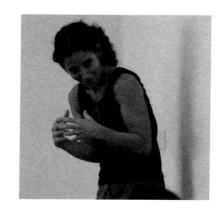

Para compreender a densidade das idéias de Keleman, é necessária a vivência do método ou minimamente exercitar o que ele denomina de *ato de corpar*, que significa presentificar-se em uma experiência. No entanto, não se trata de *ter consciência* de atos ou estados vividos no corpo como algo que acontece separado de mim – um objeto a ser assistido pelo sujeito/espectador –, mas viver e encarnar o aqui como forma intensa, fruto dos processos excitatórios que acontecem neste corpo.

Durante as leituras, realizávamos várias vivências na tentativa de corporificar diferentes estados e ações, por exemplo, experimentar o caminhar como se estivéssemos nadando na posição ereta (tal como Keleman propõe), rastejar, sentir o movimento da boca e dos lábios sugando o espaço para facilitar o movimento do corpo no chão ou, ainda, deixar-se levar pelo movimento em espiral do corpo sentado em direção à posição ereta e muitos outros movimentos breves, às vezes estranhos, que davam o tom para a assimilação dos conteúdos estudados.

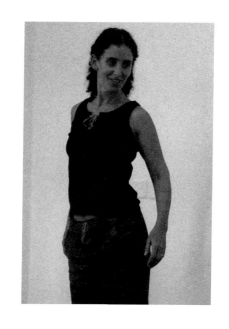

Para Keleman o corpo funciona como uma bomba pulsátil[24], e o *pulso*[25] é o princípio fundamental para a organização do organismo e para a manutenção da vida. Para ele, existe no vivo e no corpo humano um padrão pulsátil que articula os tecidos como bombas.

Um dos elementos fundamentais, perceptível em matérias vivas, é sua capacidade de expandir e retrair, de se alongar e encurtar, inchar e recolher. Ora, ao observarmos um organismo unicelular, já podemos verificar um pulso, que deu origem ao multicelular e que manterá o mesmo padrão ao derivar em um organismo mais complexo (o homem), que segue na sustentação de uma pulsação vital. "Esta é a nossa metamorfose: de células ritmicamente pulsantes para um organismo multirritmicamente pulsante" (1992, p. 19).

Segundo Keleman, o padrão pulsátil é observado em vários tipos de tecidos, organizando-os como bombas que produzem diferentes modos: um padrão unicelular (divisão de uma célula-mãe e duas células-filhas) no tecido cardíaco, por meio de um fluxo rítmico ininterrupto em um ciclo de expansão–contração

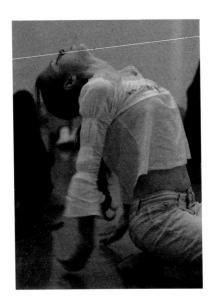

dos músculos lisos, ou mesmo na musculatura esquelética, por meio do alongamento–encurtamento, entre outros.

Para que os seres se organizem sob esse pulso, o corpo se faz ao redor de uma série de espaços que permitem a passagem de líquidos, em que acontece a circulação de nutrientes e substâncias que serão processadas, transformadas pelo metabolismo, retidas ou expelidas – se inúteis ou perigosas ao organismo.

Essas trocas, no corpo e na relação com o ambiente, referem-se a elementos químicos, mas também a afetos, a tudo aquilo que se forma, por meio das experiências e dos encontros – idéia fundamental na clínica que venho construindo e na qual venho atuando.

Segundo Keleman,

> nos banhamos em um oceano de líquidos para realizar a troca de elementos químicos nutricionais e devolver ao mundo o que foi transformado. Do mesmo modo, absorvemos nutrição emocional do mundo que nos rodeia para nos nutrir e trocar com o outro aquilo que formamos. Trocamos células germinais e experiências, assim como dióxido de carbono e oxigênio. (1992, p. 16)

Para realizar essas trocas com o mundo, o corpo possui ainda passagens e túneis móveis que geram um interior e um exterior. Essas passagens comportam espaços para atividades específicas, como a boca para mastigação ou decomposição. Há também espaços e bolsas que têm outras funções – com um tipo diverso de motilidade ou peristalse que transforma o que passa por eles –, por exemplo, o pulmão/respiração, em que circulam os gases; o estômago/digestão, responsável pelos nutrientes; ou ainda o cérebro, que rege as informações.

O corpo é constituído, de fato, por uma série de tubos e camadas: a vascular, a árvore neural, o trato digestivo, entre outros. Para evitar o colapso e a ejeção de nossos conteúdos internos, a expansão e a contração precisam também de um apoio, que é realizado por meio de câmaras e válvulas que mantêm os ritmos peristálticos contra a gravidade e, assim, permitem as trocas com o ambiente. Somos *excitação*, tentativas de lidar com a *força da gravidade* (pressão atmosférica) e com *os afetos* de todos os corpos, diz Favre.

Com base na compreensão de Keleman sobre a construção de um corpo, podemos dizer que a excitação nomeada pelo autor e exemplificada por mim ao longo deste trabalho pode ser vista ainda como a capacidade do corpo de afetar e de ser afetado pelo mundo e pelos encontros nos ambientes, constituindo o que Rolnik nomeia como a criação de um corpo vibrátil, poroso e suficientemente aberto às afecções. Trata-se, então, de camadas, processos de trocas, membranas, circulações, passagens, ritmos e intercomunicações que constituem o corpo entendido em suas diferentes dimensões e registros.

Segundo Keleman (1992), com base na visão da embriogênese, o corpo é composto por três tipos de camadas: uma interna, uma externa e uma intermediária. À externa, de pele e nervos – o ectoderma –, cabe a comunicação. A camada intermediária, formada por músculos e vasos sanguíneos – o mesoderma –, fornece suporte, possibilita a locomoção e, principalmente, molda as formas herdadas e vividas; já a camada interna, de órgãos e vísceras – o endoderma –, é responsável pela nutrição e energia básica. Essas camadas em contato permitem uma ligação entre o interior e o exterior e revelam claramente a interligação dos tecidos. Para o autor, "somos como lâmina de células, torcida, dobrada, curvada, enrolada em sistemas de órgãos e tubos e, depois, em um organismo" (p. 25).

Com base na idéia da existência das camadas e na necessidade do corpo de criar interligações que permitam passagens entre o mundo interno e externo e entre as redes dentro das paredes do corpo, uma experiência vivida por mim na eclusa de Barra Bonita pode servir como metáfora desses processos e permitir a compreensão de que as trocas se fazem sem um intenso "vazamento" – o que acarretaria um "acidente de percurso" extremamente prejudicial ao corpo: um corte profundo, um derrame ou mesmo a produção de sintomas psíquicos[26] ocasionados por várias modalidades na relação do sujeito com o mundo.[27]

Na imagem aqui proposta, um barco navega pelo rio Tietê em direção à eclusa, que possui duas comportas. A primeira se abre, o barco entra e a porta se fecha; estamos em uma espécie de câmara e ali recebemos água, o que nos faz subir a outro nível do rio. A segunda porta se abre e o barco sai em outro território de navegação.

A eclusa pode ser pensada como pele, membrana ou camada que possui uma porosidade aberta à afetação, seja de vários nutrientes ou de afetos, capaz de abrir e fechar, afinar e adensar em diferentes ritmos e modos com base nas experiências provocadoras de vários estados, como o medo, a frustração, o amor, o prazer, a dor, entre tantas outras que vivemos diariamente.

Outra imagem desses processos de troca está em um vídeo que assistimos em um dos encontros do seminário, que tematiza a vida na terra e os caminhos percorridos durante a evolução do ser unicelular ao homem. Uma das cenas marcantes desse documentário mostra um sapo que realiza gestos e com a pata retira do corpo uma camada de pele/membrana, construindo para si outro corpo.

Essa imagem reforça – ainda que a perspectiva que tenho adotado não aponte a falta como questão (a perda da pele, por exemplo) – o processo de vir a ser sempre: movimento entendido como fluxo, o presentificar-se a cada novo encontro, o trocar de pele e ter sempre a possibilidade de encarnar novos modos.

Eis outra perspectiva, pois sou movida por aquilo que me falta para chegar onde quero, alcançar uma plenitude banhada por um ideal de completude, mas embarco nesse movimento do devir, no qual sou sempre outra. A cena envolvendo o sapo é um exemplo/imagem desse outrar-se.

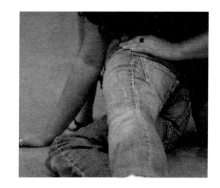

Com relação aos processos de subjetivação, trata-se do encontro com o outro em sua alteridade e das perturbações provocadas por esse outro como presença viva em mim, com base na permeabilidade, disponibilidade, nas condições mais variadas e, principalmente, na possibilidade de suportar as turbulências produzidas nesses processos para engendrar novos modos que pedem passagem, expressão e invenção.

Para Favre, o corpo funcionaria então como um processador de ambiente. Cabe ainda salientar que esses processos são, muitas vezes, bastante lentos em sua temporalidade, o que torna complexa a sua efetuação na subjetividade contemporânea, que exige do sujeito cada vez mais rapidez e criação do novo a qualquer custo, provocando toda uma sintomatologia própria de nosso tempo. [28]

Movimentos da maré

Tenho atendido Luiz, um rapaz de 27 anos. Ele menciona sua dificuldade de se expressar. Mostra-se com um corpo que tem uma tendência a recuar e se curvar em introspecção. Fala de um pulso que se expressa contidamente, uma vontade de expandir, de ir ao encontro, de colocar no mundo seus talentos, de transbordar um pouco mais as suas emoções, de criar mais corpo.

Keleman tem me auxiliado a olhar para esse rapaz e para outras pessoas que acompanho com base em perspectivas orientadas por pulso, ritmo, afetos, referências novas e inspiradoras para atuar e viver a clínica, com base em uma observação sutil dos corpos e de como eles são construídos, de como criam posturas, jeitos, densidades, relações muito singulares nos ambientes e na interação com o outro.

Para Keleman, pode acontecer o que ele denomina de conflito nos processos de aproximação e distanciamento com relação ao mundo. Por exemplo: a pessoa pode se expandir a ponto de perder a capacidade de recuar ou se encolher e perder a capacidade de expandir. Nessas condições, a amplitude da pulsação celular começa a decair e afetar o que ele chama de sentimentos, pensamentos e ações; portanto, determina nossos modos de funcionamento no mundo, na relação com as pessoas e na produção da subjetividade.

O trabalho com Luiz implica, num primeiro momento, a abordagem de fotografias tiradas em diversos contextos, pois seu gosto por fotografar se mostrava como uma forma de expressar, criar e presentificar-se em um mundo sentido, muitas vezes, como difícil e ameaçador.

Nos encontros iniciais, Luiz levava fotos de pessoas e paisagens captadas em muitos momentos de sua vida, revelando alguns de seus modos de focalizar, de se aproximar e recuar dos protagonistas. Depois, quando começou a trazer fotos suas, pôde contar e lembrar histórias, falar e se dar conta de suas relações e afetos; olhar para si em situações diversas, nas quais percebeu, por exemplo, que sempre estava atrás dos amigos nas fotografias da "turma", meio oculto, querendo, segundo ele, aparecer e desaparecer ao mesmo tempo.

Seu trabalho a partir daí era observar como formatava seu corpo, como reagia corporalmente em diferentes situações cotidianas, e experimentar outros jeitos de estar e de se colocar no mundo para, quem sabe, instaurar *uma diferença que muda tudo*.

Assim, sugeri que ele experimentasse o seu corpo em posições de avanço e recuo e sentisse os efeitos desses exercícios em si e em seu entorno.

Segundo Keleman, saímos "em direção ao mundo e voltamos num ciclo interminável" (1992, p. 19). O autor afirma ainda que

> as várias passagens de energia e as correntes de pulsação são as primeiras formas de asserção em direção ao mundo e de afastamento do mundo. Nós nos movemos em direção a ele para projetar e nos recolhemos para introjetar. (1992, p. 29)

De modo bastante poético, Safra reitera que "é preciso encontrar o outro, mas é fundamental o retorno à solidão. É preciso chegar e ir-se, alcançar e recolher. Viver para morrer" (2004, p. 25).

Outra idéia inspirada pelos estudos com base na reflexão sobre o pulso refere-se ao fato de que as tonalidades, e, portanto, os graus de potência[29] de um corpo, dependem dos sentimentos, dos estados, das ações que se efetuam nos encontros, da capacidade de realizar conexões, de, com base nas experiências, criar corpos, sustentando as intensidades e redesenhar-se e roteirizar-se continuamente, conforme nos diz Favre. Mais do que à percepção, esses processos estão vinculados à produção de acontecimentos, de si e de corpos.

Um corpo cristalizado em determinada forma, enrijecido ou desmanchado demais, fixado em certo "lugar", impede a porosidade necessária às afetações que podem instaurar formas mais ricas para responder e co-criar os acontecimentos vividos ao longo de uma existência. Inversamente, os corpos podem ser tão excessivos e continuamente porosos que são varridos pelos acontecimentos sem que tenham possibilidade de assimilar e sustentar a experiência. Os efeitos dos encontros, das trocas realizadas é que possibilitam que os corpos se formatem em consonância com os processos de singularização.

Entrecorpos ou presenças

Na creche, a estagiária Mariana cuidava de um bebê que permanecia "largadão" no canto do berçário. Mariana olhava a criança procurando um lugar para estar. O bebê respondia rapidamente à aproximação e, aos poucos, com base na construção de um vínculo, mostrava desejo de sentar, de olhar, de entrar no mundo e de se fazer mais presente.

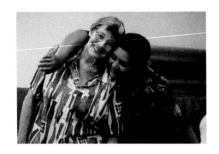

Afirmo que se trata de um empurrão afetivo que significa estar com, criar uma ambientação para que a experiência possa acontecer, participar com a criança e seu ambiente na construção de um acontecimento.

Seria também sair do lugar de espectadores – no caso da criança, da mãe e da própria estagiária – para um lugar ativo, processador, autorizado a se desenvolver e maturar.

A nossa proposta na creche, quando possível, não se restringe a uma atuação com a criança, mas visa a se expandir para a relação da mãe com seu bebê. Os encontros com Graça, a mãe da criança aqui descrita, foram realizados em uma sala da creche e em sua casa.

A primeira observação da estagiária [30] é que Graça não parou de falar, de contar a sua vida, seus problemas, sua história, sua vontade de estabelecer uma relação de amizade, de ter a estagiária como amiga. A mãe sentia-se só, dizia que queria ter abortado a criança, que não tinha companheiro, que não sabia cuidar, que apenas tocava a vida.

Depois de cuidar da mãe e de colocá-la também como foco de atenção, Mariana conta que viu Graça amamentar a criança e que o bebê encontrava-se largado para trás, caído, e, recorrendo à perspectiva kelemaniana, poderíamos dizer, desmanchado demais.

A mãe conta que, às vezes, dorme enquanto amamenta, o que revela uma atitude pouco conectada e envolvida com o filho.

O seio materno estava ali, mas, assim como o bebê, funcionava como um objeto. A mãe tinha o olhar meio vago, distraído, como se a criança não estivesse ali.

Por sua vez, o bebê já acordando para a vida, procurava o olhar da mãe – um olhar perscrutador –, e nossa intervenção consistia em provocar esse encontro, cada um consigo e com o outro na tentativa de criar performances e coreografias mais potentes e vitalizadas de afeto.

Analisando esse caso, é possível perceber o corpo largado do bebê como efeito de uma relação que não o chama para a vida. Num movimento automático, toca-se a vida. Dar corpo, dar pele, dar "com tato" a essa relação e azeitar é o pano de fundo das intervenções.

Sabemos que uma pequena alteração pode modificar a relação – tal como chamar a atenção da mãe para o olhar do bebê que a procura: a mãe acha que o filho não gosta dela. Mudar a posição da criança, sentando-a um pouco mais e experienciando formas de "enrolamento"[31], por meio de mudanças posturais.

Podemos dizer, com base no acompanhamento das cenas apresentadas, que tudo que vivemos é atividade somática. Essa atitude amplia a visão restrita e cindida de que trabalhar o corpo é somente realizar uma atividade física, como ginástica ou algum esporte, para uma compreensão de que o tempo todo tratamos de corpos em formação, construídos e reconstruídos detalhada e sutilmente e de modo bastante refinado em cada vivência.

As idéias de Keleman sobre anatomia emocional exigem que façamos uma leitura do corpo como multimídia e multifacetado, o que implica fortemente uma concepção contemporânea da vida. Porém, o mais importante dessa perspectiva é o rompimento com qualquer dualismo que já tenhamos herdado: mente/corpo; corpo/palavras; empírico/intensivo; orgânico/campo de forças, entre outros. Talvez seja justamente por essas provocações que tantas vezes sentimos estranhamento, inquietação e certo desassossego ante algumas das concepções de Keleman.

A teoria kelemaniana é uma prática existencial; caso contrário, não teria sentido adotá-la como referência para a reflexão da prática que realizo e que tem em seu cerne a importância do grupo, do outro, dos encontros como prática prioritariamente relacional. Seria como teorizar sobre a vida sem de fato vivê-la. Portanto, a potência desse autor e de Favre está justamente nessa condição de pensar, de dar ao sujeito possibilidades de criar outras realidades com base em suas relações, em sua capacidade de estabelecer conexões.

Assim, todo este trabalho – e particularmente a escolha do conceito de corpo aqui discutido como referência para a compreensão da prática clínica – diz respeito a uma possível abertura para a produção de outras sensibilidades: mais atentas ao próprio pulso vital, aos contatos com o outro e com os mundos, permitindo leituras aprofundadas a respeito do vivo, do corpo e das possibilidades de construção de outros modos de existir, mais singulares, resistentes aos ataques e modelos sociais, que restringem as potências e a produção de realidades criativas e pulsantes de vida.

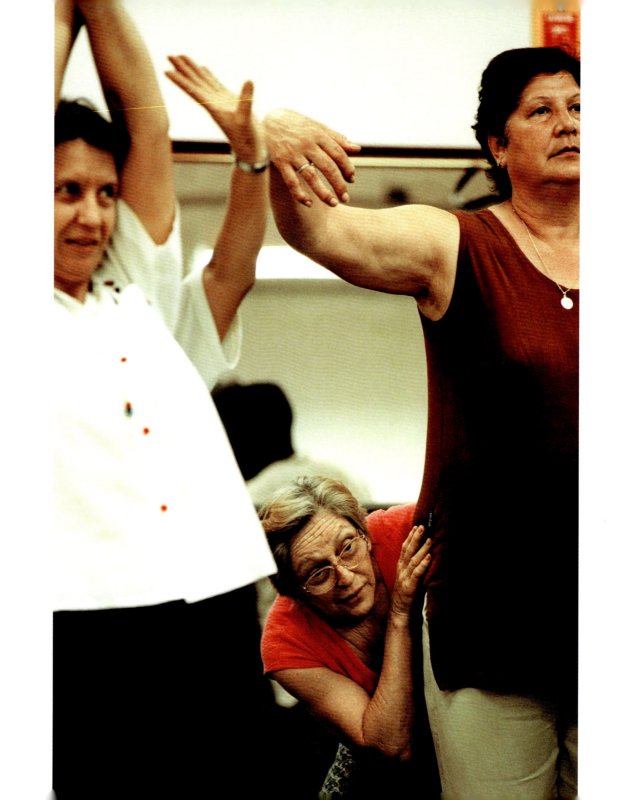

Aberturas aos procedimentos

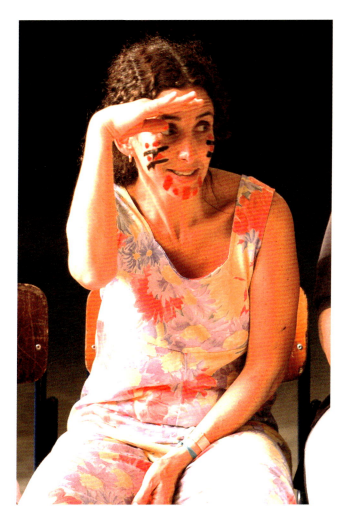

"Afora motivos e problemas que se acantonam distintamente em cada uma dessas dicções, algo parece pulsar na vizinhança de uma com a outra."

Luiz B. L. Orlandi (2005, p. 33-75)

Orientada pela perspectiva kelemaniana do corpo como pulso, tomarei suas principais vertentes de discussão como ponto de partida para a análise dos procedimentos que constituem o presente livro.

Para o autor, a idéia de uma "saúde" do corpo estaria ligada à capacidade de se manter em estado pulsante, ou seja, ora contrair-se ora expandir-se, ora ir em direção ao mundo, ora recuar para assimilar as experiências, manter-se num *continuum* desmanchar e reconstruir. Essa possibilidade de formar corpos tem que ver com a capacidade do sujeito de se conectar, ser atravessado pelos mundos, afetar e ser afetado por eles.

Outra vertente presente nessa teoria que nos ajuda a compreender, pensar e articular procedimentos na clínica é a idéia de que as *experiências moldam os corpos*. O corpo é efeito permanente do encontro com diversas realidades: da natureza, do social, das histórias etc. Assim, pensar em procedimentos na clínica tem sentido quando consideramos as experiências como acessos a modos de subjetivação, com base em variações provocadas pelos procedimentos.

O conceito de forma também tem lugar central nessa discussão: a forma pensada não em sua superficialidade, mas em camadas como bordas dos acontecimentos que o corpo, em sua "concretude", permite configurar e reconfigurar permanentemente.

Ao permitir o acesso ao corpo, por meio de procedimentos diversos, a clínica pode incidir nesse lugar, já que se trata de um corpo aberto, conectivo, que responde às afetações, que se transforma e cria realidades – corpo implicado no presente, atravessado, portanto, por modos de subjetivação em composição com as suas capacidades como vivo.[32]

No entanto, o que importa aqui é pensar o corpo como vincular e emocional em suas diferentes dimensões e camadas, que podem ser acessadas no trabalho corporal. Os exercícios propostos incidirão onde podemos tocar, acessar, ressoar.

A abordagem kelemaniana, mais do que um manual sobre os sentidos do corpo, permite ancorar uma reflexão sobre a clínica dos laboratórios ou sobre as oficinas de experimentações, num lugar amplo, no interjogo entre múltiplos fluxos: pensamento, imagem, sensação, palavra, possibilidades e potencialidades. A abordagem do autor permite também ressonâncias importantes, pois o ambiente do qual fala Keleman é aberto aos mundos sociais, políticos, genéticos e subjetivos.

O corpo está no entrecruzamento de todas essas forças que atuam e constituem os sujeitos que acompanhamos na clínica a todo momento: pessoas com histórias, experiências, com capacidades inatas e desejos a procura de elaborar singularidades em diferentes situações.

É com base nesse modo de aproximação que elege essa abordagem do corpo como intervenção clínica que apresento minhas propostas, registros de observações e ressonâncias do trabalho realizado.

Os capítulos que constituem esta parte do livro estão norteados por alguns aspectos fundamentais. Primeiramente, é preciso entender a noção de serialidade adotada na apresentação e categorização dos procedimentos desta clínica eminentemente corporal, não como uma linearidade de "padrões" que o profissional deve seguir como um "manual". Por isso, não é necessário que o leitor siga rigorosamente o percurso realizado para se aproximar da clínica aqui proposta e discutida. Trata-se, na verdade, de séries norteadoras que pretendem permitir ao leitor incorporar traços e tendências de uma clínica que se constrói por porosidades e aberturas, tal como ocorre na concepção de corpo aqui adotada, em consonância com a filosofia da diferença proposta por Guattari, Deleuze, Rolnik, Orlandi, entre outros.

A formulação das séries implicou a reunião de diferentes sentidos.[33] Para expressar o dinamismo exigido pelos procedimentos – que possibilitam os encontros, entendidos sempre como produtores de diferença, dando ensejo a processos de singularização –, optei por nomear as séries recorrendo sempre a um verbo no infinitivo: *aquecer*, *fotografar*, *olhar*, *improvisar,* entre outros. Pretendo com isso reiterar que o foco de minha abordagem na clínica, e, por conseguinte, nesta discussão, está na ação efetivamente realizada pelo sujeito, imerso em uma proposta aberta ao devir, à diferença, à surpresa e à singularidade de cada instantâneo aqui captado.

Na tentativa de romper com uma estrutura rígida de compreensão dos exercícios e dinâmicas utilizadas apresento cenas de clínicas em diferentes contextos profissionais e em momentos diversos. Além disso, é preciso ressaltar que, por vezes, um mesmo procedimento é abordado em séries diferentes, de acordo com a predominância do aspecto que pretendo analisar.

Mas como iniciar os procedimentos? De onde partir? Existiria um lugar de origem e um ponto de chegada?

Minha experiência clínica me ensina que não. Os acontecimentos se misturam nas séries: cada experimentação se configura como processo único, tomado por campos de forças singulares e que podem, com base na reflexão e em uma necessidade de organização e análise, reunir-se em certos agrupamentos, com objetivo de enfatizar este ou aquele aspecto que pode predominar ou, no mínimo, permitir ao leitor certa compreensão de processos vividos muitas vezes impossíveis de apreender pela consciência. Não é tudo que se pode dizer por meio das palavras. Em alguns procedimentos, pouco se fala.

Assim, a utilização do registro fotográfico neste livro pode favorecer maior visualização de instantâneos de uma clínica centrada no corpo. Ora ampliadas, ora reduzidas a algum detalhe, as fotografias particularizam certo tom ou aspecto presente na vivência para sensibilizar um tipo de olhar mutante que explora o macro e o micro.

Por isso, foi dedicada atenção especial à escolha das fotografias e a detalhes das imagens que, com os escritos, constituem camadas de elaborações e provocações à sensibilidade.

É importante ressaltar aqui características do material fotográfico que acompanha os textos:[34]

- a capacidade de afetação dos registros de instantâneos intensos vividos na clínica;
- a possibilidade de documentar alguns procedimentos que podem auxiliar o leitor na compreensão ou captação dos mesmos;
- o trabalho a-paralelo[35] aos textos que percorrem a elaboração dos procedimentos agora por meio de imagens;
- o detalhamento de certos tons na fotografia para deixar acontecer um *punctum*[36], como diz Barthes, um ponto ou mancha na foto que salta do registro fotográfico e passa a existir por sua força, para aquele que olha.

Espero que a leitura deste livro seja iniciada da forma que o leitor julgar mais conveniente e que os procedimentos sejam escolhidos com base em suas vontades e atrações. Entretanto, devo ressaltar que tal atitude pode levar o leitor a abrir mão de compreender o passo-a-passo, cada procedimento, de entender tudo como aconteceu e todos os aspectos que motivaram a escolha deste ou daquele exercício, desta ou daquela frase. Não se trata de aprender a fazer igual, pois o desafio é se deixar afetar pelas cenas e pelos modos como cada exercício se efetuou nos corpos dos participantes na tentativa de captar, talvez até de sentir no próprio corpo, possíveis ressonâncias das propostas e embarcar nos fluxos metodológicos apresentados aqui.

Ao organizar as séries de procedimentos surgiu uma inquietação relacionada com a ordenação a seguir: iniciar pela série Aquecer, que envolve preparações/acontecimentos inaugurais na proposta clínica centrada no corpo? Ou partir do Fotografar, uma vez que o recurso da imagem é muito presente em meu trabalho, inspira discussões conceituais, exercícios nos laboratórios e na apresentação das matérias vivas presentes neste livro? Ou ainda começar pela série Improvisar, ação fundamental que atravessa toda a clínica e demarca fortemente o seu caráter político, porque trabalhamos com limites impostos e/ou construídos na busca da resistência ao habitual.

Ante esses embates, optei por redigir as séries pela ordem em que se formatavam e pediam passagem, procurei acolher e compreender essa "vontade de materializar-se" em pensamento e palavra.

No entanto, apesar dessa escolha que partia de meu corpo, podemos considerar que as séries de procedimentos funcionam como camadas (tal como Keleman entende os corpos), com interligações não hierarquizadas[37]. Um exercício colocado numa série poderia ser deslocado para outra de acordo com os efeitos produzidos ou com base nos objetivos do terapeuta, ou ainda pela necessidade de ênfases, pois, como veremos, um mesmo exercício evoca diferentes linhas metodológicas.

As camadas na perspectiva kelemaniana, relembrando algumas idéias expostas no capítulo anterior, afirmam que nos corpos nada funciona isoladamente (não podemos tratar de um corpo por meio de seus órgãos e/ou sistemas), que existem articulações possíveis e que os processos acontecem todos simultaneamente: excitações cerebrais, produções de gestos, pensamentos, imagens, sensações, linguagem, toda uma *maquínica*[38] *pulsante* própria do vivo. A proposta é, portanto, realizar a leitura dos procedimentos procurando sempre vazar, deixar uma brecha para que outra série entre em composição.

Uma de minhas hipóteses é que, dependendo do campo de forças no qual o exercício é criado, pode-se observar a eminência ou predominância de um aspecto/tonalidade da clínica como linha metodológica. Esse ponto ficará mais claro na análise de procedimentos e em suas afetações nos diferentes contextos.

Assim, adotei o caminho que me pareceu mais próximo ao que vivencio ao "iniciar" uma tarefa: parti do Aquecer. Depois discuto e apresento a série Fotografar, em seguida, Olhar, Tocar, Mover e pausar, Improvisar e, finalmente, Conversar e silenciar.

Em todas as séries abordo exercícios propostos por diferentes técnicas (improvisação, *contact improvisation* inspirado em Steve Paxton, *danceability*, de Naiza de França, exercícios criados por mim, entre outros) que não se esgotam, mas sugerem oportunidades de aproximação com os corpos em sua complexidade e riqueza, privilegiando ainda a capacidade de afetação.

O Aquecer está ligado à capacidade do corpo afetar e ser afetado. Nos procedimentos do Fotografar abordarei a utilização do recurso fotográfico na clínica e na formação profissional: a imagem como documento, rastreadora das sutilezas dos acontecimentos, como um *zoom* que merece destaque para ajudar a falar do indizível.

No Olhar abordarei temas que envolvem a diferenciação entre ver e olhar; na série Tocar percorrerei modos de aproximação que vão além da concretude do gesto propriamente dito.

Na série Mover e pausar aponto vários sentidos dos deslocamentos e pausas, além de articulações com outros modos de experimentar os mundos, como o *olhar*, o *mover*, o *tocar*, entre outros que ora compõem entre si, ora vagueiam por caminhos diversos.

A série Improvisar é mais densa e complexa e está numa camada intermediária, vazando por todos os lados (o que também acontece com as outras que nunca estão totalmente encapsuladas), pois é fundante, norteadora para todos os procedimentos. No Improvisar procuro reunir cenas e exercícios que enfatizam a improvisação como modo de instaurar um corpo pesquisador e inventor, foco central que funciona como resistência aos processos de subjetivação presentes no contemporâneo e que podem nos afastar daquilo que Espinosa[39] considerou uma tarefa ética: aproximar-nos "do que podemos".

Tomando o corpo como modelo, "o que pode" é o seu poder de ser afetado, que é necessariamente preenchido pela relação desse ser com os outros. Estão, portanto, demarcadas nos exercícios e propostas em cada uma das séries, oportunidades de encontros consigo e com os outros.

Finalmente, na série Conversar e silenciar, discuto as gradações e sentidos das conversas e silêncios presentes na clínica e abordo ainda alguns aspectos sobre o *escrever* e o *fazer* – ações pelas quais se materializam conteúdos expressivos das vivências corporais que inspiram conversas e silêncios ao longo dos processos.

Territórios e sujeitos

Com base nas cenas clínicas escolhidas e nas falas apresentadas aqui, procuro delinear algumas experiências importantes e pontuais que me serviram como matéria-prima. São elas:

Experiência com um grupo de mulheres no Instituto de Psiquiatria do Hospital das Clínicas na ala feminina, 1982 a 1984.

O trabalho com o grupo composto por cerca de oito mulheres com transtornos mentais era realizado a portas fechadas e foi um momento inaugural para as propostas de abordagem do corpo. Nessa experiência pude observar como modos de subjetivação dominantes se inscrevem e determinam modos de fazer com os corpos.

Mais do que modo de analisar os procedimentos utilizados, esse grupo foi fonte transparente para observar e testemunhar os efeitos de uma subjetividade capitalística dominante nos corpos. As respostas a qualquer proposta mais criativa e livre eram de automatismo e repetição das coreografias observadas na televisão. Era como se os corpos obedecessem a todo tipo de investida do social – o corpo-academia, o corpo-obediente, o corpo-impregnado, o corpo-domesticado.

Grupo de dança e abordagens corporais no Centro de Convivência Parque do Carmo – Zona Leste, durante gestão de Luiza Erundina na Prefeitura do Município de São Paulo, 1989 a 1990.

O trabalho durou um ano e seis meses e envolveu portadores de deficiência física, na maioria homens adultos que já haviam passado por vários tratamentos e acompanhamentos (fisioterapia, fonoaudiologia, TO, entre outros).

Nesse grupo a proposta era pautada pela criação do gesto, pela possibilidade de conhecer o corpo em suas potencialidades inventivas e em sua capacidade de experimentar o gesto, o lúdico, as mudanças posturais nas coreografias e também pelo exercício de compartilhar as ressonâncias das descobertas, além de ansiedades e dúvidas acerca do território corporal.

No grupo havia cadeirantes, amputados, participantes com problemas ligados a dificuldades de comunicação verbal, entre outros. No entanto, o trabalho funcionou como alternativa aos tratamentos tradicionais voltados à reabilitação, que enfatizam a funcionalidade e a realização das tarefas da vida diária como se vestir, comer, fazer mudanças posturais e higiene do modo mais autônomo possível. Em nossa proposta, esses objetivos eram indiretamente contemplados na realização de experimentações corporais e de dança.

Grupo de dança formado no Centro de Convivência Bacuri, durante a gestão de Luiza Erundina na Prefeitura do Município de São Paulo, 1990 a 1992.

O trabalho foi interrompido com a entrada de Paulo Maluf na Prefeitura de São Paulo, por ocasião da implantação do PAS (1995/1996). O grupo era formado por portadores de deficiência física e/ou mental, pessoas com sofrimentos psíquicos e população em geral (crianças, adolescentes e adultos). As propostas eram variadas, mas basicamente foi enfatizada a produção de diferenças e a diversidade.

As vivências de diferentes danças do mundo – balinesas, africanas, brasileiras, entre outras – e a aproximação com diferentes culturas, por meio de depoimentos de pessoas que viajaram, permitiam experimentar gestualidades e expressões corporais diversas. Abordamos também os conhecimentos dos participantes no campo da dança e do corpo. As oficinas organizadas e ministradas pelos próprios participantes, com trabalhos de diferentes linguagens, como desenhos, histórias e diversos exercícios de improvisação vinculados ao tema em pauta, propiciaram trocas importantes.

Além disso, foram convidados profissionais que propunham vivências de diferentes técnicas: Eutonia, Laban, entre outras. Realizávamos estudos teóricos sobre modos de conceber o corpo e a dança em diversas concepções e culturas.

É importante ressaltar ainda que o grupo funcionava numa dinâmica aberta; qualquer pessoa poderia participar caso manifestasse interesse pela proposta daquele dia.

Grupo de dança e abordagens corporais composto por mães e acompanhantes de crianças e adolescentes da Estação Especial da Lapa (EEL)[40], instituição que pertence ao Fundo Social de Solidariedade.

Essa experiência durou cerca de dois anos, entre 1999 e 2000, quando estive comissionada no Curso de terapia ocupacional da Universidade de São Paulo, contando com a participação de estagiárias da TO. Muitas fotografias utilizadas neste trabalho registram momentos dessa experiência (Liberman e Vogel, 2000).

O grupo era composto por cerca de 25 mulheres, formado a partir de uma procura espontânea, e tinha como objetivo oferecer escuta e atenção, por meio de um trabalho com abordagens corporais, relaxamento e dança em TO. Com base nas respostas a um questionário entregue no início da proposta, pudemos traçar um perfil das participantes:

- Faixa etária entre 42 e 72 anos; em sua maioria donas de casa – mães, duas avós e uma irmã. Todas tinham na família portadores de deficiência;
- Quanto à classe social, registrou-se heterogeneidade: havia desde uma catadora de papelão até uma moradora de um condomínio de classe alta de São Paulo. A maioria dessas mulheres não tinha qualquer experiência anterior com trabalho corporal ou dança, e muitas trabalhavam como voluntárias na EEL.

Workshop realizado no curso de terapia ocupacional da Universidade de São Paulo sobre o danceability, coordenado por mim, pela terapeuta ocupacional Marisa Samea e a arte-educadora alemã Bárbara von Trote[41], 1995.

Essa experiência contou com cinquenta participantes, portadores e não portadores de deficiência física e/ou sensorial, estudantes e profissionais de TO, áreas afins e interessados no tema do corpo e da dança.[42]

Experimentações realizadas nas disciplinas Atividades e Recursos terapêuticos, ministradas por mim no curso de terapia ocupacional da Universidade de São Paulo e como docente na *Universidade de Sorocaba*, entre 2001 e 2004, bem como na disciplina Corpo, abordagens corporais e dança no curso de terapia ocupacional do Centro Universitário São Camilo, nos últimos seis anos.[43]

Nessas disciplinas são realizados laboratórios, seminários teórico-práticos, estudos, vivências e propostas que tematizam o corpo, além de abordagens corporais e dança em campo.

São enfatizadas as dinâmicas grupais e sua potencialidade, por meio dos recursos corporais que permitem alinhavar, com base nas experiências, a implicação desses recursos na clínica e os sentidos do corpo na observação e atuação do terapeuta ocupacional.

Esses laboratórios têm se mostrado um espaço privilegiado para a elaboração, discussão e utilização desses recursos nos efeitos e nas ressonâncias de propostas centradas no corpo. Os aportes teóricos em composição com o compartilhar, registrar e pensar sobre o vivido potencializam ainda mais as observações realizadas por mim nos diferentes contextos e intervenções até agora realizados e em andamento.

Diversos cursos e workshops realizados em São Paulo e em outros estados, com variação de locais, número de participantes, tipos de propostas, ritmos e durações.

Vale mencionar oficinas e cursos para estudantes e profissionais de TO, áreas da saúde, bailarinos e interessados no tema do corpo, abordagem corporal e dança.

Trata-se de propostas realizadas em períodos variáveis – quatro, oito, doze ou mais encontros, ou durante toda uma semana –, em sua maioria vivenciais, com espaço para reflexão e troca. Os grupos são compostos por participantes bastante heterogêneos com relação à idade, formação ou experiências no campo da dança ou trabalho corporal. Essa diversidade, longe de ser impeditiva para a realização das propostas, é desejável, pois permite a troca entre diferentes graus de afetação, conhecimentos prévios, disponibilidades e/ou formação.[44]

Grupo de estudos de corpo e prática clínica realizado há três anos com estudantes e profissionais interessados no tema corpo/clínica.

Nesse contexto são discutidos textos teóricos e são realizadas vivências para possibilitar a experimentação, elaboração e discussão teórico-práticas. Os grupos têm de oito a doze participantes. Algumas fotografias selecionadas para este trabalho foram realizadas nesse espaço de estudo e pesquisa.

Uma característica importante na configuração do grupo foi a heterogeneidade dos participantes com relação à sua formação universitária e aos momentos e escolhas ligados à atuação profissional, mas principalmente à presença de um desejo de experimentação e troca no campo do corpo, da dança e das abordagens corporais na clínica.

Durante o trabalho, muitas de minhas idéias são compartilhadas, articulações são produzidas pelos participantes e os efeitos dos procedimentos são pensados e analisados. Ao longo do período de escritura do livro foi possível observar ressonâncias dessa ação. Os grupos funcionaram (e funcionam) como suporte e espaço de interlocução a respeito de muitas problemáticas abordadas neste trabalho.

Cenas do treino em danceability realizado no Oregon (USA), sob a coordenação do bailarino Alito Alessi, durante três semanas.

Foram registrados vários momentos do trabalho que exploraram a linguagem corporal entre portadores e não-portadores de deficiência física e/ou sensorial. Esse método foi bastante inspirador para a criação de procedimentos que utilizo. Muitos dos fundamentos do *danceability* estão em consonância com idéias e propostas de minha clínica e serão explicitados ao longo da apresentação e da análise das séries de procedimentos.

Workshop Composição, improvisação e o poder da imaginação, realizado com a bailarina e performer Lisa Nelson[45], em São Paulo, no Estúdio Nova Dança, com a presença de bailarinos, terapeutas e interessados em dança, janeiro de 2000.

As idéias centrais propostas por Lisa Nelson – como a importância do olhar nas improvisações e o poder da imaginação na criação – serviram como referência para a compreensão e elaboração de exercícios que utilizo na clínica.

Experiência com um grupo de mulheres da periferia de Sorocaba (Bairro dos Morros), quando fui docente de uma disciplina prática ministrada para alunos do terceiro e quarto semestres do curso de terapia ocupacional da Universidade de Sorocaba.

A proposta era realizar uma intervenção em campo utilizando as abordagens corporais e a dança. O trabalho durou cerca de um ano e originou monografias e artigos sobre o processo, durante o qual foram realizados ensaios fotográficos que também compõem o presente trabalho.

Seminários sobre a obra Anatomia emocional, de Stanley Keleman, sob coordenação de Regina Favre, iniciado em janeiro de 2005. O eixo desses seminários é a leitura da obra aliada a intervenções clínicas e vivências dos participantes. [46]

Intervenções em TO realizadas na Creche Nossa Senhora do Rosário (em andamento), pertencente ao Centro Social Nossa Senhora do Rosário, Pompéia, São Paulo.

O CEI (Centro de Educação Infantil) é conveniado à Prefeitura do Município de São Paulo e conta com 160 crianças. Nesse espaço acontece também a supervisão de estágios de alunos do sétimo e oitavo semestres do curso de terapia ocupacional do Centro Universitário São Camilo.

Atualmente superviso um grupo de quatro a seis estagiários que realizam ações em espaço socioeducativo com o objetivo de detectar problemáticas em sala de aula e realizar encaminhamentos e intervenções. Particularmente no berçário enfatizamos o corpo e as relações afetivas entre bebês, crianças e os ambientes. Com base nos estudos da obra *O bebê e a coordenação motora*, de Marie-Madeleine Béziers, os estagiários orientam os educadores, as mães e cuidadores. As imagens do livro são utilizadas como disparadores para as vivências e as reflexões.

A observação e convivência com as crianças e bebês potencializaram nossas pesquisas sobre o corpo e suas afetações.

Ambientação

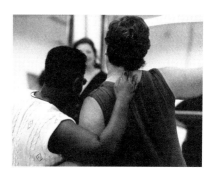

Antes de iniciar a apresentação, os relatos e as elaborações construídas neste livro, parece-me fundamental delinear alguns alicerces presentes na clínica aqui discutida. Em primeiro lugar, é preciso considerar a construção de uma ambientação para que as experiências nos laboratórios, independentemente dos contextos, variações e tonalidades, possam acontecer. Consideremos, então, algumas de suas dimensões.

A primeira delas está relacionada com o aspecto espaço-temporal que abrange modalidades extensivas da clínica, uma vez que as vivências exigem espaço para a experimentação dos exercícios e uma temporalidade variável, necessária para a efetuação das propostas nos corpos.

As convivências entre corpos, mais ou menos intensas, interferem nas problematizações grupais. Isso não quer dizer que um grupo que trabalhe mais tempo necessariamente tenha maior elaboração, assimilação ou compreensão do vivido; apenas aponta variações possíveis que, com outros aspectos, interferem nas formatações e configurações registradas e vividas pelo participante em cada configuração grupal.

Com relação aos espaços, tratamos da fisicalidade do ambiente e/ou de uma atmosfera[47] que vai além das paredes, portas e janelas e permite estabelecer aproximações com a fisicalidade dos corpos. [48]

A segunda dimensão dessa questão está relacionada com o tempo para formar o que quer que seja (um gesto, uma imagem, um pensamento ou uma linguagem), com base nas propostas clínicas.

Os efeitos detectados ou as sensações experimentadas podem nos afetar/provocar/tomar forma de imediato ou exigir um tempo de aquecimentos, ebulições, caos e/ou silêncios antes de virem à tona na formatação dos corpos e de camadas detectáveis.

Para Keleman e Favre, esse aspecto, fundamental para a compreensão dos processos de "desmanchar e fazer corpo" ao longo de uma vida em particular, exige o que denominam de um *tempo formativo*.

Em outra dimensão do problema, podemos falar da construção de um *ambiente confiável* e suficientemente "seguro" para que as experiências possam acontecer. Isso depende dos trabalhos realizados nos grupos, ao facilitar contatos, ações e observações permanentes daquilo que pode emperrar ou paralisar os processos entendidos como metaequilíbrio, sempre em risco de sucumbir, derivar e vingar em múltiplas direções. Os acompanhamentos – próximos, sensíveis e delicados – constituem fatores essenciais para a produção singular de acontecimentos. É importante assinalar também os sentidos e lugares do coordenador/terapeuta, de estudos e experiências em manejo e dinâmicas grupais. Nessa direção, os estudos, vivências em/de grupos presentes em todas as intervenções balizam as estratégias e a escolha das propostas.

Cabe ainda ressaltar a necessidade de um olhar articulador, voltado para o singular e para o coletivo em permanente ação, que garanta um pulso possível para o desdobramento das propostas e das invenções.

Dados os primeiros passos, abertas as lentes e focos para os procedimentos, convidamos o leitor a entrar e se deixar afetar pelo emaranhado de questões que se apresentam aqui.

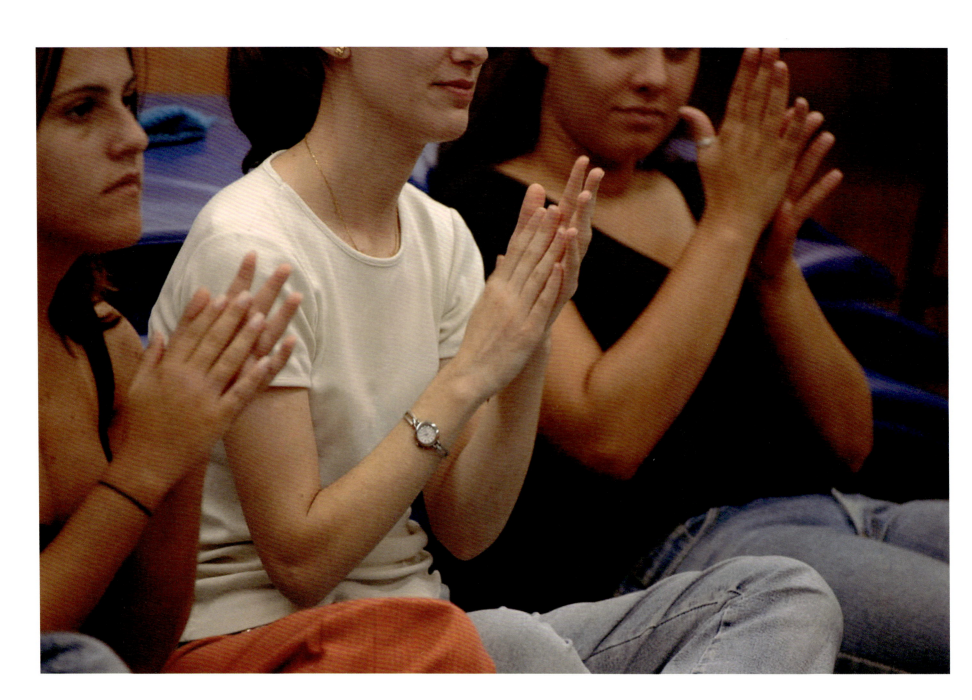

Série Aquecer: modulações do aproximar

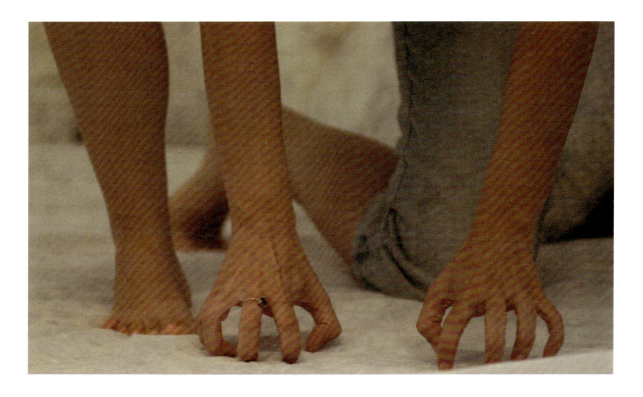

"Encontrar é achar, é capturar, é roubar, mas não há método para achar, nada além de uma longa preparação."

Deleuze e Parnet (1998, p. 15)

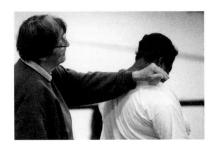

Inicialmente vi-me tentada a iniciar esta série de procedimentos apenas pelo *aquecer*. Habituada a entrar em contato com teorias e técnicas pertencentes a diversos campos – pedagogia, teatro, dança, psicologia, entre outros – que utilizam freqüentemente em suas ações os chamados "aquecimentos", constato a importância deste momento como etapa inicial tanto no campo pedagógico quanto na clínica e nas experiências artísticas.

Os aquecimentos – efetuados por meio de dinâmicas de grupo, atividades preliminares, exercícios corporais que antecedem uma produção coreográfica ou teatral etc. – influenciaram significativamente minha clínica e constituem ferramentas importantes junto com outros procedimentos.

No entanto, a partir do momento em que comecei a delinear alguns desses exercícios[49], percebi que o conceito aquecimento ou *aquecer* não somente designava essas dinâmicas inaugurais, mas expressava uma tonalidade que permanecia em todo e qualquer procedimento. O caráter iniciático presente em cada proposta remetia à possibilidade de o sujeito sustentar em si uma abertura ao devir.[50] As aproximações possíveis com o seu corpo, com outros corpos, com as propostas e com os seus efeitos.

Assim, é na vizinhança entre o *aquecer* com o *aproximar* que se expressam, ao mesmo tempo, a nomeação de procedimentos e de linhas metodológicas desta clínica. Ao estabelecer a série Aquecer como modulação do aproximar crio um vínculo com um conceito tratado também nas outras séries: o encontro, que envolve a aproximação com o próprio corpo e entre corpos.

Ao delinear a estratégia de provocar encontros entre procedimentos, como modos de pensar e construir uma clínica, foi possível explicitar a multiplicidade de modulações, sentidos, possibilidades e paradoxos[51] do *aquecer* e ampliar o campo problemático em que se materializam determinadas propostas.

Considerei, então, tais ações como aquecimentos ou modulações do *aproximar*, uma vez que envolvem diferentes exercícios de aproximação com relação ao próprio corpo, ao grupo, às propostas e, principalmente, a modos de funcionamento pautados pela observação e criação de si, por meio de abordagens corporais que envolvem graus de conectividades, sensações e invenções produzidas pelos encontros entre corpos.

Adentramos, assim, no terreno das sensibilidades produzidas por processos de subjetivação que definem modos de olhar, viver e se relacionar com a intenção de fazer vibrar, deslocar, problematizar ou, no mínimo, criar pequenas e potentes possibilidades de aproximação com o problemático campo da corporeidade.

Em minha prática profissional, a observação de si pelo corpo e com base nele, ou seja, atentar, produzir experimentações corporais, refletir e fazer escolhas sob esse foco não é lugar-comum. Tampouco podemos dizer que, ao tratar o corpo como digno de atenção,[52] não estaríamos entrando em um campo problemático, permeado por paradoxos, questões em aberto e possíveis capturas, uma vez que nos últimos anos o corpo tem sido abordado como "nova mercadoria" da subjetividade capitalística.

Procurando escapar da armadilha mercadológica do corpo como "o novo lugar da moda" e na tentativa de procurar romper, criar vivências e exercitar um olhar crítico sobre essas questões, os aquecimentos ou modos de aproximações nos impõem urgentemente a elaboração sobre suas implicações, propostas, procedimentos e ressonâncias.

Primeiramente, podemos dizer que a observação de si não está pautada por um olhar sobre o corpo restrito a seus órgãos, sistemas e funcionalidades. Por isso, muitos participantes das oficinas, cursos e *workshops* estranham, desconfiam ou até discordam desse paradigma, que propõe um olhar permeado pelos encontros, norteado por fluxos de desejos, criações, afetações e produções de outras sensibilidades. Entretanto, o que torna tal clínica tão complexa e provocativa é que observamos um enorme investimento que constrói e define relações que reafirmam a questão do corpo, presente desde sempre e particularmente em pauta no contemporâneo.[53]

É certo que tocamos, assim, em um campo muito delicado. Existe um modismo, uma infinidade de técnicas e propostas relacionadas com o corpo, e um dos desafios está em, justamente, não se deixar capturar, resistir à tentação de um novo adestramento,[54] agora efetuado pelas chamadas intervenções clínicas na construção de um corpo hipercriativo, "superexpressivo", que responda muito rapidamente às velocidades impostas pelos modos de subjetivação contemporâneos.

Procurando romper com essa tendência, na tentativa de encontrar outros percursos para a elaboração e ação nesse campo, parece-me que a pergunta de Espinosa, o que *pode* o corpo, em resistência aquilo que o corpo *deve* é bastante inspiradora e profunda. Esse filósofo problematiza justamente a posição de devedores e obedientes (além de consumidores, eu acrescentaria) presente nos modos de existir construídos por uma subjetividade que se quer modelizadora, padronizante, instauradora e produtora de hábitos e ofertas. Ao sermos capturados por esse movimento, acabamos por funcionar num regime de baixa potência, o que enfraquece a vida em suas possibilidades.

Ao refletir sobre aquilo que o corpo pode e ao tomá-lo como modelo, Espinosa abre mundos em que o desejo e a potência podem circular, mesmo e, principalmente, porque a pergunta não nos permite chegar a uma resposta, mas a terrenos onde é mais possível respirar. Um indivíduo é antes de mais nada uma essência singular, isto é, um grau de potência, diz Deleuze. Esse grau de potência corresponde a certo poder de ser afetado.

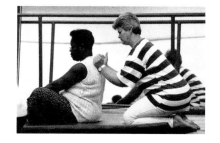

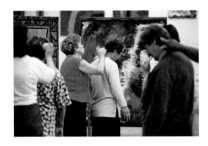

Com as considerações de Orlandi,[55] podemos nos acercar um pouco mais de Espinosa, não para abordar a obra do filósofo profundamente, mas o suficiente para compreender suas críticas e discursos sobre o corpo.

No entanto, estudando Espinosa é possível dizer que são os encontros que produzem e delimitam as potências dos corpos. *"Quando um corpo 'encontra' outro, uma idéia, tanto os dois se compõem para formar um todo mais potente, quanto um decompõe o outro e destrói a coesão das suas partes"* (Deleuze, 2002, p. 25). Para o autor, a ordem dos efeitos está pautada por leis complexas de composição e decomposição entre os corpos que se encontram.

Particularmente no texto "O corpo como digno de atenção", Orlandi nos diz que conhecer "a estrutura de um corpo, seu funcionamento, é conhecer suas relações, a composição de sua relação". Mais adiante, o autor ressalta que, para Espinosa, a potência de agir é a única expressão da nossa essência, a única afirmação do nosso poder de ser afetado e sugere que quanto mais um corpo está apto, em relação aos outros, para agir e para sofrer, mais potente está para estabelecer relações e ir mais longe, considerando a tarefa propriamente ética.

Aproximar-se do corpo, começar a colocar seus estados como referências cotidianas para o enfrentamento de situações, pensar e viver com base em suas conectividades com os ambientes, exige então uma instauração do corpo como modo de aprendizagem[56], ação e "monitoramento de si", abrindo espaço para problematizações e ações.

Considerando esse quadro teórico como pano de fundo, retornemos então aos exercícios de aquecimento e aproximações.

Não existe uma fórmula para a "preparação", mas alguns fins norteiam essa etapa do trabalho contemplada em todo exercício a ser realizado, pois a cada nova proposta o devir opera. Baseia-se assim na idéia de que, para a realização ou vivência de qualquer tarefa, o corpo entra num estado de concentração, de prontidão para viver suas potências, o que o torna suficientemente aberto e poroso para que a experimentação aconteça.[57]

Os aquecimentos e os exercícios de aproximar são vários e podem ser realizados pelo grupo ou individualmente. Tudo depende daquilo que se vai propor. Também os jeitos e tipos de aquecimentos/aproximações e como cada um vai processar esses momentos são singulares.

Em suma, podemos dizer que a série Aquecer se compõe de diferentes propostas e dinâmicas que aproximam o sujeito do que se pode chamar de um "conhecimento focado no corpo". Tomando o corpo como centro das vivências, os aquecimentos permitem múltiplas aproximações com:

- o próprio corpo;
- outros corpos, com base em diferentes oportunidades de *encontros*;

- as intensidades produzidas em diferentes graus, permitindo a produção de singularidades em meio a um território coletivo, pois as propostas acontecem prioritariamente em grupos;
- uma leitura, não apenas verbal, dos acontecimentos vivenciados individualmente e/ou em grupo;
- as ressonâncias e implicações de uma clínica pautada pelos encontros;
- a vivência permeada pelo conceito de corpo amplo, alargado e complexo tal como discutem Keleman, Regina Favre, Liberman, entre outros.

Aquecer na clínica tem, então, o sentido de preparar para as experimentações; ao mesmo tempo, os exercícios são acontecimentos permeados por diferentes modos e qualidades de aproximações.

Algumas dinâmicas funcionam como inaugurações dos territórios da corporeidade, dos efeitos produzidos e criados por este tipo de clínica, mas também encerram em si uma abertura para o conhecimento – freqüentemente provocativo e perturbador –, que procura adentrar em territórios pouco familiares ou habituais.

Isso não quer dizer que esse tipo de vivência ou conhecimento seja inacessível, podendo apenas acontecer a poucos privilegiados. Ao contrário, está inscrito no cotidiano, nas possibilidades reais de cada sujeito, conhecimento encarnado do vivo, atravessado por suas capacidades inatas, genéticas, condições de vida, histórias, ambientes atravessados pela cultura, pelos modos de subjetivação, por questões sociais, econômicas, políticas e toda a ordem de experiências vinculares que constroem corpos ao longo de uma vida (Keleman, 1992).

A seguir, trataremos de algumas cenas referentes às dinâmicas de aquecimentos, a momentos iniciais do trabalho com mulheres de Sorocaba (Bairro dos Morros) e a outros exercícios que expressam diferentes modulações no aproximar.

Thaisa se aquece para depois entrar na "brincadeira". Num primeiro momento apenas olha o grupo. Seu olhar, que vagueia pelos corpos, permite certo tipo de aproximação; vai se acalmando para estar ali e depois entrar na proposta. Thaisa diz não ter muita experiência em trabalhar o seu corpo da maneira proposta: mover-se pelo espaço do jeito que o corpo tem vontade.

Carla veio ao grupo com um olhar bastante desconfiado nos primeiros encontros. No início fica parada num canto da sala averiguando os acontecimentos. Fala pouco, não gosta muito de conversar.

Dona Lourdes permanece sentada de braços cruzados, vez ou outra esboça um sorriso ao ver as colegas dançarem. Quando lhe pergunto se não gostaria de entrar no jogo (estávamos brincando de fazer um movimento "ridículo"), ela diz que prefere ficar sentada olhando, que sente muita dor nas costas. É permitido sim,

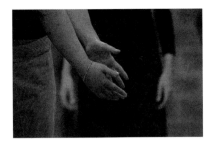

que a pessoa esteja ali na forma possível; é preciso respeitar o tempo de cada um para experimentar algumas propostas que envolvem o corpo, de modo diferente daquele a que estão "acostumadas" a fazer.

Em vez de ler as atitudes dessas três mulheres como indicação de ausência/ distância ou não "participação", vejo os processos vividos que se efetuam nos corpos de modo particular.

A forma, ou o que podemos acessar por meio do olhar, é efetuação do reagir de cada um em relação à proposta: ficar longe do grupo, adotar determinada postura, silenciar, falar muito, ficar à espreita, mover os olhos e desviar o olhar são expressões que o corpo oferece, sempre mutáveis e provisórias.

Assim, observar a permanência de Thaisa ao longe, como alguém distante e ausente do grupo, pouco diz sobre a experiência vivida, pois define previamente um lugar de não-presença, porque é diferente das expectativas e modelos para determinada situação e/ou contexto.

A atitude de Carla, que pára num canto da sala observando o encadeamento das propostas, ou a de Dona Lourdes, que permanece sentada quando todas já estão em pé dançando, exigem olhar e sensibilidade que ultrapassem o visível e compreendam as formas atualizadas nos corpos como "bordas dos acontecimentos". Tendo como referência a perspectiva kelemaniana e um olhar mais atento e ampliado para o corpo e suas relações, o que se vê são camadas do vivido que não podem ser esgotadas por meio de interpretações simplistas ou restritas a um único foco ou dimensão.[58] O que se sabe, por meio da leitura de Keleman e de seu projeto do corpo, é que nos aproximamos de um corpo que ante o novo age e reage de modo particular, o que não pode ser traduzido como não-presentificação. Esses diferentes modos de aproximação são transformados em objeto de reflexão no diálogo com as participantes dos eventos.

Como meu corpo reage, responde a uma nova afetação?

As entradas nas dinâmicas são as mais variadas, e no corpo é possível ler alguns traços e trajetos.

Ao mesmo tempo, percebo que muitas sensações permeiam e atravessam aqueles corpos e trabalham na invisibilidade, nos bastidores, funcionando muito além de possíveis interpretações ou certezas. É possível enxergar apenas uma dimensão dos fluxos que ali se engendram, expressos nas formas e nas moldagens provocadas pelos encontros.

Assim, podemos dizer com Deleuze e Parnet (1998, p. 10) que há devires que operam em silêncio, que são quase imperceptíveis e afirmam a invisibilidade imanente aos processos de criação no encontro entre os corpos.

Atenta a esta questão, constato depois que as três mulheres criaram trajetórias de aproximação bastante singulares com relação ao corpo, às propostas, ao grupo e com relação a mim.

Tomemos, então, algumas dessas formatações que se engendraram para margearmos alguns de seus efeitos:

Um corpo que se fecha pela frente com os braços, olhos que se movem ansiosamente pelo espaço, palavras que falam dos acontecimentos, sensações difusas no ar, atenções que flutuam em diferentes direções e intensidades.

Os olhos se movimentam pela sala, de repente se voltam e se fixam na ação grupal. Só então Thaisa entra na proposta com seu jeito muito singular de se mover pelo espaço e de se encontrar com as outras mulheres.

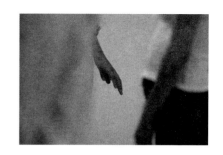

A aproximação de Thaisa acontece, no primeiro momento, por meio de seu olhar; algum tempo depois seu corpo todo entra em ação. Mas, de algum modo, desde o início da experimentação ela está presente: ondas de excitação circulam pelo ambiente. Ao final do encontro, Thaisa diz que, primeiramente, achou muito engraçado o que viu; sua primeira reação foi uma enorme vontade de rir. Só depois, apesar de sentir muita vergonha, tomou coragem para participar.

Carla permaneceu no grupo mais alguns dias e depois não apareceu mais.

Dona Lourdes foi entrando e participando devagar de cada proposta, mesmo nos dias que mencionava dores nas costas. Encontrava um jeito de se fazer presente e de lidar com sua limitação. A cada encontro seu corpo ocupava mais a sala, revelava seus gestos, seus jeitos, seus comentários e as aproximações com as outras participantes.

As aproximações com o trabalho corporal são as mais variadas. Cada participante com suas histórias pessoais, com seus corpos construídos ao longo de uma vida, responde às propostas de maneira singular, desdobra-se e ressoa em graus de afetação, intensidades as mais diversas, como se pode observar em outra cena:

Peço para que as pessoas escolham um lugar na sala e se coloquem da forma mais conveniente: sentadas, deitadas ou em pé. A partir dessas escolhas, os participantes, tal como propõe Naiza de França[59], procuram realizar o que o corpo solicita. "Pede para dobrar e/ou esticar as pernas? Mexer a cabeça? Adotar determinada postura? Torcer? Virar? De que jeitos o corpo quer ficar? Iniciem uma conversa com o próprio corpo."

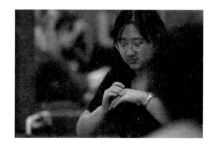

Sugiro que as pessoas fechem os olhos, assinalo que isso pode proporcionar maior introspecção, ao retirar momentaneamente a atenção do ambiente externo, na tentativa de criar para si um território de experimentação, pesquisa e criação.

Em vários grupos algumas pessoas afirmam que, mesmo quando é sugerido entrar em contato com o corpo, com os olhos fechados, os pensamentos e imagens tomam a mente, o que dificulta dar atenção maior àquilo que o corpo "pede".

Juliana menciona que não consegue se concentrar, seu pensamento voa, está muito ocupada com os problemas que está vivendo.

Elizabeth diz que conseguiu saber o que seu corpo pedia, ficou muito concentrada em suas manifestações.

Fabiana diz que nunca pára a fim de prestar atenção ao próprio corpo, está sempre correndo, não tem tempo para nada.

Elisangela fala da satisfação que sentiu ao poder parar, prestar atenção ao seu corpo e observa sua necessidade de ficar sozinha por algum tempo. [60]

Algumas participantes consideram que as imagens e idéias que atravessam a mente devem ser "expurgadas", como se não fizessem parte da produção corporal; outras ficam incomodadas com a proposta de parar, pausar e silenciosamente iniciar uma conversa com o próprio corpo. Outras ainda se incomodam com o silêncio que acompanha essas experimentações.

Como mencionado anteriormente, Keleman considera o corpo multimídia, em que processos acontecem simultaneamente[61], ou seja, o corpo vive excitações, que produzem gestos, tipos de encontros, linguagem, imagens, sonhos, pensamentos contemporâneos ao vivido, num processo permanente de vir a ser ou devir.

Tomando ainda como inspiração o conceito de *maquínica* da existência em Guattari, podemos pensar o corpo como uma usina das mais variadas produções que, de acordo com a proposta e o grau de afetação, procura assimilar a experiência e sustentar as excitações produzidas pelos encontros.

Essas excitações, conforme os graus, intensidades, vínculos, afetos, histórias, modos de subjetivação e toda uma rede de conexões, constroem corpos e relações diversas e variáveis.

Na proposição analisada aqui é possível observar que cada sujeito produz uma experiência com base em uma mesma consigna e que os comentários expressam a sutileza de respostas, sensações e problemas relativos à aproximação com o próprio corpo e com o ambiente.

Esse trabalho, apesar de parecer bastante simples, é difícil para muitos participantes. É uma novidade atentar ao corpo na observação daquilo que se deseja fazer no aqui e agora, no pequeno, no cotidiano. Quando menos percebemos, entramos num estado automático, na repetição, no sem sentido, no reflexo. Muitos estranham a proposta.

"Por que pensar nisto?" (Joana)

"Está bom assim." (Clara)

"Sempre fui assim." (Marília)

"Sempre fiz deste jeito e funcionou." (Eliane)

Keleman, em *Anatomia emocional*, privilegia os estudos do corpo para abordar modos de comportamento, relações pautadas pelas experiências que moldam os corpos. Para ele, a preocupação principal para o indivíduo seria como usar a si mesmo para funcionar.[62]

Para Favre, a essência do vivo desde a célula seria a sua capacidade de conectar, ou seja, o que se busca na clínica é aumentar a capacidade de se conectar com os ambientes, sustentar e assimilar as experiências de tal modo que o pulso possa se realizar na contramão de: estresse, sintomas de depressão, despotencialização e tantos outros presentes no contemporâneo.

Podemos ainda identificar outros efeitos produzidos por esses acontecimentos:

Alguns olhos não se fecham, permanecem abertos, às vezes arregalados, controlam o que os outros estão fazendo.
Como Débora, Manuela fala da vergonha e do medo de ser observada quando está em contato com o seu corpo. Luciana diz que sente muita vergonha quando presta atenção ao seu corpo. Sente como se tivesse um grande olhar julgador sobre ela, dificultando sua concentração.

A cada exercício proposto nos grupos, os corpos sofrem e provocam afetações, respondem e produzem realidades. Ao longo dos processos, observo que as vivências se presentificam, criam consistência. Como nos diz Favre, *"quanto mais próximo de si, mais conectado com o ambiente"* (Seminário no Laboratório do Processo Formativo coordenado por Regina Favre, 2007).

Observo também que a cada trabalho realizado os participantes se aproximam de seus modos de funcionamento, seus jeitos de fazer, de seus estados,[63] tornando-se ora mais ora menos permeáveis às experimentações, de acordo com suas disponibilidades, acolhimento grupal, graus de assimilação do vivido e de confiabilidade construídos pelos desdobramentos produzidos a cada nova experimentação.

No entanto, o tipo de coordenação realizada nos laboratórios – não somente nos momentos iniciáticos, mas ao longo de todo o processo – exige prudência, delicadeza e um olhar sensível ao pequeno acontecimento, pois os afetos e as intensidades nos corpos se efetuam de modos sutis, em breves e pequenas performances.

Para transitar ou minimamente tocar em camadas mais profundas nas experimentações é preciso considerar a análise de cada procedimento e como ele se efetua nos corpos com base em diferentes focos e dimensões: extensivas (visualizáveis ou aquilo que os órgãos do sentido conseguem apreender), em composição com fluxos intensivos que falam do corpo/acontecimento como campo de forças/fluxos, excitações e intensidades. Ou seja, aquilo que me afeta e que produz em mim sensações, percepções, ações e agenciamentos.

O fundamental quando se tocam os corpos é fazê-lo gradativamente, sem pressa, procurando *lentificar* e elaborar as vivências, instaurar pouco a pouco em cada sujeito uma atitude de pesquisador, de

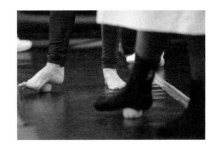

curiosidade. Aquecer devagar, lentificar os gestos e os trajetos para sentir, elaborar, experimentar na própria pele, acompanhar e viver o corpo em ação, o que hoje particularmente se mostra, tal como expresso em algumas falas, uma difícil tarefa, uma vez que a pressa e a competitividade bloqueiam processos, agridem excessivamente os corpos, distanciam os sujeitos.

Outras modulações de aquecimentos

Nesta série privilegio a pesquisa do corpo com base nos músculos, pele e articulações. Trata-se de propostas baseadas em vários referenciais: uma vivência em um *workshop* coordenado por Lisa Nelson, que inspirou muitos outros exercícios propostos nos laboratórios, além de experiências com diferentes abordagens no campo da dança: exercícios corporais, improvisação, danças contemporâneas, circulares e outras técnicas que permitiram assimilar e construir conhecimentos com relação ao meu corpo em suas potencialidades e limitações.[64]

> Encontro-me deitada no chão. O piso de madeira é quente, pois o calor do sol passa por aquele canto da sala.[65] A proposta é, de olhos fechados, explorar os movimentos do tronco, as possibilidades da coluna vertebral. Meu corpo é aquecido pelo sol e com base em pequenos e lentos movimentos. As sensações do corpo se deslocam no espaço: músculos, articulações, relações entre as várias partes vão me abrindo o apetite da curiosidade sobre meu corpo. Lisa Nelson chama a atenção para a fisicalidade do ambiente e da pele como um limite do corpo físico. O raspar, rastrear a pele pelo chão, sentir os ossos em contato com a maior firmeza desse outro ambiente, me permitem criar diferentes formas com meu corpo e entrar em contato com diferentes sensações.

No interjogo entre ambiente/corpo e ambiente/espaço, estabelece-se a experimentação. O momento é de introspecção intensa e a ausência do sentido da visão me transporta para regiões em que prevalece uma sensorialidade tátil que não se restringe ao toque de superfícies de qualidades diversas (chão/pele/ossos/calor), mas envolve contatos que se efetuam em meu corpo produzindo diferentes sensações.

Nesse caso, o deslocamento da atenção para as fronteiras da fisicalidade, tal como nomeia Lisa Nelson, atravessa várias camadas: algumas superficiais, quando um corpo toca outro,[66] e outras mais profundas, pois a excitação produzida nessa experimentação me torna mais presente [67] em meu corpo.

Várias propostas que tocam as fronteiras do corpo são realizadas, nos laboratórios, por meio dos exercícios de aquecimento. São consignas que parecem num primeiro momento bastante simples, tais como sentir o corpo na cadeira, sentir a água tocando o corpo na hora do banho, sentir os toques na relação com as pessoas – abraços, tocar as mãos com as próprias mãos, tocar outras mãos.[68]

A pele e os ossos permitem em muitas vivências entrar em contato com uma dimensão da materialidade corporal, que pode acontecer de forma intensa, composta pelo que podemos chamar de uma "concretude" imposta pelo corpo, mas atravessada por fluxos de intensidade que permanentemente produzem corpos.

É possível em alguns contextos/experiências sentir uma vibração dos corpos e se contaminar por elas quando pés batem no chão em algumas danças circulares ou em propostas de improvisação, em que um grupo consegue se conectar e entrar numa sintonia mais fina. Ou ainda nos exercícios em que, de olhos fechados, num duo, ao tocar o outro com as mãos, produz-se uma excitabilidade que faz circular mínimos e quase silenciosos aconteceres.

É possível perceber, então, que tanto os exercícios propostos por Lisa Nelson quanto vários outros que aciono em minha clínica deslizam pelas camadas que Keleman define como ectoderma (pele) e mesoderma (músculos), territórios nos quais podemos provocar sensações importantes, pois são camadas possíveis de acessar pela infinidade de nervos presentes e pelas ressonâncias que produzem.

Assim, as camadas de pele, músculos e nervos são particularmente importantes na produção de sensações e possibilidades de experimentações.[69]

> Depois de tocar o corpo com as mãos, paro em alguma parte e ofereço resistência para produzir uma sensação muscular. Presença de corpo, que vivifica meu imaginário. Tenho a sensação de dor em alguns lugares, de prazer em outros; noutros o que chamaria de presença de corpo. Depois desse momento mais solitário, Lisa Nelson propõe uma pesquisa em duplas quando a resistência entre as partes será feita por outra pessoa.

> Nessa dinâmica observo que é difícil perceber quem inicia o toque e quem coloca resistência. É um encontro que produz as mais diversas sensações, por meio dos fluxos de forças, tensões entre as diferentes materialidades da pele, toques fortes, leves, mais rápidos ou que chegam mais lentamente e estabilizam o corpo do outro em variadas temporalidades.
> O corpo do outro me ajuda a sentir o meu e vice-versa.

> Por fim, a proposta é sair da posição deitada para a posição ereta de modo bastante lento, entrando em contato com as sensações produzidas pelos músculos, articulações, ossos e movimentos no espaço, refazendo todo o trajeto novamente, agora da posição ereta até a posição deitada.

> Depois da série de vivências realizadas nesse *workshop*, tive a sensação de um corpo mais vivificado pelos contatos e mais conectado com os ambientes.

Essa constatação, recorrente após muitos trabalhos que realizo em vários grupos e *workshops*, sugere aproximações do sujeito com o próprio corpo, seja por meio de propostas mais individuais seja por dinâmicas grupais.

Veremos agora, por meio da observação de outras cenas clínicas, como esses trabalhos reverberam, provocam e se efetuam em diferentes contextos.

Antes do início dos exercícios, muitos participantes dizem "não sentir o corpo presente no aqui e agora" e falam frases do tipo:

"Sinto-me bastante distante do meu corpo" ou "nunca presto atenção ao meu corpo" ou ainda "acordo correndo, pulo da cama e logo vou trabalhar, nem penso nisso".

Depois de um tempo de vivências, variáveis em tempo/propostas e graus de aprofundamentos, muitos particip antes falam, dos mais diversos modos, das mudanças de sensações ao longo dos processos.

Alguns falam de como as vivências têm ressoado em espaços fora dos laboratórios:

"Presto mais atenção em mim." (Arlene)

"Sinto-me mais conectada, mais viva, mais animada." (Bete)

"Sinto uma vibração em meu corpo." (Cecília)

"Sinto-me mais acordada. Parece que algo aconteceu em mim." (Monica)

Tais comentários tratam de mudanças e deslocamentos da sensibilidade – provocados pelas experiências corporais – e dão ensejo a processos de singularização ou mudanças nos modos de subjetivação.

"Sinto-me presente e assim aproveito tudo que está se passando." (Cecília)

"Depois das vivências, consigo enxergar mais as pessoas. Às vezes sinto que não sei onde estou." (Arlene)

"Não consegui me envolver, acho que minha cabeça estava em outro lugar." (Viviane)

"Estava com muitos problemas lá fora e não consegui me envolver." (Ana)

"Acho que percebo mais as coisas, consigo observar mais o que está à minha volta." (Monica)

"Às vezes tinha medo de entrar em contato comigo mesma." (Amarilda)

É possível observar, então, que as modulações de aproximação com relação às propostas, ao corpo, a si e ao outro, mais uma vez, falam sobre diferentes graus de afetação e de intensidade no acolhimento, interesse e vivência das propostas.

Os processos nem sempre fluem harmonicamente. De fato, constato a complexidade e o campo de forças num trabalho que sugere um acompanhamento de si em torno das subjetividades. Afinal, inexistem processos sem paradoxos e sem dificuldades em inúmeros caminhos e atalhos.

Assim, essas propostas funcionam sempre de modo provocativo, pois colocam os corpos num estado de tal vizinhança com os outros e com o espaço que, de algum modo, produzem problematizações acerca dos afetos, dos contatos, dos modos de estar com o outro, de sentir a sua presença, de tocar e ser tocado e de se vincular ao outro (humano ou não).

O corpo às vezes se fecha no contato; às vezes, pouco a pouco, permite ser tocado pelo outro. Ora os contatos com os ambientes são agradáveis e assimiláveis; ora uma multiplicidade de sensações atravessa a experiência tornando difícil a assimilação ou a elaboração por meio das linguagens. A tentativa, então, é de sustentar e dar contorno permanentemente a essas aproximações, não somente nos momentos inaugurais do trabalho, mas ao longo de todo o processamento.[70]

Esses procedimentos têm como objetivo oferecer oportunidades para o sujeito entrar em contato com seu corpo, atentar, concentrar-se, aproximar-se de si com base em uma *escuta do corpo*.

É preciso considerar que em cada exercício individual o sujeito está de fato solitário; o foco no grupo funciona como criação da rede de sustentação e suporte para uma série de experimentações que ressoam na singularidade de cada corpo, mas principalmente na dimensão coletiva.

No *aquecer* entre corpos, que acontece em vários momentos da clínica, podemos ressaltar dinâmicas que funcionam como apresentações e criações de si e do outro, de improvisações, gestos, movimentações pelo espaço, encontro de olhares e produção de narrativas corporais.

Apresentações de si: ou narrativas corporais

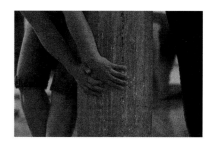

Em um dos grupos de estudo que coordeno, convido uma colega para dirigir uma vivência. Lucia[71] é bailarina, não conhece o grupo e se arrisca numa proposta inicial bastante desafiadora. O grupo

é pequeno. Naquele dia estávamos em seis participantes. O grupo já vinha trabalhando há algum tempo; havíamos realizado algumas dinâmicas de aproximação. [72]

Lucia propõe uma apresentação. Em círculo, pede para que cada um se apresente por meio de gestos. Não delimita um modo específico para a realização da proposta, pede apenas para que as apresentações sejam individuais e sem o uso da palavra. Ela começa coreografando suavemente aspectos de sua pessoa. Deixa o gesto acontecer, improvisa dançando por um tempo. A palavra não é dita. Apenas o corpo expressa. Ela volta ao seu lugar e uma a uma as pessoas se dirigem ao centro.
Mariana, que já possui um conhecimento anterior em dança contemporânea e usa seu corpo de modo bastante expressivo, inicia a sua composição numa postura de fechamento sobre si mesma, com o olhar voltado para dentro; começa a realizar pequenas torções em seu corpo. As torções se intensificam pouco a pouco e seus olhos azuis começam a vaguear por todos os outros olhos que a observam atentamente.

Mariana realiza gestos que tocam o grupo. Em outras ocasiões, conta-nos sobre a sua convivência profissional diária com pacientes psicóticos. Com base na observação do corpo de Mariana, é possível entrar também em contato com outros corpos – das pacientes que de certa forma se presentificam em Mariana, corpos que ora se fecham, ora se abrem para o mundo –, mas principalmente ser contaminado por sua expressividade.

A cada entrada de uma nova pessoa coreografando a "sua apresentação", as outras são afetadas pelo que assistem, aquecendo em si a possibilidade de um fazer artístico, de construir um corpo-criação.

Para Keleman, como já apontado, o vivo vai em direção ao mundo e retorna. A vida é um pulsar com movimentos de expansão e retraimento.

A coreografia de Mariana e a de todas as outras que se seguiram revelavam essa condição do vivo, expressavam também a singularidade com que um corpo se molda para contar um pouco de si. Nessa dinâmica foi perceptível a dificuldade que há em entrar num terreno distante da imitação do gesto do outro, o que exige do sujeito abertura suficiente para embarcar na proposta e se deixar tomar pelo gesto.

Essa primeira dinâmica de apresentações se desdobrou em várias outras e ensaiou em nós (nesse grupo em particular) estados de prontidão e abertura para outras composições que foram criadas a seguir, em duplas, trios, pelo grupo todo. Ou seja, a dinâmica irrompeu (em composição com todas as outras "preparações") em uma série de outras possibilidades.

Isso evidencia como um corpo pode inspirar outro, como uma proposta pode afetar um grupo e como as pessoas ficam excitadas ante um desconhecido, pois, sem orientação prévia sobre o que será coreografado[73] e sem demarcação daquilo que se vai "dançar", é possível se surpreender numa abertura ao devir.

Nesse contexto, alguns elementos ainda merecem destaque:

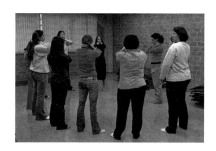

- Os trabalhos são únicos. Ainda que se realize a mesma proposta, os corpos respondem de forma singular;
- Nem todos os aquecimentos sugerem dinâmicas complexas e desafiadoras. Às vezes a criação do gesto fica restrita a uma pequena parte do corpo, um simples e quase imperceptível movimento. Para muitos, essa proposição já é muito intensa;
- As afetações são variantes. Uma composição pode produzir uma sensação muito intensa em um participante como também pode provocar nada ou quase nada;
- Na dinâmica aqui apresentada não se priorizou a palavra. No entanto, sempre é possível compor com a linguagem verbal, uma vez que a palavra também pode se engendrar com e no acontecimento, pois também é secreção do corpo, conforme discutiremos na série Conversar e silenciar.

A seguir uma cena revela outro contorno possível do *aquecer*:

Com um grupo de alunos que iniciaria a disciplina de atividades corporais, nossa opção foi trabalhar no campo verbal com dinâmicas que pudessem despertar para as temáticas do corpo. Narrar cenas de suas histórias com o corpo ou com as atividades corporais, conversar sobre narrativas que envolvem o corpo ou ainda utilizar fotografias sobre histórias do corpo. [74]

São exercícios que exigem atenção ao outro, que não se restringem apenas a escutar as palavras, mas implicam ser afetado por aquilo que se escuta, pelas sensações e afetos que circulam.

Esta série já configurava um dueto que pode funcionar como um aquecimento na abordagem das primeiras resistências [75] aos encontros que permitem maior intimidade, mesmo quando se considera que o ato de conversar com o outro pode ser bastante íntimo e muito perturbador.

Nesse ponto é necessário ressaltar que existem múltiplas formas e procedimentos que envolvem aproximações. Ao evocar (ou não) marcas de acontecimentos intensos ou produzir aproximações entre corpos, tocamos sempre em alteridades e diferenciações que se efetuam permanentemente.

Muitos participantes mencionam que sentem vergonha e dificuldade ao se expor para outras pessoas com base em temas e vivências ligadas ao corpo, como se tudo que fazemos ou vivemos não tratasse de corporeidades. Observo, também, em vários depoimentos que, ao acessar esse território, imediatamente é acionada uma memória acompanhada de forte intensidade emocional, expressa em choro, dificuldades em articular um discurso organizado sobre as histórias que emergem, sensações que não encontram linguagem, excitações, alegrias, angústias e ansiedades, entre outras manifestações.

Em outros momentos são expressas enormes barreiras: os participantes se esquecem, por exemplo, de levar fotografias;[76] levam um material fotográfico que aparenta não ter muita importância ou simplesmente não conseguem participar das experimentações.

Os processos são únicos e muito variáveis, mas pouco a pouco a maioria dos participantes, de alguma forma, presentifica-se nos encontros de acordo com a sua capacidade de assimilar e vivenciar as propostas.

Vejamos alguns comentários flagrados em momentos iniciais de oficinas e *workshops*:

"Eu não gosto de falar de mim." (Marli)

"Minha primeira lembrança quando penso no corpo é o banho que minha mãe me deu quando eu era bebê." (Cintia)

"A cena que me vem é a minha mãe cuidando dos machucados que ela mesma me fazia ao me bater." (Vera)

O tema configura, mais do que revela, algo que já está lá e não vemos; na maioria das vezes, é um disparador intenso para a atualização ou acesso a realidades somáticas. O corpo, com suas marcas, ao ser acionado por meio da palavra, das dinâmicas, do acolher, de um breve sussurrar sobre a questão, abre inúmeras possibilidades de escuta às "roupagens corporais" em suas refinadas nuances e em possíveis trocas que deslocam ordenamentos há muito estabelecidos. Num contínuo e permanente desmanchar e reconfigurar dos corpos, tal como diz Keleman.

A clínica procura, então, reinstaurar o *continuum* desses processos que ora são desprezados, ora banalizados, ora simplesmente anestesiados pelas experiências vividas.

Tratando ainda das dificuldades e dos processos de *aquecer* para esta clínica focada no corpo, foi realizada uma dinâmica com alunos do curso de terapia ocupacional para tentar romper minimamente a impossibilidade de tocar em algumas questões, utilizando procedimentos que, entre vários aspectos, acessam um *fluxo* brincalhão para que a aproximação e a experiência possam acontecer:

Brincamos de passar por uma porta. A porta abre mundos às vezes desconhecidos.
A idéia era imaginá-la [77] e tentar passar por ela, acessando no corpo diferentes sensações. Encarna-se um medo, um passo lento na passagem, um susto: fica-se à espreita por um tempo, para depois passar.
A imaginação funciona para facilitar a brincadeira. Algumas pessoas entram na proposta. Concentram-se minimamente em si mesmas para saber o que vai acontecer em seu corpo.
O corpo se fecha numa posição muito curvada e Elaine passa pela porta toda contraída, reduzindo o seu corpo ao menor volume possível.

Renata puxa pelas mãos outras colegas que estão no círculo. Literalmente as empurra para que passem pela porta.

Alguns resistem, dizem não, não se levantam de seus lugares; outros passam juntos e as portas se alargam; vários passam de uma só vez. Surgem risadas. Alguns alunos assistem, outros gradativamente fazem a passagem.

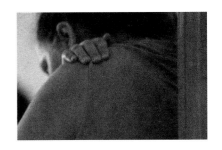

O corpo precisa, às vezes, de oportunidades para brincar, experimentar-se e criar, para entrar em contato com regiões subjetivas, mais delicadas ou talvez também mais ameaçadoras.

Assim, podemos dizer que os aquecimentos podem funcionar como procedimentos que instauram e acionam a capacidade de brincar na construção de corpos curiosos, pesquisadores e abertos ao inusitado. Vale dizer também que os aquecimentos podem virar uma grande brincadeira grupal, sem qualquer necessidade de outros desdobramentos para a continuidade do processo, que podem se desmanchar logo após sua efetuação.

Seguindo uma tendência rizomática dos procedimentos, um exercício pode se conectar a outro, mas pode também se perder, ser finalizado no meio do caminho ou derivar para um lugar completamente inusitado. Assim também ocorre com os aquecimentos.

Além das estratégias que lançam mão do fluxo brincalhão para iniciar as propostas, utilizo ainda os jogos cooperativos[78] que têm como principal característica o trabalho com o coletivo em resistência à competitividade. São jogos que rapidamente devolvem aos participantes a constatação de que seu corpo é impregnado pelo ato de competir, mostrando muito claramente a dificuldade para desmanchar modos de funcionamento "naturalizados" pelo sujeito e seu entorno.

Pensando a clínica como lugar de problematizações, sugiro e pratico com os grupos um mesmo jogo, realizado de modos diferentes; crio um descompasso, embaralhamentos que, ao produzir um desconforto ou barulho nas referências, pode fazer pensar. Nessas variações, proponho vivências com graus diversos de competitividades e colaborações fazendo prevalecer um ou outro aspecto.

A brincadeira infantil da dança das cadeiras, tão utilizada há vários anos, é uma das inúmeras propostas que permitem várias elaborações.

Primeiro brincamos do modo usual, colocando o grupo para se movimentar em torno das cadeiras; quando a música cessa todos devem encontrar um lugar; a regra é que, a cada nova rodada, um participante saia. Depois, em vez de os participantes saírem, as cadeiras são retiradas e eles devem, de alguma forma, manter-se conectados com as cadeiras disponíveis até que sobre apenas uma cadeira para todos. O grupo deve solucionar o problema.

Sara continua correndo mesmo sabendo que a regra foi alterada. Ela bate, empurra e tenta trapacear com seus colegas.

Sueli caminha devagar, na contramão do fluxo. As pessoas olham, acham engraçado e estranho a participante não rodar ao redor das cadeiras na mesma direção que todos os outros.
Silmara diz sentir muita dificuldade em parar de competir, diz não saber fazer de outro jeito. Seu corpo expressa a dificuldade, pois, por mais que tente prestar atenção, parece não responder, está habituado a sempre correr e passar na frente.

Encontrar o outro, não para competir, mas para criar junto, para ajudar a refletir, para inspirar composições, para auxiliar nas percepções. Encontrar o outro, como muitos participantes já comentaram, é sempre muito complexo e, por mais que se esperem receitas, elas são sempre insatisfatórias e polêmicas.

Essa mesma orientação acontece com relação às danças circulares [79], que mobilizam o grupo e cada participante de modo particular, mas paralelamente àquilo que venho demarcando como fundante na clínica do encontro entre corpos.

Lili se surpreende quando observa que balança muito o quadril numa determinada dança, enquanto outras pessoas movem mais facilmente os ombros e os braços; Solange observa sua dificuldade em acompanhar os passos da coreografia com o grupo, mas, mesmo incomodada, segue adiante; Kátia, que já teve a oportunidade de aprender várias danças e freqüentar muitos cursos, desfruta daquele momento com o grupo olhando para todos os lados e sorrindo quando encontra outro sorriso.
Lara permanece com a cabeça baixa tentando controlar as suas pernas e pés na execução dos passos. Somente bem mais tarde, está solta o suficiente para se perceber em grupo e dançar. Cintia diz que acertar os passos é um desafio, não se importa de errar, sente-se apoiada pelo grupo.

Nessas situações não estou preocupada em ensinar exatamente os passos de uma dança, nem tampouco direcionar os caminhos que o corpo deverá seguir, mas trazer o clima das músicas, pertencentes a povos e culturas muito diferentes, a fim de colocar o corpo em estado de dança, com outras pessoas, independentemente de sua condição, situação de vida, problemáticas e histórias individuais. Quando isso acontece é possível, de acordo com a sensibilidade de cada um, do envolvimento e dos graus de afetação, sentir a potência de um grupo.

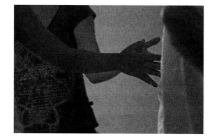

Fomos convidados – eu e os alunos de graduação de terapia ocupacional – a participar de um grupo de danças circulares coordenado por Vaneri [80] numa das unidades de internação de meninas da Febem. O clima do local era extremamente controlador: dificuldade para entrar, documentações, silêncio nos corredores; os olhares das meninas e dos monitores se desmancharam quando entramos na sala onde aconteceria a vivência. Imediatamente nos colocamos em círculo para uma breve apresentação. A tendência por parte de muitas participantes foi buscar um lugar ao lado de suas colegas, tanto as meninas da Febem quanto as da São Camilo.

Vaneri escolheu algumas danças circulares. Aos poucos os olhares se encontraram, pois a maioria das danças sugeria a formação de duplas que rodavam pelo círculo, permitindo a troca de parceiros.
Não sabíamos o nome de ninguém, nem as histórias ou porque estavam ali. Todas as meninas se envolveram na dança e os corpos foram atravessados por múltiplas sensações, que deram densidade à experiência: desajeitos; fuga e encontros de olhares; risos; uma excitação tal que muitas pediam, principalmente numa dança israelense, que se dançasse mais.
Atentei ainda para um outro acontecimento subliminar: o barulho das havaianas batendo no chão criava um batimento, uma pulsação singular naquela coreografia.
Uma experiência marcante pode expressar quando uma dança circular vira um acontecimento.

Obviamente as respostas à determinada dança seguem um caminho particular, mas é possível dizer que sua utilização na clínica em que venho estudando e na qual atuo envolve aspectos muito específicos. Tratarei de alguns procurando articulá-los no momento inicial das intervenções.

As danças circulares, como outras pequenas coreografias, são em sua maioria acessíveis a todos, independente de condições físicas e/ou psicológicas. [81]

Assim, as danças circulares são escolhidas e utilizadas como procedimentos apenas e quando apresentam um caráter de acessibilidade, ou seja, quando favorecem a experimentação e os encontros.

Apesar de desconfortos observados e explicitados em vários grupos, procuro favorecer os contatos e oferecer oportunidades para que o sujeito saiba um pouco mais de si, por exemplo, ao processar e viver uma coreografia em determinado contexto grupal.

Também o fluxo brincalhão é ativado nessas dinâmicas: o erro passa a ser considerado "algo engraçado e possível" e o acolhimento da autorização para experimentar dependerá de inúmeros fatores individuais, do grupo, da coordenação, da dança e de todos os possíveis atravessamentos que percorrem qualquer procedimento em ação.

Observo que, na maioria das vezes, o riso prevalece, pois a intenção explicitada logo no início das vivências não é que os participantes acertem os passos rapidamente, mas que se permitam viver os desafios.

Na experiência vivida na unidade da Febem, por exemplo, as meninas que nos recebiam tinham a nítida intenção de desafiar as alunas; sugeriam danças que exigiam muita habilidade corporal e contato,[82] os olhares se cruzavam, os corpos ora se aproximavam ora se distanciavam, e mesmo uma experimentação pontual, um único encontro produziu muitas reverberações: conversas, sensações, desconfortos e, nitidamente, uma perturbação.

Na escolha de uma dança circular o que importa é o dançar junto e as possibilidades individuais de realizar a coreografia – observações possíveis apenas quando os participantes conseguem se apropriar dos passos, atentar, olhar para os outros e sentir o "clima grupal" ou quando conseguem abrir mão da imposição de acertar a coreografia.

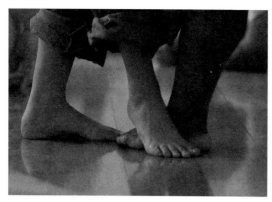 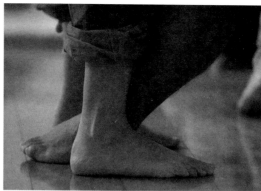 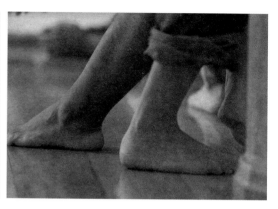

Muito rapidamente é possível observar nesse trabalho as diferenças entre os corpos, jeitos como cada um aprende um novo conhecimento e estratégias para fazê-lo. Nesse contexto, as danças circulares servem também como campo de observação e produção de diferenças, ao longo de todo o processo.

A impregnação como modo de aproximação

Para finalizar esta série esboçarei um conceito central na clínica: o *impregnar*. Usualmente ouvimos falar de impregnação como a ação (normalmente nociva e exagerada) de algum medicamento sobre o corpo, principalmente no campo da psiquiatria. Neste trabalho, entretanto, a opção pelo termo é devida à possibilidade de avizinhá-lo à idéia de "tomar corpo", incorpar, corpar, tal como Keleman aborda ao discutir a experiência somática.

A impregnação aqui remete ao se deixar afetar: pela subjetividade de um grupo de pessoas de determinado contexto, pelas narrativas e acontecimentos na clínica; ficar impregnado das propostas, dos conceitos, dos desejos.

Dias e Redwig,[83] antes de iniciar propriamente as suas "vivências compartilhadas", deixavam-se impregnar pela subjetividade da população com a qual iriam trabalhar: conversavam, conviviam, experimentavam o lugar do outro. Consideraremos, assim, o se deixar afetar e o se deixar impregnar como procedimentos.

A experiência realizada durante a formação do grupo de mulheres da comunidade do Bairro dos Morros, na periferia de Sorocaba, pode ilustrar a conjunção do *impregnar* com o *aproximar*.

Caminhar pelas ruas do Bairro dos Morros, em Sorocaba, observar as casas, a venda, o pequeno supermercado, conversar com as pessoas, simplesmente olhar, são estratégias de aproximação com o outro, de torná-

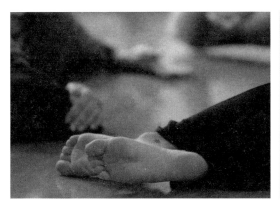 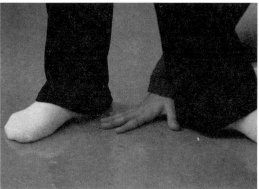 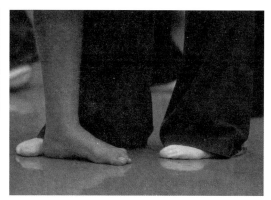

lo presença viva em mim, em nós. Por outro lado, a nossa presença também contamina e determina certo ambiente.

Nossas caminhadas pelas ruas, acompanhadas pelas mulheres do bairro, produziram muitos efeitos e atraíram muitos olhares – desconfiados, curiosos, interrogativos, ariscos, entre tantos outros.

Tudo remete a relações e impregnações múltiplas. A cada novo grupo ou encontro, as impregnações são outras, com suas permanências e volatilidades abertas ao devir, à variação. Esse aspecto será abordado nas cenas clínicas ao longo de todos os procedimentos.

A capacidade de se impregnar do outro (seja uma pessoa, um ambiente, um estado ou uma condição), impregnar-se de seu inferno ou paraíso, por exemplo, é condição essencial e que necessita de atualização ao longo de todo o processo.

As porosidades determinam graus de afetação, e o corpo tenta, de todas as formas, lidar com a oscilação de intensidades.

Assim, a clínica *aquecer* tem que ver também com contaminar, afetar e ser afetado, impregnar-se de subjetividades, de alteridades, de fluxos que atravessam qualquer experiência de encontro.

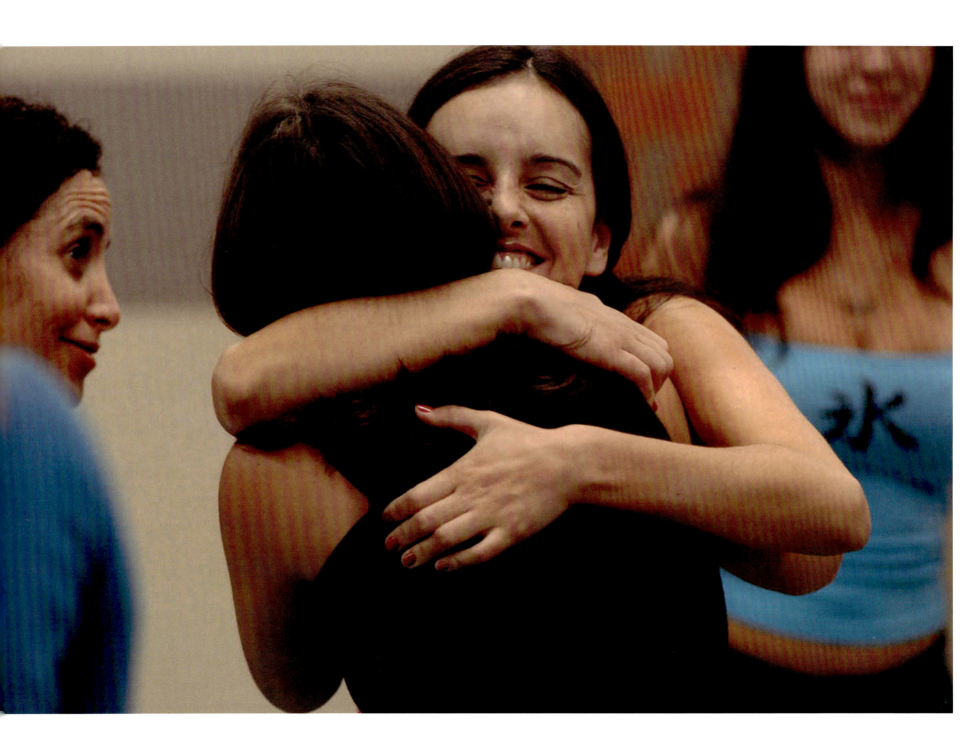

Série Fotografar

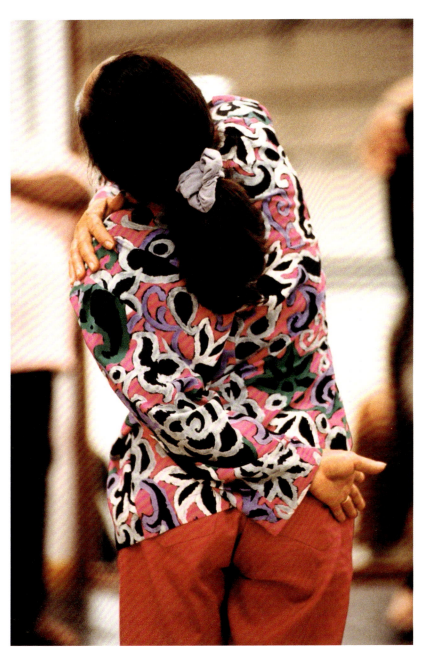

"Colecionar fotografias é colecionar o mundo."

Susan Sontag (1981, p. 3)

Flavia Liberman

Em uma sala de aula as fotos eram passadas de mão em mão, percorriam uma roda que exalava silêncios, palavras, agitações e leves turbulências. Vez ou outra a turbulência dava lugar a um turbilhão; algumas pessoas não se continham e começavam a conversar com quem estava ao seu lado, contavam histórias, faziam comentários sobre as fotografias, mostravam, por meio de seu corpo, que a proposta causou um motim interno.

Roland Barthes, em *A câmara clara*, nos remete à existência de dois tipos de fotografias. Segundo o autor, tal

> fotografia que destaco e de que gosto não tem nada do ponto brilhante que balança diante dos olhos e que faz a cabeça oscilar; o que ela produz em mim é exatamente o contrário do estupor; antes uma agitação interior, uma festa, um trabalho também, a pressão do indizível que quer se dizer. (1980, p. 35)

Algumas alunas querem se esconder, hesitam antes de mostrar ao grupo as fotografias que trouxeram, aguardam silenciosamente a sua vez e, então, falam da vergonha, da dificuldade de olhar para as fotografias: pessoas com as quais perderam o contato, pessoas queridas que morreram, corpos que já não existem mais, delas mesmas e de outras pessoas.
Marcela mostra uma foto de quando estava magra. Diz que hoje está obesa, sente que deixou a vida "rolar" de qualquer jeito e que parou de fazer muitas coisas, principalmente de se cuidar.
Outras fotos falam de amizades, abraços, sorrisos, viagens; há muitas imagens de momentos da infância.
Cilene diz: "Eu era feliz e não sabia".
Ana Lucia mostra uma fotografia vestida de *cowboy*, numa paisagem campestre. Diz que a foto não expressa "aquilo" que estava sentindo no momento. Ao contrário, ela oculta os fatos.

As fotografias narram acontecimentos, mas apenas aquele que foi fotografado pode contar como estava no momento do *click*.

Quando sugiro trabalhar com fotos, imediatamente algumas pessoas declaram acessar, muito rapidamente dentro de si, uma série de imagens de seu "álbum de fotografias". Algumas dizem ficar angustiadas, pois não sabem como começar a pesquisa, onde procurar, o que vão encontrar, o que trazer e o que vai acontecer.

Ao utilizar a fotografia e o ato de fotografar procuro observar as ressonâncias da sugestão e alinhavar diferentes propostas: selecionar, olhar e compartilhar fotografias; fotografar o outro e a si mesmo no espaço cotidiano; captar corpos anônimos.

Keleman nos ajuda a compreender que essas fotografias falam sobre o vivido, permitem uma conversa sobre vínculos, acontecimentos, sensações, afetações, e afirmam que as *experiências moldam os corpos*. Fotos da barriga de uma grávida, de um grupo de amigos encostados uns nos outros, de um bebê puxando ansiosamente uma saia, um beijo, uma menina sorrindo.

Procuro guiar a pesquisa fotográfica com frases como: *"tragam o registro de vocês fazendo alguma coisa"*. A palavra "coisa" gera, muitas vezes, incômodos, questionamentos, indecisões, mas abre também um leque de possibilidades. Outras vezes, orientada pelo tema dos corpos e das abordagens corporais em dança, peço aos participantes fotos que registrem uma atividade corporal (dança, algum tipo de ginástica ou atividade física, entre outras). Ou, ainda, solicito apenas fotografias de momentos da vida.

Independentemente do modo como trabalho esses procedimentos, sou orientada por trabalhos como o de Keleman, acerca do que ele chamou de projeto de corpo, e pela abordagem de Favre, especialmente com base na pergunta: *Como faço o que eu faço?*

Meu interesse é captar como os participantes realizam suas tarefas cotidianas, as companhias presentes em cada ato mostrado. Afinal, é na diversidade expressa nos diferentes cenários, nos mais variados roteiros, na investigação íntima dos territórios existenciais que é possível, mais uma vez, singularizar qualquer experiência, em contraposição à padronização rotineira, e ser acolhido na expressão de sua singularidade.

"Vejam, eu gosto de escovar meus dentes andando pela casa." (Lara)

"Estou sempre comendo em companhia de outras pessoas, não gosto de comer sozinha." (Taís)

"Aqui estou comendo num clima campestre e me visto de cowboy, *já noutra foto, minhas roupas são outras, pois estou fazendo outra coisa, não estou num churrasco como na primeira foto."* (Melina)

"Falo enquanto realizo as atividades da faculdade, faço tudo de uma vez." (Agda)

Com base nas fotos, chamo a atenção do grupo para a singularidade dos modos de cada um e observo, muitas vezes, a surpresa com que os participantes notam essa diversidade no território coletivo. É nesse interjogo entre o singular e o coletivo que os procedimentos se apresentam, são experimentados e analisados no espaço grupal.

Assim, no início de um processo voltado à discussão e a experimentações sobre temáticas ligadas ao corpo, trabalho com fotografias para exercitar a sensibilidade, ampliar os sentidos sobre o corpo, mas principalmente para promover aproximações, por meio de um bailado de fotos, histórias, sensações e afetações provocadas pelas imagens.

Em outras ocasiões, a pesquisa fotográfica acontece ao longo do processo ou ao final dos encontros, como elaboração do vivido,[84] tomando como referência o recurso do "olhar para si", orientado por algo que afeta o sujeito. Trata-se, portanto, de um olhar que não se reduz a uma aproximação superficial nem se satisfaz com isso, mas que numa atenção prolongada efetua nos corpos algum tipo de sensação. [85]

O trabalho com fotografias envolve um olhar sobre a imagem que produz, em quem olha, múltiplas sensações.

"O que sinto ao olhar para uma fotografia? Como ela me afeta? O que me aproxima e o que me afasta da imagem?"

Em suma, podemos dizer que a fotografia funciona com objetivos, modos e graus de aprofundamento diversos.

Focalizações

"Para onde é preciso viajar. A observação imediata de si está longe de ser suficiente para aprender a se conhecer: precisamos de história, pois o passado continua a correr em nós em cem ondas; nós próprios nada somos senão aquilo que sentimos dessa correnteza a cada instante."
Nietzsche (1983, p. 138)

O trabalho com as fotografias em contextos clínicos funciona como provocação, captação e produção de sensações que se efetuam nos corpos podendo ou não se configurar em palavras, reflexões, pensamentos, produções de outras cenas, imagens e fantasias, e nos mais diversos estados corporais, como angústia, vergonha, tristeza e alegria, conforme observaremos nos relatos.

Em *Proust e a fotografia* (2004), de Brassaï, ao discutir a importância da fotografia na vida e na obra do escritor, o fotógrafo oferece algumas pistas para a reflexão sobre a mistura entre passado, presente e futuro inscrita nas relações das fotografias com os corpos.

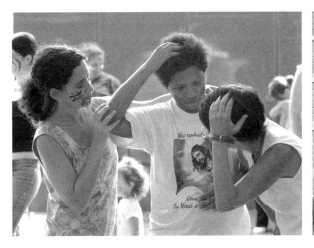 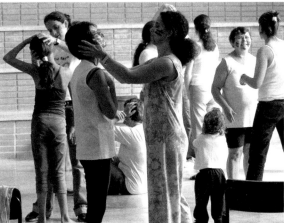

A discussão realizada por Brassaï se aproxima da abordagem de Susan Sontag; ambos consideram que a foto, ao mesmo tempo, retém o que já passou e permite um *contato prolongado* com uma cena já vivida ou observada. Com isso, oferece a oportunidade de estudar mais demoradamente acontecimentos já vividos e de conhecer outros atuais e captados pela imagem. Segundo o autor, "a fotografia adquire um pouco mais da dignidade que lhe falta quando deixa de ser uma reprodução do real e nos mostra coisas que não existem mais" (2004, p. 40).

Ao discutir as relações entre passado e presente com base nos registros que, de alguma forma, ficam nas fotografias, existe a possibilidade então de (re)ativar as marcas também inscritas nos corpos pelo contato com as imagens, permitindo em alguns casos experimentar sensações semelhantes ao vivido no passado: apresentações de danças, brincadeiras na água, festas juninas.

Tais considerações nos levam ainda a pensar que as marcas fotográficas permitem a alguém se deixar afetar novamente pela intensidade do que viveu no corpo. O contato com a imagem permite reviver sensações que poderiam ser perdidas.

De acordo com Brassaï, Proust abordou essa relação de múltiplas maneiras. A fotografia inspirava personagens que o escritor incluía em suas obras, e, com isso, criava uma intensa ligação entre literatura e fotografia. Nas considerações de Brassaï e de Espinosa fica evidente a potencialidade das imagens para o trabalho clínico analisado aqui.

Segundo Keleman, em um álbum de fotografias encontraremos muitos corpos numa vida e muitas vidas no curso de uma vida. Para ele, alguém que examine a própria imagem ao longo de trinta ou quarenta anos captará a noção de ter tido muitos corpos. De fato, os estudos fotográficos na clínica permitem observar passagens vividas pelos participantes e a reafirmação de que as experiências moldam os corpos, tal como afirma o autor.

Nesta série de procedimentos, veremos como o trabalho com fotos mostra, por meio de seus efeitos nos corpos, as realidades somáticas registradas em instantâneos que reverberam sensações que vão além de um contato rápido e superficial com o papel fotográfico, entrando em outras dimensões do que ficou registrado ali.[86]

Alguns exercícios iniciam com as fotos e permitem desdobramentos. Outras vezes, o trabalho fotográfico se concentra em uma única proposta.

> **Denise voltou à sua cidade natal para procurar sua "caixa de fotografias". Percebeu que havia deixado todas na casa do ex-marido; naquele instante nota que na separação não deixara de lado apenas as fotos. Luciana conta que se aproximou da mãe ao conversar sobre as fotos de família e Raquel percebe que é sempre atraída pela mesma foto: "Sempre trago esta fotografia de infância, quando me sentia mais livre, sorrindo. Hoje sou fechada e todo mundo reclama. Acho que sou assim".**

> **Letícia segue na mesma direção: fala do hoje como momento problemático, cheio de incertezas, principalmente com relação ao mercado de trabalho. Expressa certa idealização relativa ao tempo de criança, como se não tivesse vivido vários desafios: apresentações de dança, brincadeiras na água, festas juninas.**

> **Ao observar sua foto, Lucia percebe a passagem do tempo; como as coisas se modificaram: antes conseguia fazer uma "ponte", hoje percebe que seu corpo faz outras coisas, outros tipos de "malabarismos". Tempo passado e presente que se interconectam e mostram o corpo como passagem.**

Essas cenas revelam como "o contato mais prolongado", a busca e o debruçar-se sobre o material fotográfico provocam reflexões sobre a vida. Ou seja, são cenas que mostram as reverberações e problematizações, por vezes muito intensas, que acontecem na clínica, ao inaugurar perguntas e permitir trocas entre os participantes do grupo. Essas reverberações, no entanto, são muito singulares para cada grupo e cada participante: alguns não lembram de nada ou não conseguem verbalizar suas sensações, outros não encontram na atividade um sentido que os mobilize o suficiente para se envolver no trabalho.

Ao longo de minha prática na clínica, constato a impossibilidade de padronizar ou nivelar qualquer ação ou resposta às *afetações fotográficas*. Mas, com base em algumas cenas, é possível abordar outras ressonâncias.

> **Luciana conta que gostou de realizar a pesquisa e, ao mesmo tempo, não gostou de olhar para situações já vividas. Deisy não sabia qual fotografia selecionar para o encontro. Diz que "tudo parecia muito importante, marcante".**

Os participantes também falavam sobre as diferentes formas como lidavam com a organização das fotos: um quadro na parede em que as fotografias eram trocadas sempre que algo novo surgia; a dificuldade de tirar ou colocar fotos como expressão da necessidade de tentar reter o vivido.

Em alguns casos, após as vivências as relações estabelecidas com esse tipo de registro foram alteradas: Sandra diz que vai mudar todas as fotos de seu painel, uma vez que as que estão lá não expressam os seus estados atuais, principalmente as "fotos posadas".

Paula disse que iria compor uma foto sua quando grávida com uma fotografia de sua mãe, na época em que também estava grávida. Essa composição remete à complexidade das relações entre mãe e filha.

No caso de Paula, pode-se supor que as fotografias atuaram na problematização do momento vivido – gravidez não programada, complexa, pois o companheiro não se dispôs a acompanhá-la, o desafio da faculdade etc. –, contribuindo para a reflexão e assimilação da experiência vivida.

Muitas fotografias também começaram a fazer parte do *diário de bordo*, instrumento utilizado na clínica que permite reunir imagens, textos, escritos e outras possibilidades expressivas. Esses diários, produzidos pelos alunos desde o início da formação, constituíam para muitos um espaço para registros e questionamentos durante os trabalhos realizados em classe pelo grupo ou mesmo como instrumento para uma reflexão individual.[87]

Nos laboratórios e nos diários as fotografias vagavam, saíam de lugar, insistiam em aparecer, circulavam ou se fixavam em algum ponto, criando várias cartografias. Álbuns eram abertos e muitos participantes, após as dinâmicas, continuavam a falar sobre as fotografias em sua casa, com os amigos, nos sonhos.

Foi possível observar também que a proposta de (re)mexer nas fotos afeta a maioria dos participantes, em diferentes graus de intensidades: alguns se expõem, outros se escondem por trás das imagens.

Susan Sontag afirma que, nos últimos tempos, a fotografia transformou-se num divertimento praticado quase tão amplamente como o ato sexual ou a dança. Com isso, a autora sugere que, como toda manifestação de massa, a fotografia pode ser utilizada apenas como um rito social ou como defesa contra a ansiedade. Essa constatação pode ser reiterada por situações observadas na clínica. Em exercícios que mobilizam fotos ou o ato de fotografar como objeto de leitura, é comum perceber o estabelecimento de uma relação automática do participante com a experiência, o que se pode observar em atitudes como "fazer pose" ou banalizar a proposta, ao selecionar para as atividades fotografias que aparentemente não têm sentido ou que não produzem nenhum tipo de excitação.

Nesses casos, as fotos ocupam um lugar pouco potente nos processos, diferente de situações mais produtivas, como discutido por Susan Sontag (1981, p. 4):

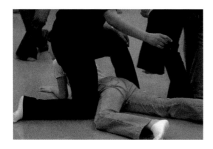

Abarrotando o mundo, a fotografia convida ao acúmulo. Pregam-na em álbuns, é emoldurada e colocada sobre as mesas, presa a paredes, projetada na forma de *slides*. Jornais e revistas a exibem; a polícia a codifica; museus a expõem; editores a compilam. [88]

Isso significa que trabalhamos na clínica com diversos problemas relacionados com o ato de fotografar, olhar para as fotografias, decidir o que fazer com o material, permitindo diferentes abordagens e criação de procedimentos.

Outras questões precisam ser consideradas nas dinâmicas de grupo nessa e em outras propostas que falam das intimidades expressas. É possível verificar, por vezes, uma sensação de falta de confiança naquilo que é dito para o grupo. A dificuldade de escutar o outro, o medo de falar de si, as poucas oportunidades para conversar ou ouvir as histórias criam campos mais ou menos propícios à investigação das subjetividades.

Há momentos em que é possível detectar manifestações de empatia, de prazer mesmo ao ouvir as narrativas. Entretanto, registram-se também manifestações que revelam, por exemplo, vontade de sair da sala tamanho o grau de afetação e a presença de um emaranhado de emoções, muitas vezes contraditórias, que contaminam o ambiente.

Nesses processos, os participantes ora se aproximam, ora se distanciam e produzem uma série de conectividades com os materiais, com as conversas, com o passado, o presente e o devir que a proposta instaura e provoca em cada um e no coletivo.

Observo também que muitas pessoas se emocionam quando falam sobre as fotos.[89] Fica evidente nesses trabalhos, tal como afirma Keleman, que os corpos são construídos, se desmancham e se configuram permanentemente num *continuum* até a morte. Este é um ponto central na clínica: a construção de corpos, pois rompe com a idéia da identidade fixa, da impossibilidade de interferir nos processos, da condenação a uma única existência. Essa compreensão revela que estamos determinados a viver construídos e influenciados por conjunções mutantes de toda ordem: genética, cultural, política, social, familiar e vivencial.

Barthes e Sontag são importantes aliados na compreensão paradoxal dos recursos da imagem, particularmente da fotografia. Em contato com as teorias desses autores pude compreender melhor a complexidade da utilização desses elementos na clínica, bem como suas implicações e ressonâncias.

Guiado por seu enorme interesse pela fotografia, Barthes (1980, p. 24) afirma que o

que a fotografia reproduz ao infinito só ocorre uma vez: ela repete mecanicamente o que nunca mais poderá repetir-se 'existencialmente', ou seja, a fotografia, tal como o corpo, não pode jamais voltar ou permanecer na "estaca zero.[90]

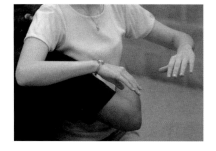

> [...] queria, em suma, que minha imagem, móbil, sacudida entre mil fotos variáveis, ao sabor das situações, das idades, coincidisse, sempre com meu 'eu'; mas ao contrário que é preciso dizer: sou 'eu' que não coincido jamais com minha imagem: pois é a imagem que é pesada, imóvel, obstinada (por isso a sociedade se apóia nela), e sou 'eu' que sou leve, não fico no lugar, agitando-me em meu frasco.

Ao aproximar o corpo da fotografia, o autor afirma a impermanência dos processos e as tentativas de captação e retenção dos acontecimentos, por meio da imagem que sempre foge, que sempre escapa, tal como vivemos em nosso corpo o desenrolar de uma vida. Essas reflexões dão pistas para entender a potencialidade e as intensidades vividas nos procedimentos que envolvem a fotografia: mexem, emocionam, ampliam discussões, inspiram e provocam a realização de exercícios.

Ao mostrar aquilo que não é mais, a fotografia permite uma aproximação de processos paradoxais: de um lado, me aproprio de mim mesmo, de minha existência, dos sentidos dos vínculos, dos meus modos de fazer, viver, assimilar as experiências. De outro lado, a imagem possibilita o acesso a um *continuum* dos acontecimentos, mostra a fluidez em dissonância com aquilo que tentamos fixar. [91]

Em muitas fotografias conseguimos captar um traço, um jeito, um olhar que permanece. Ao mesmo tempo, deparamos, tal como colocado por muitos participantes, com a passagem do tempo, as modificações, os processos incontroláveis, muitas vezes surpreendentes.

Nesse sentido, os trabalhos oferecem a materialização das ambigüidades, das dissonâncias e simultaneamente das possibilidades de mundos, do devir.

Embora a fotografia "posada" também expresse um modo de relação com o mundo, meu interesse é pelo registro que produz afetação, que causa turbulência e permite a problematização e a invenção.

Novamente encontramos em Barthes uma referência importante para essa discussão: "Decidi então tomar como guia de minha análise a atração que sentia por certas fotos" (1980, p. 35). "[...] Como 'spectador', eu só me interessava pela fotografia por 'sentimento'" (*Ibidem*, p. 39).

Ao ocupar o lugar daquele que olha, o autor faz uma diferenciação entre as fotos que permanecem inertes diante dos olhos e provocam apenas um interesse geral, polido, daquelas que podem emanar o *punctum*, segundo elemento que contraria o *studium*[92].

O conceito de *punctum* norteou o trabalho fotográfico, a pesquisa, a análise e a leitura das imagens apresentadas neste livro.

De origem latina, segundo Barthes, o termo é utilizado para designar uma flecha que transpassa a fotografia como uma ferida, uma picada, uma marca feita por um instrumento pontudo. A palavra nos remete à idéia de que as fotos de que agora fala Barthes são, de fato, como que pontuadas, às vezes até mosqueadas por esses pontos sensíveis. O que importa nesse tipo de fotografia é o acaso que punge, provocando gozo ou dor.

Nessa mesma perspectiva, o trabalho fotográfico pode também funcionar como mais uma oportunidade de romper o que está no automático, esvaziado de sentidos. Como já dito anteriormente, é com muita facilidade que caímos no terreno dos automatismos e em estratégias pouco potentes que não abrem possibilidades para a criação de sentidos.

A fotografia permite, se levarmos a idéia de *punctum* adiante, guiar nossa busca fotográfica não pelas imagens que não nos dizem nada, mas, ao contrário, por aquelas que nos atraem, que são como uma aventura, tal como poeticamente menciona Barthes.

> Nesse deserto lúgubre, me surge, de repente, tal foto; ela me anima e eu a animo. Portanto, é assim que devo nomear a atração que a faz existir: uma animação. A própria foto não é em nada animada (não acredito nas fotos "vivas"), mas ela me anima: é o que toda aventura produz. (1980, p. 37)

O trabalho fotográfico é, então, orientado sempre na direção daquilo que pode afetar o seu protagonista e o grupo, ou seja, para produzir um tipo de afetação/animação que transita entre as singularidades e o espaço coletivo.

A tentativa da proposta discutida aqui é ativar a curiosidade para esse tipo de pesquisa, pois observamos a potencialidade desses recursos nos mais diversos grupos e contextos. Outro aspecto importante a ser realçado é o trânsito entre a dimensão individual e a coletiva presente nessa clínica, ou seja, a produção com base nas experiências, afetações ligadas aos processos de cada participante, mas também na dimensão grupal, possibilitando trocas e ressonâncias da pesquisa individual no coletivo.

Fotografias e afetações

"A fotografia é muito mais que um documento inerte. É um catalisador, um condensador de sentidos latentes. Não é um fim, é um meio, um processo aberto."

Paulo Venâncio Filho (*Apud* Brassaï, 2004, orelha do livro)

> Solicitei às mulheres do Bairro dos Morros que trouxessem fotografias das mulheres de sua vida. Foi interessante observar os efeitos. Surgiram fotos de parentes, de amigas e de pessoas que, de algum modo, estiveram presentes em sua vida.
> Lucia traz fotos das mulheres da casa; escolhe as mais próximas, as mais queridas.
> Fernanda traz somente uma fotografia dela mesma e diz que é assim que tem sentido a sua relação com familiares: distante.

Mariana mostra uma imagem com amigas, fala das confidências, da importância dessas pessoas em sua vida; Margareth traz uma foto com toda a família – homens e mulheres; e Marlinda apresenta uma fotografia que tocou o grupo: "tirei no dia de meu aniversário, tiveram que me levantar da cama, pois eu não conseguia" e nos mostra uma imagem dela muito magra, com uma aparência que impressionou a todas.

Em contraposição, Marlinda mostra outra foto tirada em nosso grupo de mulheres: ela sorrindo, comigo e com as outras alunas, todas abraçadas. Marlinda compara os dois momentos e abre mais espaço para pensar e olhar sua vida.

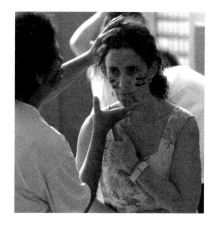

É possível notar nesses breves relatos como as respostas derivam para lugares diversos e como as afetações variam em intensidade, tanto no que se refere à pessoa que realiza a proposta quanto à reverberação do material.

O trabalho de Marlinda e seus comentários expressam um processo em andamento, explicita o lugar do grupo em sua vida naquele momento. Os acontecimentos vividos criam outras possibilidades e dinâmicas grupais.

No mesmo dia tiramos ainda muitas fotos do grupo e de cada participante na tentativa de captar outro momento intenso do trabalho que será visto e revisto em outras ocasiões.

As fotografias mostram novamente as passagens, acontecimentos vividos, que permanecem muitas vezes em nossos arquivos corporais e podem ser acessados, além de instaurar novos arquivos, novos repertórios, construindo outras camadas nos corpos, a cada experimentação que foi assimilada e que produz sentido.

Para possibilitar os atravessamentos entre as dimensões individuais e coletivas, procuro pontuar algumas proposições e chamar a atenção do grupo para elas. As respostas, dificuldades ou linhas de fuga, fundamentais em toda a estratégia, trazem uma série de problematizações.

Eventualmente, oriento esta pesquisa lançando perguntas que possam impregnar os participantes, lembrando que muitas vezes digo pouco.

    Que fotos eu poderia trazer que fazem algum sentido?
    Como estas fotos me afetam? Como me sinto ao olhar para elas?
    O que acontece em mim?
    Como esta fotografia poderia contribuir para as conversas do grupo? O que gostaria de trazer para o grupo por meio deste material?

Assim, o trabalho irá compor com outras propostas, outras reflexões possíveis sustentadas pelos participantes e pelo grupo.

Sueli não consegue escolher uma única foto para trazer para o grupo. Chega ao encontro com álbuns de fotografias, quer falar de todas, e observo que, aos poucos, a maioria dos integrantes do grupo não presta mais atenção às narrativas de Sueli. Observo ainda que, depois de um tempo, sua atenção está completamente voltada em minha direção.

Algumas fotografias tomam completamente a atenção do grupo. Em outros momentos, o participante está tão absorto em sua pesquisa que não consegue escutar. Outras vezes, observa-se que as pessoas se presentificam de tal modo na proposta que dela derivam muitas outras: fotografar na rua; fotografar detalhes do corpo do outro; registrar momentos do cotidiano; ir a exposições; comprar uma máquina fotográfica ou estudar fotografia.

Em algumas oficinas, quando observo um clima confiável e o envolvimento da maioria dos participantes ou quando "salta" uma cena intensa no grupo, sugiro que a pessoa *"refaça, reviva, (re)avive aquela cena novamente em seu corpo"*. Em outras palavras, sugiro que o participante atualize aquele estado de corpo em si para encarnar, observar o que lhe acontece, na tentativa de que, ao *corpar* novamente a experiência vivida, possa acessar sensações ou elaborações que "pedem passagem".

Algo semelhante ocorre nos seminários orientados por Regina Favre, como já mencionado no capítulo Corpo como pulso. Ela também solicita aos participantes que façam com seu corpo um determinado estado, sugere corpar uma cena narrada, uma imagem observada ou que se forme naquele momento. A consigna dada permite, muitas vezes, o acesso a camadas muito profundas do corpo que produz, por sua vez, emoções várias, elaborações de experiências vividas e contatos com questões pouco olhadas no cotidiano.

Em um dos grupos Regina pede para que eu olhe por um bom tempo para a minha imagem "congelada" no vídeo. Minutos antes, comento que muitas vezes não consigo me reconhecer na tela: "parece outra pessoa". Depois de um tempo, Regina me pede que faça com o meu corpo aquela imagem. Cruzo as pernas, seguro as mãos uma na outra, alongo meu pescoço. Olho com certa desconfiança a criação daquele corpo em mim.
Neste dia, minhas costas doem e percebo que, diferente da outra imagem, estou "apequenada", meu pescoço está encurtado, meus ombros mais elevados, meu corpo mais contraído com relação à minha altura. Observo que este modo acaba por me machucar.
Surpreendo-me com as possibilidades de o corpo se colocar de modos tão diversos. Reconheço-me mais na contração do que no alongamento. Não compartilho com o grupo os pensamentos que agora me povoam. Apenas sorrio, mostrando que havia me recuperado, sabia do que estávamos falando.
"Como conseguiu fazer um pescoço tão alongado, não é? E depois, que sensações derivaram daquele estado? Hoje, como está?", termina Regina.
Impressiona-me, mais uma vez, como as experiências moldam o que fazemos com os corpos com base naquilo que vivemos.

O corpo, marcado pelas experiências de uma vida, acaba por se reorganizar, ativar, produzir outros corpos como camadas que se sobrepõem, conectam-se, constroem novas configurações corporal-existenciais.

Dependendo das condições, disponibilidades e graus de afetação, ao deparar com a imagem na tela, o participante se emociona, descobre outros aspectos dos acontecimentos expressos nas fotos. Ou seja, trava com essa matéria-prima relações diversas: estranhamentos, novas percepções, gosto e, na maioria das vezes, fala sobre a variedade de sensações experimentadas.

A fotografia como inspiração

Denomino *tempo de fotografia* uma série de exercícios que envolvem as formas do corpo. Essas propostas têm em comum o fato de sugerirem o não se deslocar pelo espaço, entendendo *a forma como borda do acontecimento*[93] em um corpo vivo, pulsante e em metaequilíbrio, de acordo com a perspectiva kelemaniana.

São propostas em que os participantes experimentam jogar com o próprio corpo, interagir com outros corpos e com o ambiente. Essas dinâmicas podem acontecer em momentos iniciais do trabalho, mas também permeiam outras séries de procedimentos que serão apresentados ao longo deste livro.

Observo que, em momentos iniciais, esses exercícios produzem o *aquecer* dos corpos, pois colocam imediatamente como questão a capacidade de brincar, lançar-se num jogo criativo que permeia este e todos os procedimentos.

Vejamos como essas dinâmicas acontecem:

Sugiro aos participantes que façam com o corpo uma forma que pareça interessante; qualquer forma, não como quem espera no ponto de ônibus (se bem que este pode ser um momento bastante criativo e lúdico).

A intenção é que se faça algo de que se goste. Depois, é preciso observar se é possível sustentar minimamente a forma escolhida para que desdobramentos possam acontecer, seja nos trabalhos individuais, nas duplas, em pequenos grupos ou no grupo todo.

Por vezes, faço apenas as primeiras orientações e observo.

Em uma das oficinas, com a intenção de clarificar ainda mais a consigna, procuro mostrar com meu corpo alguns instantâneos do processo, experimento gestos e movimentos até atingir determinada forma. Ao longo

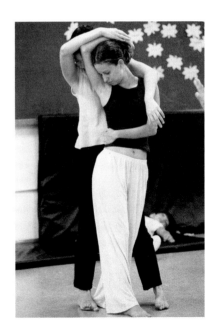

da composição penso alto: "Será que é assim... assim... ah... assim eu gosto de ficar" e faço uma pausa procurando sustentar esta configuração. E termino: "Vou ficar assim, pois acho interessante deste jeito".

Os participantes às vezes olham para mim num misto de riso e surpresa. A proposta é, além de brincar, provocar a produção de uma forma que fuja do automático e do mais familiar ou habitual.

Neste, e na maior parte dos exercícios, solicito ainda a participação de um dos integrantes para ensaiar em seu corpo a sugestão. É possível observar, por meio desses procedimentos, que os corpos servem de elos de contato na efetuação da proposta e no modo de transmitir os exercícios aos participantes.

Os corpos, assim, pretendem inspirar os outros e disparar composições. Como coordenadora, também procuro me deixar afetar pela atmosfera grupal e produzir formas criadas pelo grupo. Isso acontece sempre que estou em um novo contexto, pois, ao mostrar o que pretendo, sou guiada por aquilo que se produz em mim naquele contato.

Às vezes mostro formas mais abertas, às vezes, mais contidas, mas principalmente jogo com um corpo brincalhão que autoriza a cada um e ao grupo brincar e experimentar um devir-criança.[94]

Ao inaugurarmos esse tipo de proposta que coloca a criação em destaque, pude testemunhar infinitas afetações, como se pode perceber em algumas falas e observações de participantes:

Cilene fica muita desconcertada, suas bochechas ficam vermelhas.
Clara diz que não sabe o que fazer, mas faz, procura mover os braços e tronco até chegar a um lugar interessante para si, mesmo frente aos olhares do grupo.
Berta concentra-se em seus movimentos. Desvia o olhar e inicia uma composição muito lenta até chegar a uma forma e aí permanece.
Carlos cai na risada.
Leonardo constrói uma forma e rapidamente a desmancha.

Com base na solicitação – fazer uma forma com o seu corpo –, imediatamente acessamos problematizações que habitam esta e outras propostas. Procuraremos abordar algumas delas com base nas falas de participantes:

"Eu não sei fazer." (Ana)

"O que faço é ridículo." (Marcos)

"Não sei o que fazer com meu corpo. Fico paralisada com este tipo de proposta que exige alguma criação." (Fernanda)

Fazer o que o corpo pode e quer, sem outro ditar ou determinar a forma a ser alcançada, pode ser bastante assustador. Para Keleman, o *reflexo do susto* [95], presente em nós, constitui uma capacidade inata do vivo. Quando acontece uma carga excessiva de afetação/intensidade o corpo de algum modo responde àquilo que o autor chama de excitação[96]. Podemos "ler" a vermelhidão de um rosto como um efeito produzido no corpo do participante, bem como a paralisia como um estado de alerta ante um acontecimento que aumenta a excitação que atravessa o corpo.

Outro aspecto assinalado por muitos participantes é o contato entre olhares que acontece ao longo das dinâmicas e/ou o olhar do outro como algo perturbador. [97]

Os olhares aqui configuram afetações que transcendem o exercício do ver pautado apenas pela apreensão, por meio dos órgãos dos sentidos, e trafegam pela intensidade vivida nos contatos que remetem a memórias e modos de lidar com o olhar sobre si. Muitas falas expressam desajeitos, desconfortos, vergonhas e hesitações presentes nos processos de criação.

Um corpo vulnerável, que não sabe exatamente o que fazer, criar, o que sentir e experimentar, vive, em muitos momentos, incômodos que ultrapassados ressoam em acolhimento do devir e daquilo que está se engendrando e tomando forma.

Nas falas apresentadas aqui é possível observar sutilezas de um trabalho que a um primeiro olhar pode parecer bastante simples.

Fragilizar-se ante o outro, ou diante de si mesmo, fazer passar a vulnerabilidade dos estados pouco configurados, habituais ou mais familiares exige um corpo que possa sustentar a ação e suas reverberações.

O sentir-se ridículo é recorrente em quase todas as séries, e, por isso mesmo, trabalhamos muito com essa potência.

Experimentar uma forma ridícula, fazer algo que somente faria se estivesse sozinho(a) num quarto, fechar os olhos e se afastar do olhar do outro para poder experimentar.

Lidar com olhares por vezes tiranos – seja do outro, seja um olhar interno – provoca dificuldades para colocar o corpo a serviço do brincar, na tentativa de ampliar repertórios e ser atravessado por fluxos brincalhões e inéditos nessa e em outras propostas.

"O que os outros vão pensar de mim?"

Ao que acrescento: *"O que eu vou pensar de mim quando fizer esta ou outra forma pouco usual?"*

Produção de fotos – Produção de olhares

Uma pessoa faz a forma e a outra observa[98]: de frente, de trás, de cima, de baixo, à distância, de perto, focando em detalhes ou observando o panorama da cena, mas sempre atenta às afetações produzidas a cada nova focalização, a cada "fotografia tirada". Quando a dupla decide os lugares de quem faz a forma e quem olha de vários modos, é uma troca.[99]

É importante pontuar que aquele que fez a forma pode desmanchá-la assim que quiser por diferentes razões: cansaço; incômodo provocado pelo olhar do outro; dor em uma parte do corpo; desejo de experimentar o lugar daquele que pode se mover pelo espaço para olhar; perda de interesse pelo que fez e inúmeros outros argumentos explicitados ou não. A questão não está em compreender exatamente o que aconteceu, mas dar oportunidades para viver, provocar e conhecer modos de conectividade.

A intenção é justamente observar o desejo de estar ali, de alterar, de tomar decisões, de observar limites, de se arriscar quando for conveniente, além de se tornar sensível para a relação com o outro, por meio das atmosferas presentes nos encontros, naquilo que o corpo produz sem passar necessariamente pela consciência ou pela palavra.

Os participantes, tal como acontece em outros exercícios, pouco ou nada falam. O silêncio e a pausa são incorporados no tempo da fotografia para sustentar uma criação, para sustentar um olhar sobre a cena produzida pelo parceiro, para criar uma plenitude de intensidades nos encontros, para conhecer e entrar em contato com sensibilidades que não sejam guiadas pela pressa, pelo fazer logo, pela mudança brusca que não cria sentido, que não produz algo diferente.

Observo na clínica a rapidez como uma foto/forma é construída e desmanchada, a dificuldade de sustentar um olhar mútuo que afete e seja afetado pelo encontro, de deixar emergir uma emoção dos corpos, seja quando se experimenta determinada foto/forma, seja quando os parceiros estabelecem algum tipo de aproximação corporal.

"Me senti muito mal ao ser olhada, fiquei extremamente constrangida com a proximidade do contato." (Eva)

"Não interessa o que eu faça com o meu corpo. Parece que a pessoa só está olhando para os meus defeitos." (Lya)

"Fazer uma forma diferente com o meu corpo e a outra pessoa ficar me olhando foi quase insuportável." (Márcia)

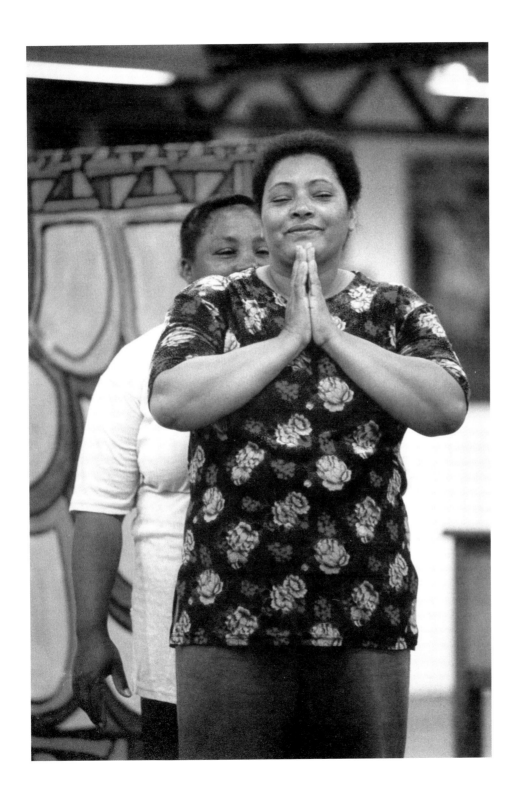

"Eu gostei de experimentar formas com o meu corpo. Senti alegria e nem me importei que o meu parceiro me olhava." (Luana)

"Eu fiquei sem graça e logo fiz uma pose para acabar logo com esta proposta." (Pedro)

Esse jogo entre duos se repetirá de acordo com a composição e o encontro possível de cada dupla. A criação e a experimentação das formas também serão estabelecidas pelas possibilidades, repertórios já presentes, atmosferas produzidas, inspirações e inúmeros outros elementos que compõem o trabalho entre corpos.

O eixo da proposta é experimentar lentes e focos através do sentido da visão para exercitar um olhar que, no encontro com o outro, é afetado por intensidades, sensações, produções de imagens e reverberações por meio dos instantâneos criados pelo corpo dos participantes.

Aproximações fotográficas

Em outra proposição um dos participantes faz uma forma com o seu corpo. O outro, como no ato de fotografar, pára e procura observar de que modo gostaria de "entrar na foto", criando uma composição. A dupla permanece, por algum tempo, contaminada pelos fluxos que atravessam os corpos, não necessitando de qualquer nomeação. Nesses exercícios a orientação é não tocar literalmente o corpo do outro.

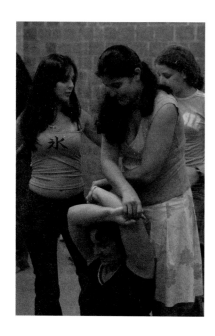

Procure fechar os olhos e estabelecer contato com o outro. Como ele o afeta? Como os corpos respondem às aproximações?
Dá vontade de fugir? De ficar mais um pouco? Traz uma sensação de conforto, ou não, ou tudo de uma vez só?

O silêncio ocupa esses momentos e, apesar de muitas solicitações, não coloco música. Os elementos e intensidades presentes ali são, na maioria dos casos, suficientes.

"Senti um enorme desejo de ficar aqui, de tocar, de abraçar, não queria ir embora." (Juliana)

"Achei engraçado, estranhei muito a proposta." (Renata)

Automaticamente as mulheres se aproximam, fazem pose e sorriem, como se fossem tirar uma fotografia. Percebo como é difícil desmanchar esse modo de "ser olhado." (grupo de mulheres da EEL)

Em outro momento, ao entrar na foto, é possível tocar o outro com qualquer parte do corpo, do modo que for conveniente, como a pessoa desejar. [100]

Mais uma vez é possível que o fotografar funcione como parâmetro, inspiração e indicação para o trabalho com as formas/corpos.

A fotografia, considerada linguagem balizada por normas (sorrir, fazer uma pose, mostrar-se de determinado modo), faz parte desse universo da imagem que utilizamos na clínica e atua nele. O esforço, então, é resistir a esses padrões e suscitar outras experiências voltadas às afetações dos contatos e não a uma busca de determinada forma de contato, seja dentro ou fora da fotografia.

Fotografias e intensidades

Em uma aula da disciplina Recursos Terapêuticos Alternativos, solicito que os participantes tirem fotografias uns dos outros, mas não qualquer fotografia. A pessoa fotografada vai acessar em si algum acontecimento, trazer para as superfícies sensações provocadas pela imagem. O outro, que acompanha o processo, procura registrar um instantâneo do que se passa ali.

> Vanessa conseguiu entrar na proposta. Concentrou-se de tal modo que seu corpo fez reavivar sensações muito delicadas. Odila, que estava à sua frente acompanhando o processo, conta da dificuldade para fotografar aquele instante. Sentiu vontade de abraçá-la. Sentiu-se constrangida por testemunhar tamanha intimidade.
> Kátia conta que não conseguiu se concentrar, sentia-se muito exposta.
> Mariângela diz que teve muita dificuldade para acessar uma imagem de um acontecimento desconfortável. Detém-se em um fato que lhe trouxesse conforto, alegria e assim pôde experimentar em seu corpo aquela memória.
> Sueli não conseguiu, fez diferentes poses para ser fotografada por sua parceira.

Faz-se necessário ressaltar alguns aspectos que, tal como nos diz Barthes, saltam ao nosso olhar. Ao (re)atualizar cenas intensas, o corpo consegue acessar também sensações provocadas por outros momentos, por meio das marcas que se fizeram no corpo e permitiram uma aproximação com uma matéria viva em estado de latência.

Relembrando Espinosa, podemos dizer que as imagens e suas afetações permanecem nos corpos, construindo passados que reverberam no presente como ferida. Nas palavras do próprio autor:

> Denomino aqui uma coisa passada ou futura enquanto fomos ou seremos afetados por ela. Por exemplo, enquanto vimos ou a veremos: enquanto nos alimentou ou nos alimentará; enquanto nos feriu ou nos ferirá. Com efeito, enquanto imaginamos, isto é, o corpo não experimenta nenhuma afecção que exclua a existência da coisa, e, por conseqüência, o corpo é afetado pela imagem dessa coisa da mesma maneira se ela estivesse presente. (Espinosa, 1983, p. 126)

Acompanhar a intensidade vivida por Vanessa reitera essa afirmação. [101]

Por outro lado, é possível também observar a dificuldade para acessar imagens e sensações produzidas pela aproximação, principalmente quando evocamos algum acontecimento desconfortável.

Os corpos bloqueiam ou impedem a experimentação do vivido, principalmente quando não se constrói um ambiente confiável para que as proposições possam acontecer, ou quando os participantes não conseguem se sustentar em uma sugestão que produz uma intensidade além dos seus limites e possibilidades.

Outra questão freqüente nos trabalhos com fotografia refere-se às respostas automáticas, determinadas por certos modos considerados mais "adequados" para serem vistos, tal como mencionado anteriormente, afastando o sujeito da experiência e do acesso à própria intimidade. No entanto, é importante pontuar que esses, entre tantos outros trajetos, são possíveis e têm lugar na clínica aqui proposta.

> Fotografamos ainda, em uma das classes da graduação, umas às outras, observando aquilo que no corpo do outro inspira e afeta, permitindo o contato com a tecnologia fotográfica a serviço do desejo, de aproximação, do *punctum* que atrai.

Muitos alunos falavam da timidez ante o outro, da vergonha de se mostrar, do desconforto de se sentir "fotografado". Observei não somente neste grupo, mas em vários outros, que as dinâmicas de *fotografar* e ser fotografado colocavam em estado de proximidade pessoas que quase não se relacionavam ou que o faziam sem um contato corporal mais direto. Além disso, o afastamento do ato de fotografar tão comum, mas também tão banalizado e repleto de clichês, criava embaralhamentos e desconfortos difíceis de ser assimilados e escutados.

Últimos *flashes* de um trabalho

Sensibilizados pela relação corpo/imagem, alguns alunos e profissionais puderam aguçar seu olhar, fotografar mais, observar cenas, utilizar a imagem com ou sem a posse de uma máquina fotográfica, não como algo a ser alcançado – tal como ocorre na "venda das imagens" de mundos ideais, sem paradoxos, principalmente veiculados na mídia. Criou-se a possibilidade de olhar para a imagem como registro – criação e ato que expressa o vivido em tonalidades, formas e amplitudes várias – e viver, por meio das fotografias e do ato de fotografar, condições que favorecem os encontros entre os participantes.

Como pudemos observar, o trabalho fotográfico, tal como o utilizo na clínica, é norteado por um exercício permanente de resistência ao dado, àquilo que está na superfície e procura entrar em outras camadas mais profundas na tentativa de dar mais densidade às experimentações.

A utilização da imagem – seja ela a fotográfica, centrada neste trabalho, seja a captação em vídeo, que será abordada em outro momento – funciona de forma ativa para a produção de outras sensibilidades nos processos de subjetivação, pois permite dar lugar ao inédito em contraposição à submissão a certos tipos de imagem que procuram vender modelos de ser e estar no mundo.

Para finalizar é importante reunir e *iluminar alguns traçados*[102] construídos ao longo desta série. Em primeiro lugar, vale ressaltar que adotei como foco central a tentativa de desmanchar certo olhar com relação a um trabalho que envolve uma pesquisa fotográfica pautada pelo tema dos corpos, exercitando um olhar que afetou os participantes, ou seja, mobilizou questões, ativou memórias de momentos importantes da vida, produziu problematizações, provocou um pensar sobre a vida, um aproximar-se das marcas registradas nos corpos como resultado de experiências consideradas significativas.

A abordagem do material fotográfico, mencionado anteriormente, foi orientada pelo conceito de *punctum,* formulado por Barthes, numa busca por fotografias que funcionam como uma flecha que atravessa o sujeito, impingindo uma intensidade que causa um *motim dentro de si* (com base em Barthes, 1980).

Em contraposição a esse tipo de fotografia, nota-se a tentativa de resistir a todo momento, ao estabelecer uma busca de imagens que nada dizem e pouco mobilizam aquele que tem acesso a elas.

Neste caso, as fotos escorregam pelas mãos e não exercem qualquer influência mais profunda nos sujeitos.

Ancorado em registros estéticos determinados por valores predominantes, como: sou feio ou bonito, gordo ou magro, ou mesmo quando o participante conta apenas o que está fazendo na foto, estamos diante de um modo de ver bidimensional, pouco profundo, que não se aproxima dos acontecimentos do instante fotografado, das ressonâncias da imagem nos sujeitos, não provoca um olhar mais profundo que vai ao encontro das marcas das experiências que se expressam com base no "click" fotográfico.

Ressaltamos, no entanto, que o grau de afetação com relação ao sujeito e este material não está vinculado apenas às qualidades da fotografia (que funciona como *studium* ou *punctum*), mas ao encontro possível entre o sujeito e as fotografias, que depende de vários aspectos:

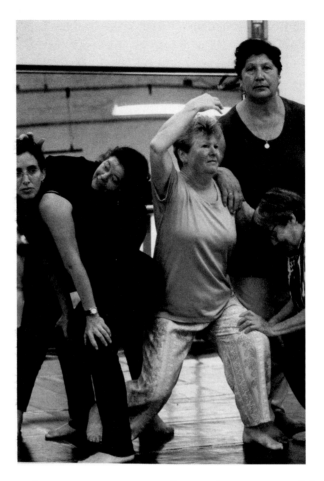

- do ambiente presente durante a proposta, ou seja, se existe um grau mínimo de confiança para abordar questões íntimas que emanam das fotografias;
- da maturidade emocional para o participante se aproximar de questões de sua vida;
- da maturidade vincular construída no grupo;
- da confiança que o grupo transfere para os coordenadores que orientam as discussões;
- da possibilidade de estar atento àquilo que os outros participantes trazem e de se deixar afetar pelas narrativas do outro;
- da possibilidade de escapar de um registro apenas superficial ou bidimensional proposto pelas imagens e exercitar um olhar sobre os *acontecimentos* expressos pelas imagens;

- da possibilidade de se abrir para um trabalho intenso por meio da fotografia, de seu interesse ou despertar para as potencialidades de uma proposta que se utiliza das fotografias e de muitos outros elementos que favorecem e/ou dificultam esse tipo de trabalho.

As influências desses diferentes aspectos na produção singular dos encontros de cada participante, com as suas fotografias e com as fotografias dos outros, ficam claras em algumas falas reproduzidas na série Fotografar, mas mostram também a nossa busca, neste e em outros trabalhos que seguem, por um *exercício do olhar* que aproxime o sujeito de seu corpo, de seus vínculos, de como vive a sua vida, e das questões que realmente lhe importam.

Terminamos assim esta série, atravessados por um aspecto fundamental em todo o trabalho clínico: o *olhar*.

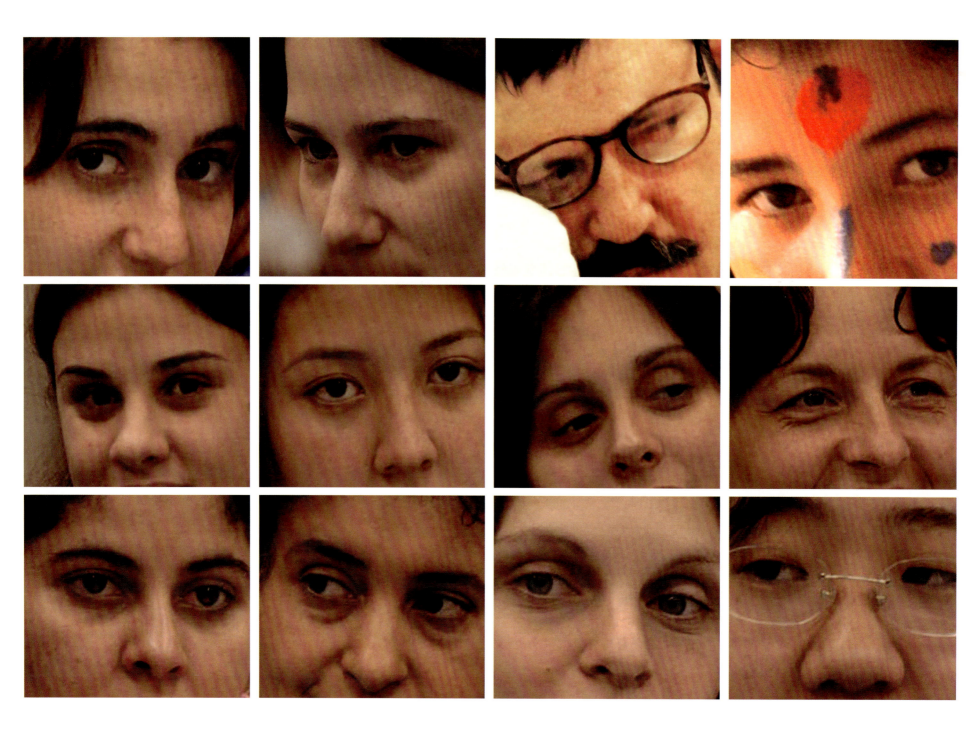

Série Olhar

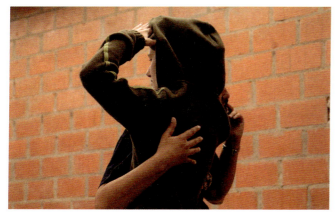

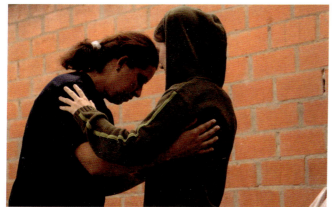

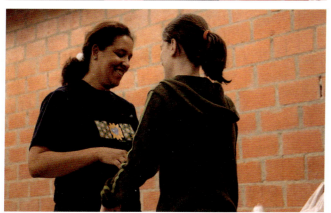

"O seu olhar melhora o meu."

Arnaldo Antunes e Paulo Tatit ("O seu olhar", *Ninguém*, BMG, 1995)

Flavia Liberman

Na série Fotografar, o foco da discussão estava nas relações que se estabeleciam com base no encontro entre os participantes das oficinas com as fotografias, com o ato de fotografar e de ser fotografado.

Ao terminar aquela série e entrar na questão do olhar, comecei a me questionar se aqueles trabalhos não tratavam de exercitar um tipo *particular* de olhar.

Assim, tomando como conceito fundamental a idéia de *punctum* de Barthes, que diferencia um tipo de fotografia que *não me diz nada* de outro *que entra como uma flecha* e causa um *motim dentro de mim*, eu também estabeleço uma diferenciação entre um tipo de olhar que não permite que o corpo seja afetado por aquilo que vê e outro que mobiliza, faz pensar, vitaliza a experiência tornando-a repleta de sentidos.

Com base nessa constatação, não me parece possível falar somente da qualidade das fotografias em si, mas das relações estabelecidas sob a perspectiva do olhar do sujeito.

Foi possível perceber, nos diversos relatos, que alguns participantes olhavam as fotografias de modos diversos e que os graus de afetação nesses encontros também eram variáveis. Essa constatação me levou a buscar entendimentos sobre o que acontecia nesses processos e, mais que isso, explicitar aquilo que buscava, não somente naqueles procedimentos, mas em todos que envolvessem a visão e o olhar.

Além disso, observei um amplo repertório de exercícios em minha clínica que abrangia o sentido da visão, impondo uma discussão mais aprofundada sobre o tema.

Partirei, primeiramente, da distinção entre o ver e o olhar, afirmando a opção por uma busca do olhar nas propostas vivenciais e na análise das cenas e falas apresentadas aqui.

Utilizarei como referência teórica algumas idéias de Hubert Godard a respeito do corpo e, particularmente, sobre o olhar e o conceito de *pequenas percepções*; idéias retomadas por José Gil (1996; 2002) em sua metafenomenologia, sugerida com base em Leibniz, em que clarifica a diferença entre visão e olhar.

Com base nessas distinções, farei uma análise mais detalhada a respeito do *olhar*, procurando alargar e ampliar esse conceito em vez de substituí-lo por outro.

Nessa empreitada, mobilizarei também estudos já realizados neste campo pela psicanalista Reis (2004) e por José Gil, que concentra suas análises na dança e em outras produções artísticas. Além disso, recorrerei, principalmente, à abordagem proposta por Stern (1991; 1992), psiquiatra, psicanalista e etnólogo, que aborda os conceitos de *afetos de vitalidade* e *sintonia de afeto*s e discute os níveis de organização construídos pelos bebês.

Discutirei também algumas idéias a respeito do olhar e do corpo, com base na perspectiva de Keleman e Favre. Penso que as tensões e problematizações vindas de territórios diversos que ora convergem ora se afastam, embora permitam apenas uma aproximação inicial, são úteis para a análise de alguns dos procedimentos que envolvem o olhar.

Sobre o ver e o olhar

José Gil (1996, p. 47) nos coloca frente a duas dimensões da visão: a primeira, ligada a uma capacidade inata do corpo, está relacionada com o sentido da visão, com a capacidade de ver e com os olhos propriamente. Nesse modo de contato com o mundo, estaria ativa uma visão objetivadora que se limita a apreender o mundo como uma *superfície rasa visível*.

Em concordância com Reis, penso que esse modo de ver está pautado por certo esquadrinhamento do mundo referendado em repertórios culturais, subjetivos, orgânicos e emocionais. O cineasta Win Wenders, no documentário *Janela da alma* [103], atenta ao fato de que o olho humano é diferente do olho de um animal como a águia, por exemplo; com olhos de águia, veríamos a pele de uma pessoa com um nível de detalhamento ao qual não estamos acostumados.

De qualquer modo, o que nos interessa pontuar é que esse modo de apreender o mundo está presente em qualquer encontro. Localizados na dimensão espaço-temporal, esquadrinhamos o mundo, conseguimos nomear e decifrar aquilo que vemos. E é pela percepção que guiamos nosso encontro com o mundo.

Godard nos diz que esse tipo de percepção está relacionado com um *olhar objetivo*, que trabalha no interior do órgão do sentido. Por meio de pesquisas atuais em neurofisiologia, Godard ressalta o fato de que se trata de um olhar analisado pelo cérebro cortical, associado com a linguagem, que funciona apenas como *recepção* do mundo.

Segundo Gil, se fôssemos corpos visíveis simples (que não olhassem, somente vissem), não haveria reflexão, somente duas visões em sentido contrário, paralelas, sem contato: eu o vejo, ele me vê.

Em oposição ao olhar que nomeamos como exercício do ver ou da visão, com funcionamento simultâneo a ele, apresenta-se outro registro de apreensão do mundo, que para Godard está relacionado com outra área do cérebro: a subcortical.

A esse tipo, o autor nomeia de *olhar subjetivo*, no qual há uma sensorialidade que circula sem que seja necessariamente consciente e interpretada.

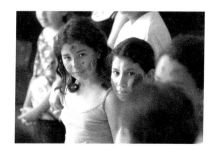

Para esclarecer ainda mais essa distinção, Godard assinala pessoas que em decorrência de um acidente perderam uma parte do olhar objetivo, cortical e que, colocadas diante de uma cadeira, não conseguiam nomeá-la, mas podiam evitar a cadeira. Isso demonstra a presença de um olhar que não é ligado ao tempo, ou à história do sujeito, não funciona com base em uma interpretação, nem tampouco em um confronto entre o passado e uma atualização do olhar; é algo que estaria relacionado com um *olhar geográfico*.

Para Gil, o olhar implica uma atitude que "não se limita a ver, mas interroga e espera respostas, escruta, penetra e desposa as coisas e seus movimentos" (1996, p. 48). Assim, quando olhamos o mundo, algo é incluído em nós, em nossa subjetividade; somos afetados por aquilo que vemos ao mesmo tempo em que emitimos algo de nós.

"Olhar um olhar é receber dele uma impressão, acolhê-lo de certa maneira e mostrá-lo ao mesmo tempo, reagir através de um outro olhar ao olhar que recebemos" (Gil, 1996, p. 51). Essa consideração aproxima-se da reflexão de Godard, para quem esse modo de olhar o sujeito se projeta no espaço; não apenas "recebe" o mundo, mas exercita a capacidade de fazer corpo com.

Outro aspecto fundamental para essa discussão é, como diz Gil, a sua *capacidade de captar pequenas percepções*[104] que seriam estados afetivos não categóricos, ou seja, não nomeados pela palavra, nem tampouco apreendidos por uma visão objetivante.

Sobre as pequenas percepções, podemos dizer que existem como campo de sensações, ações, expressão de afetos e criação e *afetam-nos sem nos darmos conta* (1996, p. 113; grifo da autora). Por isso, temos um interesse particular na questão, pois nos encontros não estamos apenas interessados naquilo que podemos apreender como uma *experiência visualizável*, mas em dimensões invisíveis, pouco demarcadas, que atravessam e estão presentes no encontro entre corpos.[105]

Sobre as pequenas percepções e suas implicações no olhar

As pequenas percepções apresentam uma qualidade intensiva que é pura vibração: "nela não vemos formas figurais, mas recebemos como um jogo de forças que se apresentam como uma atmosfera, invisíveis à visão, mas apreensíveis à sensibilidade intensiva do olhar" (Gil, 1996, p. 34).

Para Reis (2004), que discute a questão das relações entre analisando e analista nos processos psicanalíticos, trabalhar no plano das pequenas percepções significa evidenciar um "olhar" que apreende o que é invisível para a visão objetivadora: tensões, aberturas e quebras de espaço, movimentos orientados

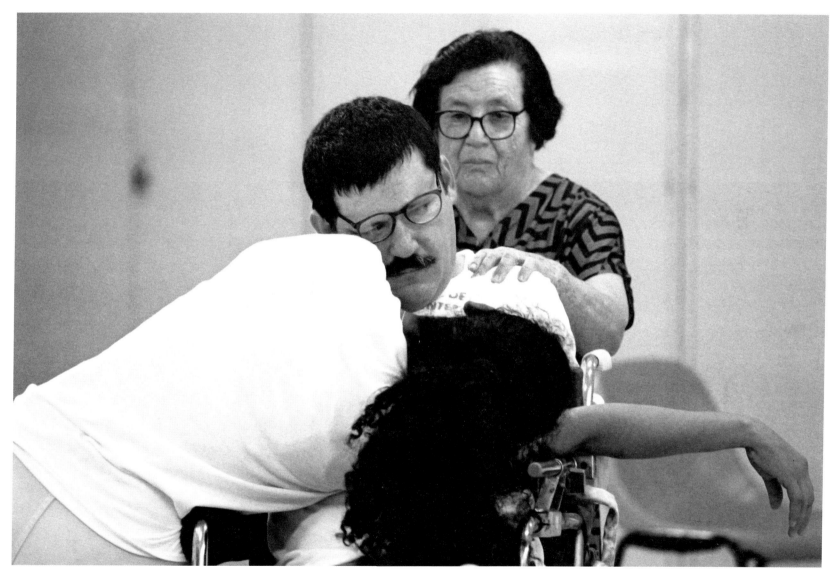

O outro que perturba.

Regina Favre (2004b, p. 76)

de forças, suas cargas e suas potências. Para ela, é nessa dimensão que emana uma superfície de contato entre os corpos, por onde cada um de nós se liga aos outros e ao mundo (p. 18).

Outro aspecto presente nos encontros que se relaciona ao exercício do olhar é a capacidade, nesse tipo de apreensão do mundo, de captar atmosferas presentes no encontro entre os corpos. Esse olhar denominarei de *olhar atmosférico*. [106]

Tanto nas obras de José Gil quanto de Reis, fica clara a necessidade de pensar as pequenas percepções que criam as atmosferas e podem ser apreendidas.

Para Gil, a produção de uma atmosfera em determinado encontro tem a propriedade de transformar os corpos submetendo-os a um regime de forças que, por sua qualidade intensiva, não estaria limitado à consciência.

Para ele, o corpo é um primeiro elemento visível que se rodeia de uma atmosfera (1996, p. 223) e, por exalar dos corpos, existe quase de modo autônomo e envolvente, fazendo-nos, por exemplo, dizer: "está no ar" ou "a atmosfera que reinava na sala era do tipo" (2004, p. 119), evidenciando uma dimensão além dos limites da visibilidade dos corpos.

Podemos dizer ainda que seria um *"não sei o quê"* [107] que captura, apazigua, dá confiança, cria repulsa e que, como diz Reis, funda as relações de amor, transferência e de influência (2004, p. 18).

No encontro entre olhares, diz Gil, tende-se a formar uma atmosfera única que corresponde aos movimentos microscópicos de cada um. Essa atmosfera seria a forma das forças presentes nos encontros, com base na poeira das pequenas percepções que ganham forma como atmosfera que pré-anuncia, faz pré-sentir a forma que se desenhará: a atmosfera muda, então, torna-se clima, assumindo somente ali determinações e formas visíveis (Gil, 1996, p. 52).

Não podemos esquecer que a atmosfera terá uma *densidade*, uma *textura* e uma *viscosidade* próprias, contendo nela mesma um número incalculável de diferentes atmosferas que compõem uma dinâmica complexa. Neste estudo, procuramos apenas pontuar essa questão. Não se trata, portanto, de pensar as atmosferas como um conjunto de objetos ou uma estrutura espacial tal como a visão consegue apreender ou onde o corpo se insira, pois não se compõem de signos, mas de forças que atravessam os corpos.

A esse respeito, Stern, em seus estudos sobre bebês, contribui para pensarmos nos contatos entre olhares estabelecidos desde muito cedo pelas interações entre mães e bebês, ao evidenciar a intensidade presente nesse tipo de aproximação e a sua permanência como capacidade ao longo da vida.

Acompanhemos mais de perto, a seguir, esse território de contato.

Dueto olhares

O livro *Diário de um bebê: o que seu filho vê, sente e vivencia* (Stern, 1991)[108] foi escrito como um diário em resposta a indagações sobre a vida interior de um bebê: o que se passa em sua mente quando ele fixa o olhar em um rosto ou quando olha algo simples, como um reflexo de sol na parede ou as grades do seu berço. O autor analisa ainda o que acontece quando um bebê brinca face a face com um adulto e discorre acerca de uma série de perguntas que nos fazemos ao observar um bebê.

As descrições e reflexões realizadas pelo autor acerca do dueto de rostos e sobre os sentidos do olhar nas interações entre a mãe e seu bebê servirão como inspiração para muitas reflexões desenvolvidas nesta e em outras séries.

Essa aproximação se justifica pelo fato de, ao trabalhar na clínica, evocarmos experiências muito precoces que marcam os corpos em suas relações com o outro. Utilizamos exercícios que envolvem ver, abrir e fechar os olhos, aproximar e afastar os corpos por meio dos *fios de olhares*.

Para Stern, o estudo dos rostos se dá desde que nascemos; segundo ele, o rosto é especial por duas razões: porque o rosto dos pais é vivo, responsivo e também porque promove desde muito cedo uma conexão especial com o outro (1991, p. 50).

O autor afirma também que, após cerca de dois a três meses de vida, o rosto humano tem poderes especiais. O rosto do bebê, desde sua sétima e oitava semanas de vida, age como um gatilho para desencadear sorrisos sociais e vocalizações.

Segundo Stern, pelo olhar o bebê pode iniciar um encontro, afirmar não somente sua potência e sua importância nesta fase, mas sua capacidade conectiva ao longo da vida. Essa capacidade é atualizada em muitas das dinâmicas que acontecem na clínica.

Tal como com o bebê, observo que os olhares esperam a resposta de outro olhar num jogo muito particular, vivido de modo singular e mutante a cada contexto e configuração vivencial, evidenciando o caráter ativo, conectivo e provocador no exercício do olhar.

Podemos dizer que o que está em pauta é esse entrejogo que acontece entre os sujeitos, sabendo que o *olhar mútuo é sempre uma experiência intensa* (Stern, 1991, p. 51), como testemunharemos em muitas falas e cenas apresentadas, afirmando o olhar como ação e não apenas recepção do mundo.

"O olhar mútuo é ainda bastante excitante e muitas vezes pode ser quase intolerável" (*Ibidem*).

Para Stern, em animais como os cães, lobos e grandes macacos, o olhar mútuo provoca agressão. Como veremos na clínica, surgem algumas tonalidades no encontro entre olhares que, de tão intensos, fazem renascer vivências que se aproximam de respostas dadas por animais, como um olho que se arregala após um susto ou um desviar e "fazer-se de morto" quando um contato se intensifica excessivamente. O mesmo se dá quando o corpo se fecha na tentativa de escapar de um olhar penetrante ou ainda em momentos em que se observam nos olhos os rastros de agressividade diante de uma proposta invasiva, que transborda e se densifica no ambiente captável apenas se os corpos se abrem para *pequenas percepções*.

Curioso pensar que, na prática clínica, qualquer exercício que envolva em algum momento, mesmo que rapidamente, o encontro dos olhares pode provocar uma imensidão de respostas do corpo, que podem ir do desconforto à alegria.

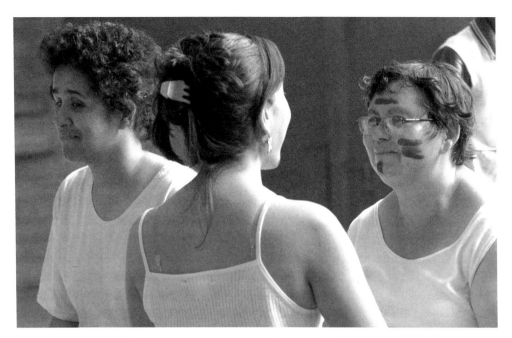

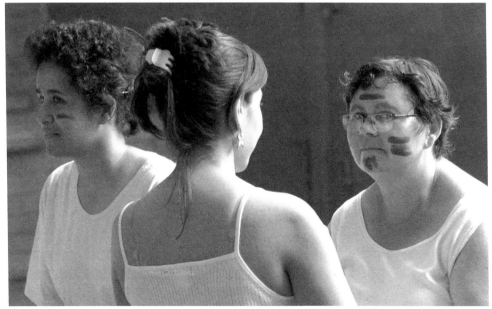

Não olhe para mim agora.

À luz dessas reflexões, descreverei a seguir dinâmicas que permitem maior aproximação com as intensidades produzidas em algumas proposições que envolvem o olhar presente nas interações sociais mais intensas e imediatas, limitadas ao *contato face a face* e ao *"aqui e agora, entre nós"*. Essas experiências se atualizam e são (re)ativadas por alguns procedimentos que envolvem o olhar.

Jogos entre olhares

A proposta [109] é realizada primeiramente por duplas escolhidas ao acaso com base em contato corporal estabelecido durante um andar de olhos fechados pela sala e no encontro com os outros participantes. [110]
Os duetos iniciam a experiência por meio do contato visual, deixando o corpo responder, afetar, acolher as sensações e acompanhar os movimentos.
Os olhos podem vagar, pausar, fixar, fugir, enfim, criar a sua coreografia com base no que acontece nos encontros. Essa é a consigna inicial que se desdobrará em outras vivências não planejadas previamente.

As duplas se formam e criam diversos jogos de olhares. As propostas são orientadas pelo respeito aos próprios desejos e pela observação dos limites. Assim, quando um dos componentes deseja, basta sair, e, quando alguém quer entrar, isso pode ser feito sem a utilização da palavra, lembrando que iniciamos a dinâmica com pares e alguns participantes escolhem olhar de "fora" a experimentação.
Nos comentários, é possível identificar algumas atmosferas:
Silvana diz:

"Entrei num jogo de desviar meu olhar. A cada nova investida do meu parceiro, eu fugia [...] o olhar dele era tão forte que eu não conseguia me fixar."

A participante que realizou a dinâmica com Silvana comenta que teve uma sensação estranha e que se sentiu muito "invasiva". Queria dizer que tudo estava bem, que sua parceira também podia olhar para ela, que não precisava fugir, mas observou que a cada olhar seu, a parceira se desviava.

"Quando comecei a olhar para a minha parceira, senti vontade de abraçá-la, mas não podia; assim, resolvi mostrar, fazer com os meus olhos um abraço."

Permaneceram próximas durante toda a experimentação e, ao final, foi observado como os corpos das duas se colocaram quase na mesma posição, como em um espelho.

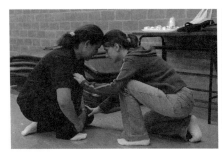 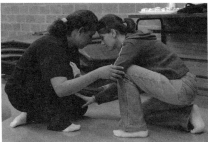 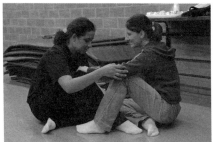 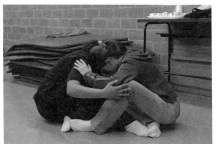

"Eu ouvia as duplas trocando, mas não queríamos sair dali", comentou uma delas.

Em outra dupla, a narrativa do encontro teve trajetória diversa. Juliana faz o seguinte comentário após a experimentação: *"Quando te olhei, lembrei, por meio de meu corpo, de outros olhares em diferentes ocasiões da minha vida. Um olhar acolhedor."*

Em resposta a este comentário, Fanny, a outra integrante da dupla, disse: *"Ao te olhar te vi mais madura, diferente de outras vezes que te olhei como uma mãe que olha para o seu filho."*

Como vimos na concepção de Keleman e Favre o corpo é construído com base no que os autores denominaram de formas emocionais. Temos assim as estruturas inatas, as formas construídas com base nas experiências, vínculos, encontros e contextos (ligados às histórias que aquele corpo vive e viveu, bem como ligados ao social, ao cultural) que interferem e influenciam na construção dos corpos.

É na complexidade desses processos metaestáveis que os encontros entre os corpos acontecem, ativam, acessam e produzem respostas singulares e variadas.

Ao analisar os relatos, inspirada em Keleman, observo que *as experiências marcam os corpos*. Ao *olhar* ou *tocar*, entre outros tipos de aproximações e contatos corporais efetuados nestes e em outros procedimentos, é possível atualizar sensações, (re)ativar memórias intensas, presentificando-as naquele instante, tal como ocorreu no encontro de Fanny com Juliana.

Em outras ocasiões, as marcas lembradas não necessariamente estavam relacionadas com experiências anteriores gratificantes. Muitos relatos são de desconforto ou são lembranças repletas de sofrimento. No entanto, o encontro com outra pessoa, em um contexto diverso, também pode permitir uma nova experiência, outra marca que vai habitar aquele corpo.

Essa consideração é importante, pois os laboratórios realizados em TO não são preparações ou ensaios para uma "vida lá fora", mas um momento que pode certamente afetar, produzir outros modos de se conhecer e de se relacionar com o outro.

Fica muito claro nas observações clínicas e nas falas dos participantes como o contato olho a olho pode ser intenso, além de centralizar e disparar muitas respostas: de um lado, vê-se um corpo que capta um olhar acolhedor e se abre para o encontro; de outro, vê-se um corpo que se retrai diante de um olhar sentido como "invasor", provocando o enrijecimento muscular e se tornando pouco poroso, pouco propenso à aproximação.

É importante ainda pontuar que nessas interações não estamos representando algo da ordem do acontecido, como uma volta ao passado, mas (re)atualizando marcas que se inflamam no encontro com o outro.

"Quando eu olhei para você, para seus olhos, eu vi os olhos de minha tia, de uma amiga que tive, me emocionei, chorei. Foi muito intenso para mim." (Juliana)

Após este comentário direcionado à participante que provocou estas memórias, Diana diz:

"Vi um olhar de menina e senti vontade de dançar com você".

Esse comentário inaugura outra questão:

O que o seu olhar provoca em meu corpo?

Transbordamentos do olhar

Com base na observação clínica, nas falas dos participantes e nos estudos em torno do olhar e da produção de *atmosferas*, pareceu-me central destinar um momento para tratar do contato olho a olho e refletir sobre os efeitos provocados no corpo.

Considerei também que os olhares acompanhavam uma gestualidade – um tônus corporal, um comportamento, signos não-verbais, todos impregnados de afetos – que provocava respostas muito refinadas, além da expressividade dos olhos.

Para Keleman, o olhar acompanha e é parte de uma *forma somática* que organiza, estrutura e configura um comportamento motor/emocional metaestável.

Assim, quando analisamos propostas que envolvem o encontro entre olhares, tratamos de encontros entre corpos que se olham, reagem, respondem e, ao mesmo tempo, afetam a forma emocional.

Pode-se dizer que nos contatos corporais acontece uma conversa entre formas emocionais, vinculares, que pulsam segundo afetos e intensidades presentes no encontro.

Um olhar agressivo, por exemplo, é parte de uma estrutura somática que se expressa em determinado momento, contexto e ambiente com relação a determinada situação ou acontecimento.

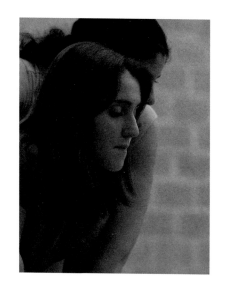

Da mesma forma, um olhar triste modula e é modulado por um corpo que constrói uma arquitetura somática pouco conectiva ao ambiente, tal como verificamos em muitos casos de depressão profunda.

Quando Silvana diz que se sentiu invadida pelo olhar de sua parceira, parece-me que não se sentia invadida pelos olhos do outro, ou mesmo por seu olhar, mas por toda uma *atmosfera*, um ambiente de contato que se configurava naquela relação.

Penso, portanto, e esta é uma das minhas hipóteses, que o olhar acompanha um estado de *presença*, que pode ser ameaçador, agressivo, perturbador, desafiador, amável, de acordo com as forças que se engendram no encontro.

Como vimos, esses estados de presença produzem *atmosferas* que criam um ambiente entre as pessoas, presenças formatadas nas *pequenas percepções* que emanam dos corpos.

Outra idéia bastante perturbadora, e que nos faz pensar que há um transbordamento necessário para a idéia de um olhar do corpo, está numa frase de José Gil (1996, p. 57):

> Não devemos esquecer, na sedução do olhar, o seu poder de irradiar sobre o corpo todo [...] É o corpo todo do outro que nos olha: a superfície da pele povoa-se de olhos, já não é preciso olhar-se um olhar, basta olhar um corpo para ser captado ou seduzido por ele, para receber a sua atmosfera ou a sua aura.

Solicito que todos fechem os olhos e iniciem uma caminhada pela sala e que, ao encontrar outro participante ou "alguma coisa" (parede, obstáculo etc.), façam uma pausa, procurando captar a atmosfera produzida por aquele encontro.

Ao se encontrarem, alguns participantes estabelecem uma aproximação corporal, tocam uma parte do corpo do outro, permanecem em contato por alguns instantes.

Os arranjos são construídos e desmanchados várias vezes, com o mesmo parceiro ou no encontro com outros componentes do grupo.

Depois de um tempo, e neste caso [111] para finalizar a proposta, solicito uma pausa em determinada configuração.

Como sentem as atmosferas nos encontros?

Muda alguma coisa em cada novo encontro/configuração?

Orientados por essas perguntas, os olhos se abrem, observam a composição grupal.

Em seguida, como num susto, Bárbara, uma das participantes, pega sua máquina fotográfica, tira uma foto; passa a máquina para outra participante que realiza o mesmo gesto. Com isso, cria-se uma rede que envolve todo o grupo no gesto de fotografar uma cena com base em um olhar-lugar. [112]

Depois, as pessoas fecham novamente os olhos e encontram um parceiro com o qual trabalharão na próxima seqüência de exercícios.

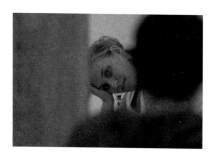

Neste trabalho, como em outros, reforço a importância da concentração para captar as sensações das *atmosferas* que se anunciam no encontro entre corpos. Observo que muitos participantes têm dificuldades de concentração, por isso sugiro que fechem os olhos, como recurso para distanciá-los da visão que pode restringir o exercício do olhar.

Luciana se afasta um pouco de Claudia, permanece de olhos abertos como se quisesse se distanciar do contato, sai rapidamente do que chamo de seu *corpo ambiente*, dirigindo-se para um contato que possa produzir outras sensações. Durante a conversa, realizada posteriormente, fica nítido o seu desconforto.

"Senti-me muito incomodada ao olhar algumas pessoas. Busquei um lugar que me permitisse olhar todo mundo a distância e acabei me sentindo fora do grupo."

Bárbara circula por entre os corpos. Conta que foi tranqüilo se aproximar e se distanciar e que foi tomada por uma alegria quando pôde se aproximar das outras pessoas. Diz ainda que não sentiu nenhuma vontade de abrir os olhos, deixando-se tocar pelo clima amoroso que sentia no grupo.

Para realizar essa dinâmica levo o grupo a um silenciar de palavras que, pouco a pouco, permite aos corpos se abrirem para captar as *pequenas percepções* [113] que emanam daquele acontecimento; reforçam na vivência a não necessidade da palavra como conexão, pois, muitas vezes, as palavras habitam excessivamente uma proposta e, por isso, impedem outros caminhos sensíveis.

Manuela rapidamente ficou silenciosa. O grupo, composto por oito participantes, permitiu que o silêncio de palavras acontecesse.

As pessoas estabeleceram momentos para compartilhar intimidades, o que favorecia a dinâmica; porém, ficou claro, naquele e em outros contextos, que os contatos corporais exigiam dos participantes outras disposições, tocavam cada um de um modo, mobilizavam e ativavam memórias, sensações e respostas às vezes muito delicadas e quase imperceptíveis a "olho nu".

Quando surgiam, após a vivência, na maioria das vezes as palavras não substituíam alguma angústia ou ansiedade do contato, mas expressavam aquilo que acontecia nos encontros.

Além disso, nesta proposta as aproximações e os afastamentos dos corpos estão sempre sinalizados por atmosferas, e um olhar mais sensível permite captar e se guiar por aquilo que afeta.

Aninha, ao se referir à dinâmica, fala da intensidade vivida naquelas aproximações.

"Mesmo diferente a cada contato ou configuração, estar muito próximo das outras fez meu coração bater, um calor subir, uma vontade de permanecer ali por muito tempo."

Esse comentário revela que o exercício do olhar produz respostas variadas e singulares nos corpos que participam e expressam essas "com-posições". Dores de barriga, de cabeça, taquicardia e enrijecimento dos músculos são algumas manifestações observadas e mencionadas pelos participantes como fruto dos contatos intensivos que acontecem em algumas dinâmicas.

Não se pode separar então um corpo orgânico de um corpo "subjetivo", pois são dimensões de um mesmo corpo que formatam um *ambiente metaestável* [114] em conexão e produzido por outros ambientes. Tal como Keleman propõe: um corpo que é parte da biosfera, produzido e produzindo realidades físicas, culturais, subjetivas, sociais, históricas.

Outro ponto importante nessa dinâmica é a efetuação de *linhas de fuga* [115] que compõem essa e todas as dinâmicas que produzem respostas, que se desviam do a *priori*, tal como a máquina fotográfica que se presentifica na composição, ou um gesto, um andar ou um olhar que se formata instantaneamente, às vezes de modo fugidio e quase inapreensível pela nossa sensibilidade.

O que está em jogo não é o encontro entre os sentidos da visão, que procura captar uma perna, um braço, as costas ou uma parede, esquadrinhando e revelando um espaço-temporal, que, implicado e produzindo espaços-tempo, acaba por se impregnar das intensidades que circulam e são produzidas pelos encontros.

Carolina afirma: *"parece que consegui de fato estar próxima de algumas pessoas. Às vezes a gente está fisicamente junto de alguém e não sente."*

"Estou tão tocada por esta proposta, tem tanta intensidade aí, que minhas pernas estão trêmulas."

Podemos ainda notar que as respostas do corpo às afetações transitam pelas intensidades que criam trilhas de excitação nervosa pelo corpo, constroem determinada forma corporificada que permanentemente se constrói e se desmancha.

As pernas trêmulas, o coração que acelera, a respiração que bloqueia, o enrijecimento muscular, o pulso que aumenta, as emoções produzidas pelo encontro e os pensamentos que se multiplicam são algumas das possíveis respostas do corpo àquele encontro, em um contexto particular, o que mostra que fazemos corpo a cada instante num processo infinito que age e reage nos ambientes e a eles.

Sintonia de afetos

Agora, entra em cena um outro conceito cunhado por Stern (1992) que facilitará a nossa compreensão do que acontece não somente nas interações olho a olho, mas no encontro entre corpos: *a sintonia de afetos*.

A principal hipótese formulada e desenvolvida por Reis é que a *sintonia afetiva* [116] se funda na dimensão das pequenas percepções, de onde emana, como já dissemos, uma superfície de contato entre os corpos.

Para ela, algumas propostas – e eu diria: em alguns procedimentos utilizados na clínica que mobilizam os corpos para o contato – nos remetem a experiências muito precoces.

Em consonância, para Stern só é verdade histórica aquilo que faz parte da linguagem verbal; para ele, os bebês são psiquicamente ativos desde o início da vida, com uma relativa autonomia mental, afetiva e cognitiva que os leva a participar da construção de seu *mundo ambiente*. [117]

O desenvolvimento dessas capacidades inatas e sociais implica uma elaboração subjetiva constante, relacionada com organizações de diferentes *domínios do relacionar-se, denominados pelo autor sensos do eu e do outro*.

Esses *sensos do eu* são maneiras de estar no mundo compostas por sensações de um corpo único, experienciador dos sentimentos, realizador de intenções, tradutor do vivido em linguagem, comunicador e compartilhador do conhecimento pessoal.

O que nos interessa é que essas organizações são domínios de *sensos do eu* que se sucedem em categorias cada vez mais complexas, que permitem ao bebê se relacionar e criar seu mundo ambiente em possibilidades cada vez mais refinadas que permanecem ao longo de toda a vida.

Para Stern, são quatro os *sensos do eu*: emergente, nuclear, subjetivo e verbal. Quando trabalhamos com o não-verbal e buscamos experienciar um olhar que capta *atmosferas*, ativamos capacidades que correspondem essencialmente aos dois primeiros sensos, às primeiras formas de experiência subjetiva não-verbal e, como diz Eliana Schueler, envolvem a dimensão corpórea e sensória (1994, p. 95).

Tomando a discussão anterior sobre as pequenas percepções que emanam dos corpos, podemos aproximá-la do conceito de afetos de vitalidade proposto por Stern. Segundo o autor, o domínio do *senso do eu* emergente é regido principalmente por *afetos de vitalidade* que, tal como nas pequenas percepções, não são regidos por qualidades definíveis que implicariam uma categorização formal e conceitual dos estados afetivos.

Por meio de suas narrativas a respeito de experiências vividas por bebês muito novos, Stern nos coloca imediatamente diante da potência dos recém-nascidos que, segundo ele, permanece em nós ao longo da vida como capacidade importante e ativa, como os *afetos de vitalidade* que exprimem a potência de vida de um afeto, uma "força de afirmação".

Para Stern, essas sensações podem ser apreendidas, no limite, apenas como afetos categoriais, macroscópicos, como alegria, medo e surpresa, mas modulados pelo que o autor denomina de *potência vital*, que está no campo da virtualidade, inapreensível à nossa capacidade perceptiva.

Com isso, o autor afirma outra qualidade de experiência que pode surgir diretamente no encontro com pessoas: *afetos de vitalidade*, qualidades de sensações que não se ajustam ao léxico ou à taxonomia de afetos existentes. Para Stern, essas qualidades indefiníveis são mais bem capturadas por termos dinâmicos, cinéticos, tais como "surgindo", "desaparecendo", "passando rapidamente", "prolongando" e assim por diante.

São essas sensações, tão presentes nos bebês, que procuramos acessar em alguns procedimentos, pois são "formas de sensações envolvidas com todos os processos vitais da vida, tais como respirar,

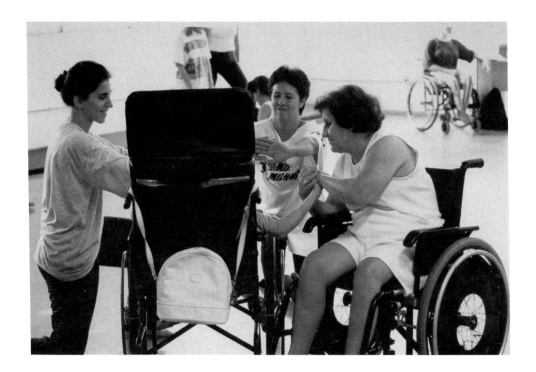

ficar com fome, eliminar, adormecer e acordar, ou sentir o ir e vir das emoções e pensamentos" (Stern, 1992, p. 78).

Em muitas vivências que possibilitam os contatos corporais e prescindem das palavras, fica claro que estamos ativando modos do relacionar-se muito precoces, refinados e bastante potentes nas interações entre os corpos.

Cabe ainda pontuar que os afetos de vitalidade ocorrem tanto na presença quanto na ausência dos afetos categóricos, como alegria, tristeza e assim por diante. O que os diferencia é a sua qualidade ou, podemos dizer, a intensidade do que Stern denominou de "sobrecarga". Como exemplo, o autor sugere imagens: uma inundação de luz percebida; uma seqüência acelerada de pensamentos; uma imensurável onda despertada por uma música, entre outras.

Observo que em alguns momentos da clínica, os afetos de vitalidade funcionam como um *rompante de determinação*, expressos em determinado encontro com uma música, com uma proposta, no encontro de um corpo com outro, com uma dança, com uma fala, sem recorrer à trama ou aos sinais categóricos dos quais os afetos de vitalidade podem ser derivados.

Stern explica ainda que os afetos de vitalidade estão presentes antes da consumação de certo padrão, como é o caso do bebê que inicia as suas tentativas de colocar o polegar na boca e é acompanhado por uma grande excitação, até que o ato consumado diminua a excitação e se torne assimilável. Esse hiato, intervalo, ensaio ou preparação não deve ser desconsiderado nas vivências, mesmo que seja extremamente difícil dar um contorno a esses processos presentes em cada experimentação, em cada exercício.

Para Gil, os afetos de vitalidade referidos por Stern não são nem discretos nem macroscópicos, mas microscópicos e contínuos, ou seja, estão numa dimensão da invisibilidade, relacionados com campos de forças que atravessam os corpos (Stern, 1992, p. 87). O outro olhar aqui estudado e impossível de apreensão parece estar banhado por esses afetos de vitalidade que fogem de qualquer categorização.

Com base nessas considerações, o olhar que nos interessa é fecundado por movimentos objetivos, ou seja, por aquilo que é possível ver e codificar pela consciência e simultaneamente por esse outro *olhar atmosférico* que comporta uma potência vital e prescinde dos olhos abertos, atentos para sua efetuação nos corpos. Para Stern, os processos afetivos e cognitivos não podem ser separados. A aprendizagem, ela própria, é motivada e carregada de afetos. Da mesma forma, em um momento intensamente afetivo, a percepção e a cognição continuam (Stern, 1992, p. 37).

Assim, nessa concepção do olhar, navegamos novamente por regiões de fluxos intensivos, campos de força ou excitações expressas por estados de presença que se atualizam nas formas dos corpos apenas provisoriamente estabilizadas.

Em concordância com Reis, parece-me possível associar as pequenas percepções aos afetos de vitalidade, pois ambos seguem registros muito próximos, definidos por forças intensivas fora do registro da visibilidade ou da linguagem. Essa correlação nos permite ainda dizer que a sintonia afetiva se funda na dimensão das pequenas percepções, das quais emana uma *atmosfera* que permite o contato entre os corpos na sutileza que buscamos viver e explicitar.

É nessa modalidade que pensamos quando sugerimos, nas oficinas, contatos muito próximos e delicados entre os participantes.

Formas do olhar ou os olhares da forma

Para dar prosseguimento à análise de outros procedimentos, baseio-me em exercícios já apresentados em outras séries que são desencadeados pelo sentido da visão, brincando com propostas de abrir e fechar os olhos, afirmando mais uma vez a amplitude do nosso conceito sobre o olhar.

Como vimos, não é possível purificar as experiências, mesmo aquelas impulsionadas ou desencadeadas pelo sentido do ver (no contato com uma imagem, com o outro, com uma cena clínica), pois os olhos

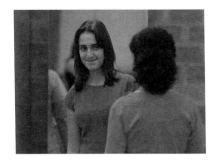

estão em ação num corpo complexo, aberto, envolvendo o que chamei de *ambientes corporais* [118], onde aquele que vê com os seus olhos, vê com o seu corpo inteiro.

Nessa discussão, abordei o mesmo procedimento apresentado na série Fotografar, no qual, *em duplas, um dos pares faz uma forma com o seu corpo e o outro olha esta forma de diferentes modos.*

Quando sugiro esse exercício, está em jogo a produção de formas/fotografias inéditas que procuram romper trilhas habituais de construção para exercitar leves e quase invisíveis variações.

Outro aspecto daquele procedimento, e que agora nos interessa, é quando o parceiro é chamado a *olhar a forma construída de diferentes modos* [119]; para tanto, o participante, ora se afasta, ora se aproxima, olha de diferentes ângulos, detalha, exercita um olhar mais panorâmico, entre tantos outros criados e experimentados pelas duplas.

Novamente proponho a questão:

Como aquela forma me afeta? Como meu corpo responde a esta afetação? Como a minha forma afeta o outro ao olhá-lo de diferentes modos?

Margeando tais procedimentos, podemos dizer que entramos no que chamarei de *jogos entre corpos que se olham,* experimentando diferentes focos e lentes, conectividades e sensações a cada novo "enquadramento".

As aproximações e afastamentos do olhar/formas geram comentários que merecem atenção, pois delimitam campos diversos para a nossa análise.

"Senti-me muito mal ao ser olhada, fiquei extremamente constrangida com a proximidade do contato." (Sueli)

"Lembrei que na rua todos me olham e parece que a primeira coisa que vêem é o meu defeito." (Jorge)

"Estou acostumada, sou olhada o tempo inteiro, desde pequena: pelas pessoas da rua, pelos meus pais, pelos terapeutas." (Madalena)

"Quando as pessoas olham para mim no ônibus eu logo desvio o meu olhar, acho chato." (Cintia)

"Não estamos acostumadas com este jeito de ficar olhando uns para os outros. É cultural." (Silvana)

Nesses comentários podemos observar as dificuldades e ressonâncias de uma proposta que oferece uma aproximação corporal.

No caso de Jorge, o foco estava na sua deficiência, como algo que ele sente que captura o olhar do outro. De fato, no *workshop* que Jorge realizou com participantes não portadores de deficiência, às vezes ficava nítida a predominância de um olhar do outro que ora focava, ora desviava seus olhos da parte deficiente do corpo.

A tentativa naquele trabalho foi proporcionar outros olhares para o gesto criado por Jorge: viver a interação entre dois corpos que dançam, que ora se aproximam e se afastam, problematizando, por exemplo, o olhar envolto e referendado por padrões de beleza/feiúra ou familiaridade/estranhamento que constroem um modo não somente de olhar, mas de ser olhado na relação com o outro.

Com base na fala de Madalena, também portadora de uma deficiência, surge a percepção dos olhares ao seu corpo. Ela diz não se incomodar com essa atenção "maciça" que sempre recebeu desde pequena.

Paradoxalmente, outros participantes que não eram portadores de deficiência expressavam incômodo e desconforto intenso ao serem olhados, o que mostra a importância das experiências vividas na produção de modos de olhar e ser olhado.

Na fala de Cintia e Silvana surge o aspecto referente às influências das *formas culturais* que constroem os corpos: lugares onde não cabe um olhar mais diretivo e olhares que procuram outro olhar em determinado ambiente social, trazendo à tona uma discussão sobre os modos de olhar e de se comportar predominantes em cada época, em cada contexto que constrói o repertório comportamental e faz parte dele. A esses comportamentos, observamos as mais singulares respostas: olhar mesmo que não seja permitido; adequar o corpo e o olhar às normas vigentes; sentir vergonha de olhar; olhar justamente para se opor à norma, entre outras respostas que cada corpo pode produzir em diferentes situações, momentos, contextos, ambientes.

"Ao contrário, eu fico olhando para todo mundo e percebo como algumas pessoas se incomodam e tentam desviar o olhar." (Leila)

"Me incomoda o tanto que você me olha." (Ismael)

"Quando olho muito de perto meu parceiro, sinto-me muito invasiva. Sinto que estou invadindo meu parceiro e sinto certo desconforto." (Karen)

"Eu levei a proposta como uma brincadeira. Me diverti afastando e me aproximando do meu parceiro." (Marcos)

"Eu fiquei tão longe que perdi o contato com o meu parceiro." (Talita)

"Eu fiquei olhando cada detalhe, cada lugarzinho do corpo." (Suzana)

"Eu presto mais atenção aos olhos do meu parceiro. Ao jeito dele de me olhar." (Márcia)

Observo que não é possível padronizar uma única resposta para quem olha e tampouco para aquele que está sendo olhado.

Noto ainda que cada contexto produz um tipo de conversa corporal, determinada pelas forças presentes no encontro.

Carlos, Márcia e Suzana, por exemplo, poderiam viver uma sensação diferente se experimentassem o trabalho com outra pessoa. Podemos dizer que as trajetórias e narrativas são muito específicas e que nas falas captamos algumas sutilezas e possibilidades.

Em muitas oficinas observo também as diferentes velocidades com que os olhares acontecem. Às vezes as "lentes" são trocadas muito rapidamente, outras vezes permanecem no mesmo foco por mais tempo; alguns se deslocam mais, outros permanecem próximos ao corpo do parceiro, alguns ainda preferem ficar no lugar de quem olha, outros no lugar de quem é olhado.

Observo também que essas variações têm que ver com muitos elementos: histórias e experiências singulares, graus de intensidades presentes nos contatos, momentos do processo grupal, questões que habitam cada participante e o grupo, vínculos, maturidade dos corpos, coordenação do trabalho e inúmeros outros aspectos que serão nomeados nas cenas e nas narrativasapresentadas.

Para Lima (2004, p. 43),

> a construção do olhar não se dá em isolamento, pois é atravessada por um campo simbólico no qual cada um de nós está imerso e que nos oferece ferramentas para realizá-los. Isto faz que a percepção visual não seja somente uma ação fisiológica, mas seja também cultural e subjetiva.

Por outro lado, também somos afetados por "visões" e experiências que não necessariamente fazem parte de nosso repertório, perturbam de tal modo nossos contornos que podem se tornar inassimiláveis, produzindo um corpo que reage àquilo que lhe é excessivo.

Assim, não podemos, com base na perspectiva apontada por Keleman, trabalhar com um conceito de visão sempre controlado pelo nosso campo de visibilidade, pois, como vimos, os acontecimentos são efetuados no campo das invisibilidades.

Aqui se insinua novamente, na observação clínica, a diferença entre certa idéia de visão e outra que vai se construindo com relação ao olhar. A despeito desse olhar, afirma Gil (1996, p. 50) que "a linguagem não-verbal do olhar não usa signos ou, se o emprega, é para acto contínuo os dessemiotizar: visa constituir atmosferas para melhor lançar e captar forças".

Hiatos e aproximações: encontro e criação de formas

Um participante faz uma forma, o outro olha. Sendo afetado pela composição e aproximando-se do parceiro faz outra forma que componha com a "forma experimentada no corpo", cria uma escultura viva; o desmanchar é acionado por um dos participantes.

O trajeto de ir, vir, formar, compor, pausar e sair é realizado algumas vezes pela dupla até que a partitura seja finalizada pelo duo ou pelo coordenador que, ao captar o clima grupal em suas possibilidades de sustentar e criar algo fértil, sinaliza uma pausa para os jogos que ali se articulam.

No início ou durante o trabalho, proponho que os participantes procurem sustentar um hiato, uma pausa, uma hesitação entre um movimento e outro para que algo possa acontecer na contramão da velocidade e da codificação rápida de determinado padrão de funcionamento em resposta às intensidades dos encontros. Observo que as respostas também acontecem porque existe uma qualidade intensiva nos encontros que deve ser considerada, pois modula os corpos, distâncias, tensões e formas do corpo.

Observo ainda que muitos participantes se obrigam a interagir com o outro, além de invadir e ser invadido sem qualquer ação.

Muitas vezes sou surpreendida pela necessidade de pontuar aspectos ligados ao permitir-se, autorizar-se a *não ir*, esperar, deixar-se afetar, estabelecendo fronteiras móveis próximas aos desejos.

Nesse sentido, é fundamental acentuar a importância de uma coordenação sensível, delicada, firme e prudente, durante a realização dessas propostas, pois no jogo de aproximações e afastamentos entre os corpos são ativadas emoções, memórias e sensações muito delicadas que exigem um olhar clínico bastante refinado e cuidadoso.

Assim, autorizar cada participante e o grupo a dar atenção aos seus limites e possibilidades, aos seus desejos e à realização de escolhas nas proposições faz que a experiência aconteça de modo suficientemente seguro; constrói o que já chamamos de um *ambiente confiável*.

Algumas indicações exprimem a qualidade intensiva desse trabalho:

Não precisa necessariamente tocar no corpo do parceiro. Uma leve e delicada aproximação já é suficiente para produzir momentos de forte intensidade.
Só olhar para o parceiro e ser olhado por ele já produz um turbilhão dentro de cada um.

As diferentes modalidades de encontros são possíveis; não existe uma única regra a ser seguida, apenas indicações.

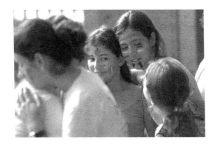

Observo muitas vezes que as duplas funcionam de um modo bastante rápido, criam e desmancham formas sem um intervalo entre olhar e compor. O tempo de afetação fica comprimido e a dupla pode muito facilmente entrar num movimento automático e perder a consistência do contato.

"É muito difícil ficar olhando e só depois pensar no que tenho vontade de fazer." (Manuela)

"Não fico pensando, vou fazendo, vou me colocando." (Sandra)

"Não sei o que aquela forma produziu em mim, tanto faz." (Flavio)

"Cada nova forma eu curti, deixei as sensações me tomarem e só aí eu me aproximava de meu parceiro." (Alexandre)

"Olhar para mim já foi suficiente." (Marisa)

"Eu preferi fazer do que olhar." (Leo)

As formas dos corpos e dos duetos constituem uma das camadas [120] do processo que envolve a visão e produz sensações, inspirações, desejos e diferentes modos de contatos.

As falas apresentadas aqui mostram trajetórias singulares que procuram dar corpo para a afetação vivida.

Keleman diz que existem duas direções possíveis para as afetações (intensidades) ou excitações. Elas podem ser assimiláveis, ou seja, um corpo que consegue com base em suas formas, camadas, maturidade vivencial, história, experiências e vínculos, sustentar e dar lugar para a afetação/encontro. Quando isso acontece, os corpos estabelecem uma relação vincular/emocional e iniciam uma conversa. É importante notar que, ao ser afetado, o corpo conversa dentro de si e não na direção da fonte de excitação.

Esse ponto é fundamental, pois desconstrói a idéia de que respondemos somente ao outro. Primeiro a resposta deve acontecer e ser possível "para si", para o corpo afetado; é com base nisso que o corpo age em direção à fonte. Uma mesma fonte de intensidade pode ser suportável para certa organização somática e insuportável para outro corpo. Tudo dependerá do encontro engendrado.

Outra possibilidade é quando acontece uma excitação excessiva e inassimilável, em determinado momento, em uma organização contemporânea ao acontecimento. Nesse caso, diz Keleman, a excitação volta para o próprio corpo e acontece o que ele denominou de um *reflexo do susto*, em que o corpo, tenta usar um mecanismo para lidar com o alto grau de excitação a fim de "barrar" a afetação.

O reflexo do susto envolve uma série de posturas que alteram a pulsação das camadas, do diafragma, da respiração, das bolsas e tubos do corpo, podendo provocar sentimentos temporários de irritação, medo, depressão e raiva, mas que voltam ao normal quando a agressão ao corpo é inibida a um grau de suportabilidade emocional.

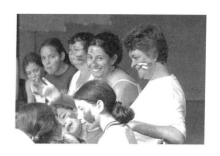

Quando não há ativação do reflexo do susto, o corpo pode se vincular e produzir um acontecimento relacional, como nomeado pelos participantes, mesmo que as emoções presentes sejam da ordem da vergonha, alegria ou desconforto nos contatos corporais. No entanto, em alguns momentos, presenciei paralisias, ou mesmo "fugas da sala", resultado da intensidade de contatos e aproximações corporais, que mostravam a delicadeza das propostas.

Após essas considerações, deixemo-nos afetar por impressões dos participantes de várias oficinas:

"Fiquei muito envergonhado com este olhar." (Samuel)

"Sinto que meu olhar é desconfiado, que não consigo olhar de frente para o meu parceiro." (Patrícia)

"Um olho olha para um lado e o outro parece que olha noutra direção." (Carla)

"Tenho muita dificuldade de olhar para quem quer que seja." (Vanessa)

"Meu olho caminha por todos os lados, sou extremamente curiosa." (Cristina)

"Quando fico cansada, o primeiro lugar em que observo este cansaço é nos meus olhos." (Flavia)

Composições e olhares:
introdução aos trabalhos de improvisação

Muitos dos exercícios do *danceability* ou mesmo os exercícios de improvisação propostos por Lisa Nelson caminham nestas direções: contato olho a olho, entre os corpos (com e sem utilização do sentido da visão), aproximação face a face, distanciamentos e aproximações com base em movimentos no espaço, exercícios em duplas, trios e grupos em diferentes configurações.

Fica expressa nesses trabalhos a complexidade que é encontrar outro, seja com o *start* dado com base em um jogo de olhares, seja no tocar partes de corpos de um ou de outro, seja no chegar corporalmente mais próximo ou no realizar alguma experimentação em parceria. Pode acontecer de o participante ficar perturbado, gostar, sentir-se confortável, com vergonha, desconfortável, tudo isso ao mesmo tempo, ou passar de um estado a outro.

Lembrando os estudos de Stern, podemos dizer que as interações relatadas pelo autor acerca dos bebês permanecem por toda a vida: o jogo das expressões e olhares, a tentativa de, por meio das interações, manter a experiência.

Tais momentos não acontecem sempre ou o tempo todo: são pequenos e breves acontecimentos, que marcam a convivência da dupla, trio ou grupo quando estão intensamente envolvidos no desenrolar dos desdobramentos das propostas. Mesmo não sabendo exatamente o próximo passo, inventam à medida que se envolvem, tal como descreve Stern a respeito de cenas de interação entre seu filho Joey e sua mãe (Stern, 1992, p. 52).

Olhares e trajetos

As propostas de improvisação e criação de Lisa Nelson utilizam muito o caminhar e abordam principalmente a relação entre olhos abertos e olhos fechados.

Diversas dinâmicas que envolvem o andar como deslocamento no espaço interligam-se a exercícios que também podem envolver o *olhar* ou centralizar os exercícios no sentido da visão com o objetivo de romper automatismos e hábitos construídos por certo "olhar viciado".

> Logo no início de um *workshop* que participei, Lisa propõe que a escutemos de olhos fechados. O corpo rapidamente se coloca em determinada postura para ouvir, e Lisa sugere, então, que procuremos desmanchar essa postura, fato que dificulta a escuta, produz estranhamento.

Essa proposta revela, mais uma vez, o quanto o corpo é domesticado e constrói na funcionalidade modos que, cristalizados, podem empobrecer nossa capacidade de enfrentar e criar situações.

Na seqüência dessa primeira e rápida constatação da força da padronização de comportamentos, Lisa propõe uma série de exercícios que me inspiraram, depois, em muitos outros que criei com base nos sentidos do olhar.[121]

Apontarei alguns desses aspectos concentrando a atenção em suas repercussões no encontro entre corpos e paisagens.

> Andar pela sala de olhos abertos, experimentando fechá-los; abri-los quando achar necessário e sentir-se seguro; trabalhar para que isso aconteça, sem determinar de antemão um tempo único para os olhos fechados ou abertos.

> O tempo de cada um é singular. É importante perceber a vontade ou necessidade de abrir ou fechar os olhos, guiar-se da maneira mais conveniente possível, experimentar-se nas duas situações.

"Quando fecho os olhos me sinto muito insegura, minha vontade é abrir logo os meus olhos." (Cristina)

"Coloco as mãos na minha frente, elas me dão segurança." (Lilian)

"Tenho medo de bater nos outros." (Glaucea)

"Não gosto deste tipo de trabalho, prefiro ficar de olhos bem abertos." (Lourdes)

As experiências revelam pessoas, seus modos de funcionamento; ao mesmo tempo, permitem novas possibilidades de movimentação do corpo. Muitos exercícios são realizados com os olhos fechados: embaralham modos, permitem o contato com outros sentidos e recursos do corpo, trabalha-se com outras sensibilidades.

A proposta de Lisa Nelson tem como base essa relação entre olhar e fechar os olhos. Muitos exercícios trabalham essas mudanças de estado e chamam a atenção para a primazia do uso do olhar e dos músculos dessa região, que são os mais numerosos do corpo humano em detrimento dos outros órgãos dos sentidos. De fato, estamos acostumados a nos guiar principalmente pela visão.

Tratarei a seguir de outros exercícios que circulam por essa mesma região:

Andar pela sala de olhos abertos e, ao encontrarmos outro corpo, nos mantermos por um tempo no que Lisa chama de 'stillnes'; então, os olhos se abrem e ficam "parados". Ou, ao contrário, caminhamos de olhos abertos e, quando encontramos alguém, ficamos em 'stilness' e os olhos se fecham.

Experimentamos, assim, as relações fazendo "pausas" no sentido da visão, navegando pelo espaço guiados por outros referenciais. Embaralhamos os enquadramentos habituais com que o corpo está adaptado a funcionar.

O que vai primeiro puxando o movimento pelo espaço? São os olhos, os pensamentos, os movimentos do corpo?

Os corpos às vezes se batem. Alguns de olhos fechados caminham muito rapidamente, acidentes e pequenos gritos acontecem nesse *workshop* que realizei com Lisa Nelson, mas também em muitos que ministrei. Outros se movem muito lentamente: cada passo é uma conquista cautelosa e, quando encontram outro corpo, sentem alívio.

Instantes em que os corpos querem se aproximar, outros em que se distanciam ou mesmo situações em que regiões diferentes do corpo tendem para posições diversas e mutantes de contato. São esboçadas, assim, aproximações e/ou afastamentos com relação ao outro, ao grupo ou mesmo à proposta.

Às vezes, parte do corpo quer andar para frente e outra parte, talvez mais cautelosa, quer se manter um pouco mais atrás, como notou uma aluna em um dos laboratórios na graduação. Ela experimentou a sensação de se mover com a cabeça projetada para a frente, tronco e quadril voltados para trás como se não quisessem andar. Ao final da experiência, ela fala sobre seu medo dos encontros e das estratégias que tem utilizado na vida com relação ao estar com os outros. [122]

Na prática clínica e nas aulas de laboratório com os alunos, observo ainda o "desconcerto" que o corpo às vezes vive ao fechar o contato visual de comunicação com o mundo.

Composições no escuro

Para finalizar esta série serão contemplados vários exercícios de criação em duplas, trios e grupos nos quais o tema do olhar está presente.

Esses exercícios poderiam também, tal como acontece com outros, ser apresentados na série Improvisar, pois também são atravessados por fluxos de criação presentes em todo o trabalho clínico, ou ainda na série Mover e pausar, pois tratam de circulações pelo espaço. Porém, por estabelecer uma posição "cega" em alguns trabalhos, considerei pertinente analisar esse material nesta série, que procura desconstruir o olhar como sentido do ver, para tatear outros caminhos da sensibilidade. São dinâmicas nas quais os encontros produzem coreografias, inspiradas na troca de olhares, compreendidas como presença e ato.

Trabalhamos neste e em outros momentos com o conceito de tradutor [123] como aquele que dá um retorno sobre o que viu, sentiu e olhou e pôde criar na relação com o outro. Poderíamos ainda pontuar que o lugar do tradutor não está vinculado a um lugar-espelho, mas é afetado pelo que pode olhar, captar das atmosferas e intervir na criação do outro; devolve suas impressões pelo corpo e, ao mesmo tempo, re(ativa) outra composição, outro olhar, cria uma conversa corporal sem fim.

> Os trabalhos se iniciam com um dos participantes que, de olhos fechados, é levado pela sala sem controlar a direção. A direção da circulação pressupõe um grau de confiança que ora é construído, ora não, produzindo vários efeitos com base no tipo de encontro que se estabelece.
> Observei Sandra e Joana em um desses momentos. Sandra é levada pelo espaço. Além de se soltar nas mãos da parceira, ela consegue realizar suas danças, utilizar várias partes do corpo. Era como se Joana fosse seu guia. Uma experiência que, de acordo com a dupla, promoveu muito prazer e diversão.

Sueli e Fátima vivem outra história. Após a vivência, contam que, ao ser guiada pela parceira, o medo de Fátima era tão grande que ela quase não conseguia sair do lugar. Queria parar, sentia-se literalmente puxada. Algumas duplas conversam, procuram outra seqüência, alteram as ações, fazem de outros modos, procuram outros facilitadores para que a experiência seja mais prazerosa e permita que o corpo seja conduzido mais fluentemente.

Estar junto com o outro é mais um aprendizado. Às vezes as alterações são possíveis, outras não: o corpo se encolhe cada vez mais e algumas pessoas relatam ter vontade de sair correndo daquela situação. Essa sensação faz parte do trabalho e é dosada a cada nova experimentação. Por outro lado, Joana menciona que percebeu aspectos muito interessantes de seu corpo, como a sensação de se mover sem o uso do sentido da visão, com o outro como suporte.

Na clínica, mais do que alterar, o corpo permite ao sujeito observar e conhecer modos de funcionamento, jeitos de se relacionar com o outro e com determinado grupo.

Acompanhemos outras dinâmicas que envolvem o *tradutor*:

Uma das pessoas da dupla se movimenta como quer (o movedor) e a outra toma a função de tradutor. O "leitor/tradutor", de olhos fechados e tateando o corpo do movente com as mãos, fará posteriormente em seu corpo aquilo que pode captar da composição do parceiro. O outro assiste a leitura realizada.

Esse exercício é realizado algumas vezes e o movente experimenta seu gesto ora de olhos abertos, ora de olhos fechados.

São inúmeros os trabalhos em que o abrir e o fechar de olhos se alternam numa tentativa, tal como apontado em outros exercícios, de variar em relação às sensações, afetações e climas nos corpos e nos contatos.

Aparecem inseguranças, os corpos assumem formas muito diferentes da habitual, acontece uma desorganização que mostra que, freqüentemente, o corpo "se assusta".

Por outro lado, são expressos modos diversos de contato, de interações:

"Fiquei muito surpresa quando vi a composição que meu par fez de minha dança, eu não tinha noção de que o meu corpo estava fazendo aqueles gestos." (Julia)

"Tive muita dificuldade para captar o clima que meu parceiro queria produzir com aqueles gestos." (Alzira)

"Tive dificuldade para tocar o corpo, dar conta do que o meu parceiro estava fazendo, tive de pedir para ele repetir muitas vezes." (Nésia)

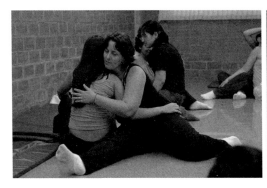 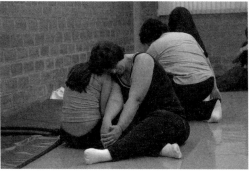 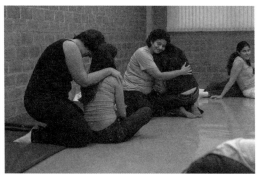

Tanto neste trabalho como em outros, o objetivo não é imitar ou fazer igual ao par, mas compor com base nos contatos, nas trocas mútuas, nas intensidades presentes. O tradutor caminha, assim, mais como *captador*, que dará um *feedback*[124], do que como alguém preocupado em fazer igual ou representar aquilo que foi feito.

O olhar que afeta o corpo todo: experimentações em torno das imagens

Fomos colocados diante de um desafio[125]: escolher uma série de imagens nas quais nosso corpo aparece em diferentes momentos da vida.[126]

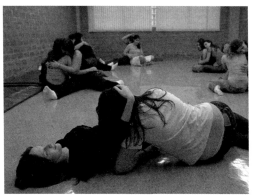 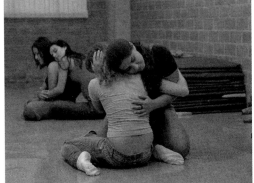

Ao criar narrativas sobre as formas somáticas, acontecimentos e produções de corpos, iniciamos um olhar [127] muito distante daquilo que consideramos trabalhar na dimensão do ver.
Jogando com sobreposições de imagens e exercitando um pensar muito refinado, cada participante problematizou um aspecto que considerou relevante na série de fotografias apresentadas.
Uma participante, mostrando várias imagens, conta que algo lhe chamou a atenção em sua pesquisa: em muitas fotografias parecia que seu olhar "fugia" do contato, que se desviava e ia para outro lugar.
Menciona uma mãe muito bonita, um pai muito ausente, múltiplas solicitações de sua família para se tornar outra, mais contida, mais reservada, talvez menos bela diante dos padrões de beleza predominantes.[128]

Longe de interpretar aspectos de sua vida, Favre procurava a todo momento colocar-se em contato com as imagens para que pudesse ser afetada por seus contornos, invisibilidades, emoções e intensidades presentificadas e atualizadas nas fotografias.

Procurávamos resistir a interpretações ou conclusões apressadas, produzidas num primeiro contato com as imagens – estou gorda ou magra, sou feia ou bonita –, ou ainda evitar comentários simplificados como: isto aconteceu por causa disto ou daquilo, numa tentativa de estabelecer correlações baseadas no paradigma simplista de causa–efeito.

Procurávamos abertura suficiente para captar as intensidades presentes, deixar-nos afetar e ser afetados pelas imagens ampliadas na tela, atentos aos efeitos que se produziam nos corpos, nos contatos climatizados entre os participantes do grupo e na relação com o corpo do narrador que era "perturbado" pelas próprias palavras, memórias, pensamentos e ações no ato mesmo de sua apresentação. [129]

"Observo como no cotidiano me relaciono de modo tão superficial com as pessoas e os ambientes", disse uma das participantes ao término de um de nossos encontros.

São camadas e camadas de acontecimentos e fluxos que transitam pelas imagens e pelos corpos; nosso olhar se exercitou num passeio entre aspectos objetivos e subjetivos daquela experiência. [130] Neste exercício foi possível estimular um *olhar atmosférico* que captava traços, pequenos gestos, posturas, expressões, deixando-nos invadir por memórias, pensamentos, articulações entre os diferentes momentos do corpo selecionados nesta proposta, na criação de uma intimidade maior e com o levantamento de questões importantes referentes à formatividade dos corpos.

Não se tratava, pois, na perspectiva de Favre e Keleman, de apreender as formas do corpo distanciadas de sentidos do sujeito, mas de captar as pequenas percepções por meio de traços, gestos, expressões, posturas e olhares que davam contorno a uma série de acontecimentos.

Operando com base nas afetações produzidas pelas formas emocionais expressas em imagens e contaminadas pelas atmosferas que rodeavam aquele processo, procurava-se viver e captar os movimentos fecundados nos corpos pela *potência vital*, conforme propõe Stern.

São exemplos de efetuação da potência nos corpos observada nas imagens fotográficas apresentadas: um corpo mais conectivo em determinado momento da vida, um olhar mais presente, um corpo mais retraído, uma alegria transbordante de uma criança em seu triciclo e muitas outras imagens que povoam nossas conversas em torno de potências, momentos de despotencialização, memórias intensivas, marcas que se tatuaram nos corpos balizando caminhos e processos de vida.

Nossos olhares se voltavam para as formas emocionais que transpareciam e atravessavam as transparências carregadas e produtoras de intensidades, que reverberavam em cada um de nós e no grupo, num compartilhar de intimidades que fez que o grupo se tornasse outro. Essas experiências me parecem muito próximas ao que Stern nomeou *rompantes de determinação*, pois de difícil nomeação por meio de palavras ou categorias próprias da linguagem.

Era nítido como os corpos respondiam às afetações produzidas em cada momento do trabalho, ressoando em outros territórios existenciais, produzindo outros corpos.

"Depois de nosso encontro, sonhei muito, tive sonhos muito interessantes." (Martha)

"Lembrei-me de outras tantas cenas de minha vida que agora gostaria de mostrar." (Jorge)

"Meus pensamentos entraram numa ebulição e numa velocidade." (Vasco)

"Este trabalho é infinito, dá para olhar estas fotos infinitamente." (Fabiana)

"Minha barriga está doendo de tanta intensidade." (Sueli)

"Durante os dois dias de encontro a minha cabeça ficou doendo." (Beth)

Com base nesses comentários, com a possibilidade de participar e acompanhar muitos desses instantâneos captados e diversos processos de participantes, podemos reafirmar a potência de uma clínica que, ao produzir mínimos deslocamentos, dá ensejo a movimentos de singularização que produzem e instauram outras configurações existenciais.

Baseando-se nos estudos de Keleman, Favre entende que algumas experiências marcam de tal modo o sujeito, que ele poderá criar um corpo e seguir seu processo de formatividade com base nesse acontecer. Como já dissemos, as experiências moldam os corpos e dão oportunidades para que, não somente se compreendam e se atualizem corpos do passado, mas também a presença viva no aqui e agora produza desejos e pensamentos imantados pelo devir.

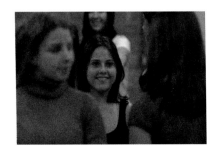

Nos registros que se conversam e se conectam é possível perceber que os corpos se modificam pouco a pouco. Com base em algumas vivências outro corpo se cria.

Parece, em muitas situações, que alguns problemas começam a se impor como um campo territorial a ser explorado, vivido e, em alguns momentos, nomeado e compartilhado.

O modo de olhar sofre uma alteração, às vezes muito sutil. Veremos na discussão sobre o olhar clínico como tais deslocamentos modificam e constroem um corpo de um profissional na leitura e ação com outras pessoas e grupos na clínica.

Olhares contemporâneos e suas implicações na clínica

O que acontece é que estamos o tempo todo trabalhando em duas dimensões, porém, no mundo contemporâneo, constatamos o que Godard chamou de uma "neurose do olhar", que acaba por ver o mundo sempre do mesmo jeito, sem se deixar afetar. Ou seja, há uma predominância do ver em detrimento do olhar.

Segundo Godard, operamos sempre com os dois tipos de olhar; no entanto, há o risco de que, no contato com outro ou com o mundo, pouco a pouco não se possam mais reinventar os objetos ou a própria realidade.

Observo na clínica que um dos efeitos da predominância do modo objetivante de olhar o mundo é o distanciamento do próprio corpo.

Além disso, testemunhamos um sentimento de vazio explicitado por muitos participantes das oficinas, que mostram em diferentes propostas – ao se aproximarem de seus corpos, no jogo de encontrar a si e ao outro – um anseio de buscar sentido para aquilo que fazem e que vivem, para olhar seus modos, seus afetos e se deixar tocar e surpreender pelas narrativas próprias e dos outros.

Em consonância com essa questão, Lima (2004, p. 43) constata, por meio de uma análise interessante sobre o contemporâneo, a influência de um excesso de imagens veiculadas pela televisão, revistas e *outdoors*. Destituídas de sentido e desconectadas de nossa existência cotidiana, essas imagens produzem um olhar referendado em valores, modelos, modos idealizados e empobrecidos de vitalidade; elas provocam, tal como testemunho na clínica, sensações que se expressam nos corpos em retraimentos, tensões, distanciamentos e dificuldades de estabelecer contatos além de um encontro formal, automático e mecânico.

Assim que entramos no laboratório de abordagens corporais encontramos um enorme espelho que eu havia solicitado. A intenção era manter esse espelho coberto até o momento em que pudéssemos observá-lo como um aliado nas experimentações, e não um "lugar" para (re)afirmar um distanciamento de ideais de corpo freqüentemente provocado quando este é o objeto de trabalho. Entretanto, o espelho veio descoberto. Como professora deveria direcionar o olhar dos meus alunos, porém eu sabia que os olhos se voltam de tal modo para lugares demarcados e fortes, que a presença de um espelho apenas reforçaria e dificultaria a atenção a si e às questões singulares que poderiam emergir com base em uma abordagem corporal.

Atenta a essa problemática, observo Sabrina se olhando no espelho, sem conseguir desviar o olhar de sua imagem. Pára, arruma os cabelos, torce o corpo, fixa seus olhos por alguns segundos nesta posição.

Este é um brevíssimo *flash* de modos de comportamento que o tempo todo permeiam nossas ações: olhos voltados para buscar uma imagem de si minimamente satisfatória e o mais próxima possível de um ideal de beleza, de felicidade e de bem-estar.

"O que eu quero nestas aulas é me sentir bem. Quero aprender relaxamentos, quero me sentir feliz."

Logo no início do trabalho buscamos sensibilizar o olhar para direções menos objetivas. Sentir o corpo, as sensações e os estados, fechar os olhos, respirar.

Imediatamente algumas pessoas percebem que estão com dores, que a respiração está travada ou sentem mal-estar.

"Eu não havia percebido que estava assim."

"Estou sentindo uma angústia..."

Que olhar é este, permeado por sensações às vezes difíceis de nomear, do qual tentamos nos aproximar?

Essas falas reafirmam que trabalhamos o tempo todo com desconstruções. Desconstrução de idéia de que um relaxamento ou uma proposta centralizada no corpo vai sempre produzir um "bem-estar" ou que, em vez de nos conectar com o corpo, nos afastaria dele. Por isso, muitos participantes se surpreendem com a observação de dores e sensações que não haviam percebido.

Além disso, vale observar que, ao se dar conta dessas sensações que às vezes já estavam ali ou foram produzidas em determinada dinâmica, um olhar julgador se estabelece por meio da sensação de que a proposta "não deu certo", tanto por parte daquele que orienta a proposição quanto daquele que a vive.

No entanto, em muitas situações, ao se surpreenderem com a expressão de seu corpo, os participantes caminham numa sintonia muito fina com suas sensações, constroem um olhar que resiste a julgamentos ou valores impostos pela subjetividade dominante:

"Começo a olhar para mim de um outro modo, como uma pessoa que vai se acompanhando e tomando posse de si."

Nessa perspectiva, o que nos interessa na clínica são os efeitos observados nos corpos em resposta a todo tipo de demanda referendada em valores e leis que contaminam os corpos: seja bonito, simpático, gostoso, magro, agradável, extrovertido, alegre, desinibido, sorridente, poroso, aberto etc. O que testemunhamos são corpos tentando lidar e se fazer neste campo de forças, criando diversas moldagens.

Costas que se curvam, dores que se acentuam, olhares que se desviam, dispersam-se, parecem às vezes esvaziados.

As falas e a observação de muitas cenas revelam um emaranhado de sensações, sentimentos, instantâneos do trabalho que mesclam tonalidades múltiplas do problema.

Articular experiências corporais e (re)ativar memórias que marcaram os corpos são efeitos do olhar que buscamos exercitar para atravessar algumas de suas sutilezas.

Numa dinâmica – colocar os braços à frente dos corpos que estão em pé, numa posição em que cada participante se sinta suficientemente confortável e que expresse "um lugar" que conte um pouco sobre o sentimento de cada um com relação ao início do trabalho –, a proposta é que os olhos se fechem para facilitar a introspecção, para que cada um se dê conta corporalmente daquilo que está experimentando.
Lucila coloca os braços tão próximos ao corpo que "sente que vai sufocar, que não consegue respirar".
Leo abre bem os braços, olha de um lado para o outro, procura "olhar para todo mundo".
Carla move os braços, ora mais próximos ao corpo, ora mais distantes. Depois, conta que "não sabia muito bem como estava, não se sentia confortável em nenhuma das posições".

Olhar aqueles corpos não estava relacionado com encontrar uma *beleza coreográfica do gesto*, mas com aquilo que o corpo pode passar para o mundo e para si como forma de expressão de alguma sensação que se presentifica nos corpos, e de um campo de forças, de relações entre os *ambientes corporais singulares* e o *ambiente grupal*.

Também podemos dizer que as formas que corporificam na vivência criam outros ambientes que contaminam e produzem determinada atmosfera.

Vêm à tona outros olhares que emanam dos corpos, gestos, posturas, modos de olhar, falar ou se aproximar dos outros e da proposta:

"Quando se fala em vivência corporal, sinto que meu corpo quer fugir, quer sair por aquela porta."

"Quando se fala de fazer algo com o corpo, sinto meu corpo se fechando, ficando duro." (Gabriela)

Essas falas revelam um pouco do desafio que nos espreita no trabalho com os corpos: desmistificar alguns de seus efeitos, resistir à busca do bem-estar pleno, veiculado principalmente pela mídia portadora de um receituário para quem cuida de seu corpo, e a muitas outras influências que, como dissemos, constroem o nosso olhar.

Observo que a coloração mais forte da questão do olhar neste livro se deve justamente às observações e acompanhamento das ressonâncias não apenas na dinâmica, mas em todos os procedimentos da clínica, pois constato, tal como nos diz Lima (2004, p. 44), que

> Podemos continuar vendo, mas perdemos a capacidade de olhar para cada coisa e nos encantar com as pequenas percepções; aquelas que se dando nos limiares e nas fronteiras do campo de visibilidades têm a capacidade de intuir o invisível de cada configuração.

Mais do que isso, veremos em muitos procedimentos a produção de outras sensibilidades mais captadoras e produtoras de atmosferas intensas que contaminam os corpos e incidem, de fato, nos processos de subjetivação.

"Depois deste trabalho, comecei a olhar o mundo de outro modo." (Simone)

"Sinto que mudou a minha sensibilidade, novos pensamentos surgiram em mim e vivo as coisas de outro modo." (Ana Carolina)

"Vejo as coisas para além daquilo que me parecem à primeira vista." (Juliana)

"Quando estou com um paciente consigo olhar para ele de outros jeitos e não ficar com idéias estereotipadas e redutoras." (Thais)

"Sinto que meu olhar se ampliou." (Lucia)

"Sinto que as palavras não dão conta de falar o que está se passando em mim." (Andrea)

Alguns desses comentários delimitam repercussões observadas no exercício do olhar, tratando não somente de uma sensação de que "algo" mudou, de que o modo de olhar se alterou, mas portam a corporificação de processos vividos, por meio de dores, acelerações do pensamento, produção de sonhos, ativação de desejos, mudanças no modo de agir e/ou pensar o mundo. Reafirma-se, assim, o caráter somático dos acontecimentos e de sua impossibilidade e insuficiência na representação da complexidade desses processos somente por meio da palavra.

Com isso, podemos reafirmar também a potência de uma clínica que, pelos corpos, produz mínimos deslocamentos, dá ensejo a processos de singularização que geram e instauram outras configurações existenciais.

Olhar clínico

Olhar é entrar numa atmosfera de pequenas percepções;
porque olhamos um olhar, oferecendo a outrem o nosso próprio olhar atmosférico.

Ao transitar por apresentações de vários procedimentos, ou de um mesmo procedimento, focando diferentes aspectos com base na série delineada, podemos dizer que este também é um modo de olhar e proceder na clínica.

Durante as vivências, percorro os corpos que procuram aqui e ali captar atmosferas que servem como guia dinâmico e flexível para encaminhar as experimentações de cada grupo em ambientes diversos.

Com base na metáfora da fotografia, tal como na série anterior, podemos pontuar ainda que o coordenador exercita a cada momento um olhar que não se satisfaz com uma apreensão objetiva dos acontecimentos, mas procura impregnar-se das atmosferas presentes.

O olhar clínico aqui referido está vinculado então a esse proceder, colocando o coordenador e o grupo sempre na borda de uma possível linha de fuga que pode mudar a direção *daquilo* que pede passagem e expressão.

Ao captar uma cena inusitada no grupo, o coordenador dá um "*zoom*" e continua o trabalho com base nesse acontecimento que transpassa o grupo.

> Dona Caçula afirma que faz muito bem seus fuxicos e dali se desdobram muitas atividades que têm como foco principal potencializar o estado latente de criação de Dona Gertrudes que, pouco a pouco, contamina o grupo com suas inúmeras possibilidades e ressonâncias.
> Dona Dalva, com sua perna inchada, ao cantar um forró, "esquece a perna" e entra num devir-forró que muda tudo. O seu clima queixoso com relação à perna e todas as impossibilidades da vida dão lugar a um riso dançante que suaviza seu corpo e seu estado, contamina o grupo e cria outra atmosfera.

Trata-se, assim, de exercitar um olhar sensível para dar vez e acompanhar as aparições, quase sempre da ordem do inusitado, que se fazem presentes nos trabalhos.

Observo que muitos participantes que permanecem nas dinâmicas, às vezes num estado mais silencioso e a nosso ver até deslocado, de repente "liberam uma potência vital" com tal determinação que alteram as linhas de ação do percurso, derivam para lugares às vezes surpreendentes.

> Natália parecia freqüentemente estar meio apática em aulas teóricas. Independentemente das "causas" de seu distanciamento, o fato que nos chamou a atenção foi quando, ao iniciar a disciplina sobre corpo, aborda-

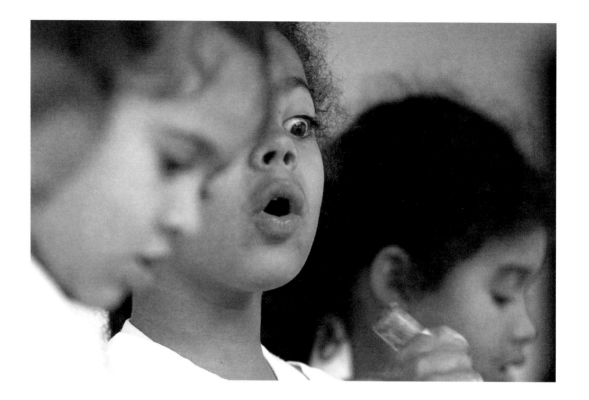

gens corporais, dança, teatro e música, seu corpo tornou-se outro, mais conectado, participativo e principalmente alegre, tal como ela mesma colocou.

Dizia que seu pensar estava mais ativado, que gostava de vir às aulas, sentia vontade de se colocar e de aproveitar cada momento do trabalho.

Esse comentário e um olhar mais atento na clínica faz lembrar novamente Espinosa[131] acerca dos *bons encontros*, que aumentam a nossa potência de agir e pensar.

Com base nessa observação visível a olho nu e ao olhar das inúmeras fotografias de meu trabalho, observo que em muitas delas estou presente articulando com todo o meu corpo, com a boca, com as mãos, repetindo e brincando com a proposta ou sugestão.

Sinto-me profundamente implicada em cada experimentação, em cada processo, mesmo que nuanças, desvios, paralisias, afastamentos também se configurem como fluxos presentes.

São, portanto, inúmeras as questões presentes, seja na efetuação dos acontecimentos em campo, seja na tentativa de acionar um olhar suficientemente potente na descrição e análise de processos que, tal como ocorre no olhar, não se tornam linguagem codificável.

Assim, termino esta série chamando a atenção do leitor para as cenas aqui analisadas, que são, em parte, visíveis e permitem aos que olham estes escritos derivar.

Sustentar devires. Assim é um *olhar*.

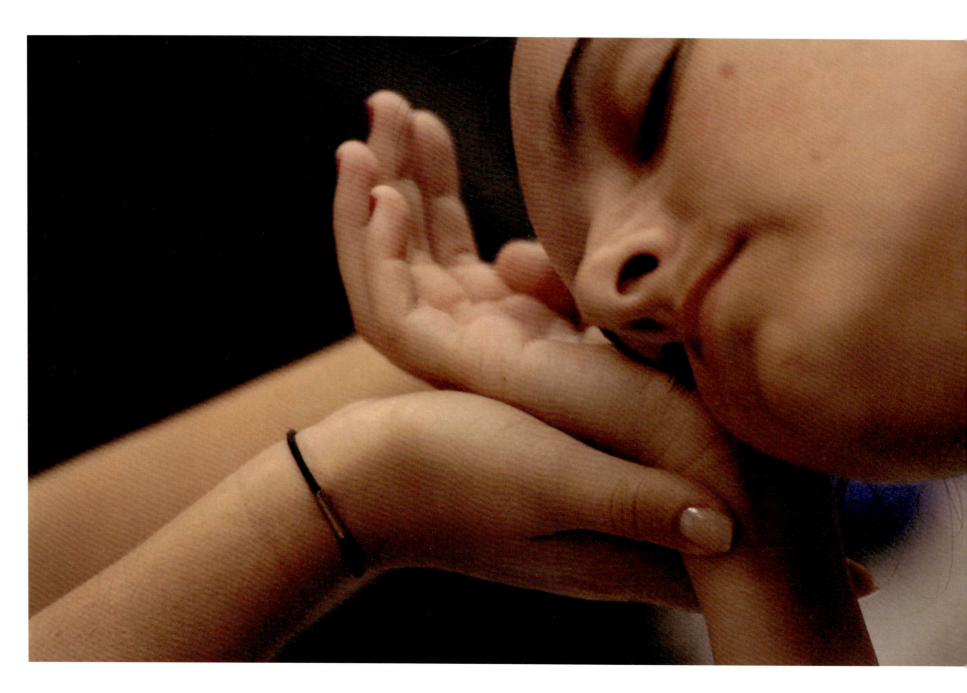

Série Tocar

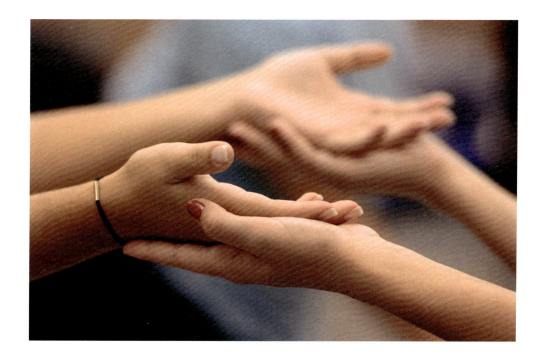

A idéia é mesmo esta: romper cristalizações, anestesiamentos, paralisias no sentido amplo destas palavras, procurando de alguma forma "tocar", produzir alguma turbulência entendida em sua positividade.

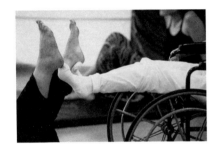

Após as séries Aquecer, Fotografar e Olhar fui impulsionada à série Tocar. Parecia ser este o caminho de continuidade, uma vez que um corpo afetado ou afetando o outro nos encontros resvala, em algum momento, para o contato corporal.

Tal como nas outras séries, abordarei aqui a fisicalidade do *tocar*, em busca de alargar o conceito, a fim de nos aproximarmos daquilo que observamos na clínica: basta uma breve aproximação, mesmo que o encontro não seja atravessado pelo toque[132] corporal, para que o corpo seja afetado, responda e aja de diferentes modos.

Quando retomo momentos circunscritos às aproximações, observo o quanto alguns participantes ficavam mobilizados com a proximidade corporal nas experimentações, ainda que a uma "longa" distância.

Vários relatos revelam também que um leve toque ou um simples esboço de aproximação concreta provocam um borbulhar de emoções, memórias, questões que nos fazem pensar que o tocar não pode ser restrito à "concretude" do gesto.

Lembremos, de acordo com a série Olhar[133], como os corpos são atravessados e criam atmosferas entre si na esfera da invisibilidade, podendo ser apreendidos por meio da captação das pequenas percepções.[134]

Na tentativa de não banalizar ou simplificar demasiadamente aquilo que acontece, fica clara a necessidade de discriminar e apontar diferentes dimensões do tocar que acontece na clínica.

Para articular essa discussão, tomarei como referência estudos sobre a dança, particularmente do método *contact improvisation* (Steve Paxton e Lisa Nelson[135]), que inspira a criação de vários procedimentos utilizados por mim na clínica.

Farei, então, uma primeira discussão acerca de três dimensões do tocar – o social, o técnico e o tocar como afetação –, com base na análise das sutilezas deste último quando consegue vingar, mesmo que por alguns instantes, modificando seus protagonistas e seu entorno.

O tocar social está relacionado com as aproximações codificadas e ritualizadas que prevalecem no cotidiano, nas ações corriqueiras: um aperto de mão, um beijo de cumprimento ou qualquer toque corporal formalizado por determinada cultura, contexto e por contornos delimitados pelos modos predominantes da subjetividade.[136]

Em nossa análise, evidenciamos que esses contatos surgem em ocasiões muito particulares. Trabalhamos na contramão do tocar demasiadamente enrijecido, demarcado, codificado, que impede a emergência do inusitado, daquilo que escapa da padronização.

No entanto, podemos entender também alguns desses ritos, que dependem de vários elementos que compõem determinado encontro, como um desejo de aproximação ou de afastamento, explicitado pelos corpos e sua expressividade, impondo um sentido didático apenas para demarcar possíveis tonalidades que se apresentam nos contatos.

Encontramos ainda situações que não podem ser categorizadas, mas afirmam o quanto um contato corporal permite e potencializa as possibilidades de experimentação e descobertas do outro.

Um estudo realizado em uma creche pode esclarecer a questão. Trata-se de observações realizadas com crianças muito pequenas, ainda em processo intenso de maturação cognitiva e, em especial, de maturação na organização espaço-temporal. Tal estado mostra como justamente essa "não-organização" faz que as crianças se esbarrem, resvalem e caiam umas sobre as outras, produzindo diferentes modos de contato pouco codificados, inusitados com relação ao que é normalmente produzido naquele tipo de encontro (Vasconcelos, 2003, p. 485). Isso quer dizer que existem diferentes modos de tocar em processamento, "pouco formatados", que podem produzir experiências muito singulares e reafirmar novamente a potência daquilo que ainda não se fez em contornos mais precisos.

Farah (1995), com base em estudos sobre massagem, realiza uma distinção entre o tocar automatizado, que ocorre em situações cotidianas, de outro tocar que tem um efeito mobilizador nas pessoas que estão em contato.

A autora afirma que, no primeiro caso, há certa banalização dos contatos sociais, que tendem para codificações padronizadas e que, muitas vezes, se transformam-se em meras ações automatizadas (1995, p. 486). Para ela, esses toques sociais vividos apenas superficialmente, implicam, em muitas ocasiões, o embotamento das sensações potencialmente presentes no ato de tocar e ser tocado.

Por meio da massagem, Farah introduz outro aspecto que nos interessa: o *tocar técnico*, vivenciado principalmente em procedimentos realizados nos contextos ligados à saúde que utilizam o toque corporal e que, a meu ver, já estão marcados por codificações definidas nos manuais do "bem tocar", que propõem modos de aproximação.

Ao se referir ao "cliente" a ser tocado, a autora nos surpreende ao assinalar que o simples fato de ser tocado atenta e cuidadosamente durante um trabalho terapêutico pode ser, em si, uma novidade sentida como uma descoberta agradável ou assustadora e ameaçadora (1995, p. 488), como se o leitor estivesse distante dos possíveis efeitos do tocar ou das repercussões que um tocar *"técnico"* pode suscitar nos pacientes/clientes.

Sem me deter particularmente no artigo aqui referido, parece-me que a contribuição deste estudo está na constatação das reações e automatismos observados no contato físico e na busca pelo pensamento de outro tipo de tocar, que se aproxima das idéias discutidas neste livro.

Mesmo diferenciando o tocar *social* do tocar *técnico*, o problema que queremos discutir está na presença, tanto num caso quanto no outro, de uma sobrecodificação de comportamentos que delimitam modos de relação submetidos a uma série de normatizações que empobrecem o pulsar dos afetos e restringem, em muitas situações, a potência dos encontros por meio de aproximações corporais.

Muito freqüentemente, a proximidade física mobiliza ainda fantasias relacionadas com a sexualidade. Para Farah, podemos fazer um paralelismo entre a "dificuldade coletiva em lidar com o toque e nossa vivência ainda constrangida de manifestações afetivas, visto real ou supostamente atuarem de forma a mobilizar conotações sexuais" (*Ibidem*, p. 487).

Como notaremos nas falas de participantes das oficinas, as constatações a respeito das conotações sexuais nos trabalhos de toque, ou mesmo a perseverança de um modo automatizado de se relacionar, são pertinentes e bastante freqüentes em várias dinâmicas. A tentativa nas experimentações é promover pequenos deslocamentos de modos cristalizados ou empobrecidos de contato ou, no mínimo, colocar os protagonistas como observadores de seus modos de viver e explorar os encontros por meio do tocar.

Outro aspecto mencionado com freqüência na formação dos alunos de graduação em TO é a importância do tema do tocar, uma vez que os alunos aprendem, em muitas disciplinas, que existe o denominado *toque técnico* e que ele deve ser treinado. Essa prática cria uma cultura de fragmentação com relação ao contato físico aplicados nas ações do profissional da saúde, que constrói relações "ilusoriamente" desprovidas de afeto.

Não creio que seja possível neutralidade no contato. O distanciamento, o enrijecimento do corpo, a dureza ou delicadeza pressupõem e assinalam modos de interação, conexões e respostas possíveis – é isso que procuramos cartografar e minimamente mover.

Também não consideramos uma "pureza" que define os contatos por meio dessa breve sistematização, pois essas dimensões conversam e estão presentes em diferentes graduações no contato entre as pessoas de acordo com as possibilidades, com o que cada um pode e necessita fazer em determinado momento e em cada contexto relacional.

Podemos encontrar situações que exigem um contato mais distanciado. No entanto, é importante destacar que nos laboratórios propomos experiências, pequenas trocas, que problematizam o tocar em busca de maior refinamento e, por que não, em possíveis e às vezes inimagináveis experimentações de si no encontro entre corpos.

Após essas distinções sutis com relação aos toques, apresentarei alguns procedimentos centralizados no tocar, analisando ressonâncias observadas em diferentes contextos de atuação profissional.

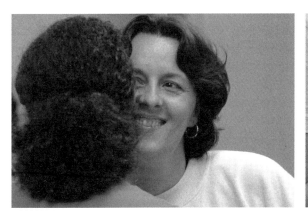 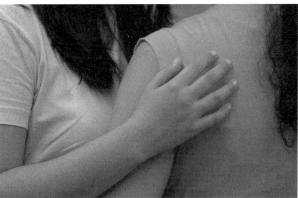 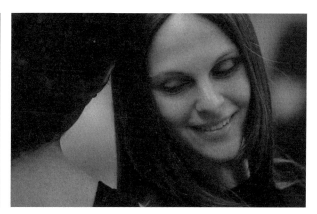

Convém lembrar, tal como nos diz Espinosa (*Apud* Deleuze, 2002), que existem os "bons e maus" encontros, ou seja, encontros que compõem e aumentam a nossa potência e encontros que decompõem, diminuem a força do pensar, agir e sentir.

As cenas apresentadas, bem como as nomeações, procuram elucidar que, na clínica, não estamos interessados em perpetuar a despotencialização do toque corporal, mas afirmar a potencialidade dos contatos corporais.

Assim, quando se estabelece na clínica o toque corporal, queremos oferecer oportunidades de contatos para produzir afetações, problematizações, cartografar e experimentar modos de relações entre os corpos e ambientes por meio do tocar, em contraposição à idéia de produzir apenas sentimento de felicidade, bem-estar e ausência de conflitos.

A questão central desta série é, então, discutir a possibilidade de, nos contatos que acontecem na clínica, fazer predominar o tocar como busca de um encontro.

Tocando em corpos

Quais são as experiências de cada um com o tocar?

Como uns se aproximam dos outros pelo toque?

Na clínica pude testemunhar todo o tipo de comentários em resposta a essas questões:

"Não gosto que ninguém toque em mim." (Roberta)

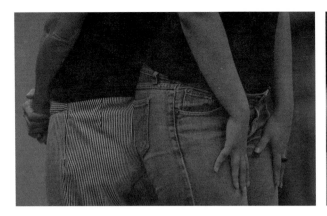 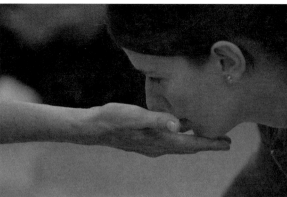 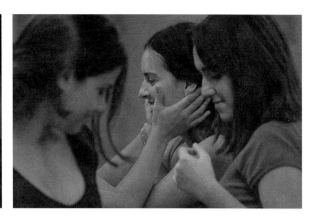

"Tenho receio de ser tocada." (Alessandra)

Freqüentemente observo – principalmente nas disciplinas sobre corpo que ministro na graduação – que alguns "avisos" são dados imediatamente ao grupo quando o aluno é, de certo modo, obrigado a assistir a essas aulas. Em alguns casos, eles se fecham corporalmente, procurando "disfarçar" o incômodo causado pelas propostas.

Outras vezes, como aconteceu com Alessandra e Roberta, o participante literalmente assinala a sua dificuldade: vergonha ou contrangimento diante da aproximação do outro; hesitação com relação ao contato proposto em muitos exercícios; recusa em experimentar o tocar de modo diverso do habitual ou, ainda, uma explicitação das dúvidas ou desconhecimento com relação aos trabalhos que envolvem o toque corporal.[137]

Muitos dizem que estão acostumados a manter contato por meio da palavra e que nem mesmo prestam atenção aos corpos quando conversam. Surge também, em alguns grupos, a familiaridade com o *tocar social* presente no cotidiano, pouco percebido como contato corporal.

"Eu chego, beijo todo mundo e nem percebo que estou beijando." (Diana)

"Eu simplesmente abraço as pessoas porque estou acostumada. É o meu jeito." (Silvia)

Ao observar seus modos de funcionamento, muito rapidamente os participantes se reconhecem nos estados de automatismo, alienação e distanciamento de si como se percebessem aspectos importantes sobre seu jeito e traços, notam dificuldades principalmente nos exercícios que envolvem o tocar o outro.

Esses modos de funcionamento, que denominamos como mais automatizados, também presentes no trabalho, têm lugar e se efetuam em várias dinâmicas. Observo, porém, que se colocam em situações e proposições mais intensas, como quando lenta e gradativamente dois corpos esboçam um abraço e se aproximam para fazê-lo, ou em outras vivências quando se busca um contato mais "encarnado". Dificuldades, estranhamentos, questões que se vestem de respostas já codificadas abarrotam qualquer tipo de turbulência ou incômodos próprios dos contatos.

No entanto, levando em consideração que cada corpo responde à intensidade vivida de modo singular, os trabalhos não se esgotam num exercício social de contato: escapam certas ações, pequenos gestos, *sustos de afetação*, pois se procura desmanchar passo a passo e com cuidado tipos de aproximação mais premeditados para entrar em experiências que possam criar e construir corpos mais sensíveis, conectivos e permeáveis às afetações.

Em muitas conversas sobre o tocar, surge a importância do aspecto cultural na construção de certos modos de aproximação corporal que delimitam e dão contornos particulares aos efeitos e ações que atravessam os exercícios.

> Raquel, descendente de japoneses, diz que em sua família e em sua cultura as pessoas não se tocam muito; então, aqueles trabalhos eram muito estranhos para ela.

> Beatriz conta que todo mundo "se pega" em sua casa, que é comum, faz parte do jeito da família.

> Silmara diz que é muito tímida e que sente dificuldade para se aproximar e tocar as pessoas. Em sua família essa timidez é presente em outras pessoas.

Com base nesses comentários, seguem algumas questões para ampliar a nossa reflexão:

Como se constroem modos de tocar e ser tocado?

Podemos falar de um único modo de tocar e ser tocado?

Dadas as singularidades das propostas em cada contexto em que pude sugerir esses trabalhos, posso afirmar que o tema mobiliza várias problematizações e proporciona muitas experimentações e conversas.

Ao tocar os corpos, marcas do passado também podem ser acordadas e (re)criadas, produzindo a percepção de que permanecem em nós muitos padrões de comportamento[138] que se atualizam em diferen-

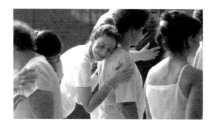

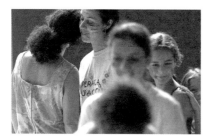

tes momentos da vida. Em um trabalho corporal, de acordo com a porosidade e as possibilidades do sujeito, é possível acessar diferentes camadas de acontecimentos.

"Lembro-me do toque de minha mãe em meu corpo, quando era muito pequena, na hora do banho." (Mariana)

"Lembro do toque de meu pai em meu rosto na hora de dormir, quando era criança. Agora que sou mãe, faço o mesmo gesto com os meus filhos." (Flora)

"Lembro do meu pai dando as mãos para mim ao entrarmos no mar." (Fanny)

Algumas proposições geram uma ativação intensa da memória do corpo. Por isso, caminho lentamente, com muita delicadeza neste tipo de aproximação, resistindo a todo movimento de banalização ou simplificação dessas experiências e dos comentários realizados pelos participantes.

Como já discutimos anteriormente, tangenciamos também as margens do que podemos denominar de um *toque social* demarcado, distanciado de qualquer afetação mais mobilizadora, o que muitas vezes torna o trabalho instigante ao singularizar, refinar e produzir cada pequena experimentação.

Não se trata, no entanto, de produzir uma modelagem ou um manual sobre o "tocar" com "sentido", "emoção", conforme dita a moda, mas de produzir reflexões sobre os modos como cada um se aproxima e vai ao encontro do outro por meio do tocar. E, caso assim o corpo deseje, experimentar diferentes graus de aproximação e afastamento na ampliação de repertórios de contato e encontro.

> Thais, uma de minhas alunas, menciona que depois desses trabalhos começou a "curtir" mais as suas danças de forró. Conta que experimenta vários pares, observa os modos de contato que se estabelecem com os diferentes parceiros, aproveita e inventa diferentes modos de aproximação/afastamento corporal, constrói e pode narrar diferentes histórias e acontecimentos produzidos nesse jogo que agora se estabelece em suas danças. "Ir ao forró já era bom, mas agora ficou mais divertido ainda."

Nas oficinas trabalhamos com todo tipo de pessoas – algumas se conhecem, mas nunca puderam vivenciar um contato corporal mais próximo; outras nunca se viram antes e têm os propósitos mais variados.

Ressalto a preocupação com a possibilidade de um corpo estar presente para que a experiência possa acontecer, considerando que o acontecimento também produz *presença*, pois noto que atuamos em situações em que o corpo pode estar ali fisicamente, porém distante do contato, do desejo ou da criação de qualquer tipo de intimidade com o outro.

O conceito de intimidade utilizado aqui tem sentido a partir do momento em que considero a delicadeza e o refinamento do gesto fortes disparadores de respostas, que exigem criação de intimidade suficiente para tocar e ser tocado pelo outro.

Vejamos um exemplo que mostra como um breve comentário abre um mundo de experiências no qual as palavras não podem conter a história vivida e as marcas tatuadas[139] no corpo.

Depois de algum tempo de trabalho, com várias vivências que envolviam proximidade com outras participantes, bem como tocar as mãos e massagear partes do corpo, Rosana[140] afirma que não conhecia esse tipo de toque, pois segundo ela

"Meu marido só se aproxima de mim para bater. Estou podendo experimentar aqui uma coisa muito diferente, um toque carinhoso em mim." (Rosana)

É nesse ponto que nos baseamos no trabalho, ou seja, nas memórias marcadas nos corpos que criam uma possível permeabilidade para experimentar outras aproximações, principalmente aquelas ligadas ao cuidado, ao acolhimento.

Assim, os diferentes caminhos traçados na abordagem e experimentação do tocar não se esgotam, tampouco se reduzem a estes, mas apontam trilhas.

Os silêncios do tocar

Durante algum tempo abordamos os tipos de toque, as diferenças e articulações entre um tocar técnico e um tocar afetivo, discutimos sentidos da questão na prática da TO e foi possível perceber que o "tocar técnico" estava envolto em aspectos ligados à afetividade e que, de acordo com o toque, o corpo respondia de diferentes formas à aproximação.

Com isso, ficava claro que apenas o sentir na pele, o experimentar em si, poderia alargar a capacidade de reflexão sobre o tema. Já se percebia a potencialidade e o quanto era central para os profissionais da saúde se deterem no tema, uma vez que todas as ações e intervenções em TO envolviam uma aproximação corporal, principalmente nos casos de ortopedia e neurologia.

Com o desenrolar das discussões, foi ficando claro que cada mão e cada toque pertenciam a um corpo histórico, vivencial, vincular, familiar, social, e que a questão mais uma vez tinha de ser tratada em sua complexidade.

"Não é porque o terapeuta ocupacional trabalha com mãos que ele não vai perceber que está trabalhando com um sujeito." (Luciana)

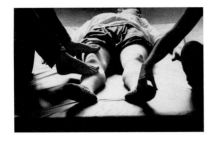

A idéia nos parece, num primeiro momento, quase banal, porém, no terreno das terapias, essa obviedade não acontece.

A esse respeito, o terapeuta ocupacional Marcus Vinicius Machado e Almeida dedica a introdução de seu livro *Corpo e arte em terapia ocupacional* (2004), o que ele chama de terapia de corpo inteiro. Nessa obra, o autor pontua e questiona a idéia hegemônica de que terapia ocupacional está ligada exclusivamente às mãos.

Toques cegos

Em um dos encontros sugiro que as pessoas criem dois círculos: um dentro e outro fora, de tal modo que os participantes do círculo interno estejam frente a frente com os do grupo de fora, criando entre eles uma possibilidade de contato que se inicia pelas mãos.

Proponho que as pessoas se acomodem naquele território, atentando para criar um espaço confortável. Peço para que fechem os olhos e dêem as mãos para a pessoa à sua frente.

Depois, solicito que retirem as mãos e reiniciem a aproximação do modo mais lento possível, desde o momento em que se esboça no corpo a ação de ir ao encontro das mãos do outro.

Em seguida, inicia-se uma pesquisa com diferentes jeitos de tocar, explorar as mãos do parceiro, observando as emoções produzidas pelos contatos. Cada dupla de seu jeito, de acordo com o seu ritmo, pautada apenas pela indicação do contato.

Após um tempo, as mãos devem se separar, e novamente lentifica-se o processo de "separar das mãos do outro". Ainda de olhos fechados, os participantes do círculo interno deveriam buscar outra pessoa à sua frente, porém levando o corpo um pouco à esquerda para que o círculo pudesse rodar.

A cada novo encontro, chamo a atenção para as possíveis narrativas que podiam ser articuladas naquela história de mãos e solicito a cada final de encontro que a dupla escolha uma forma para expressar um pouco do que aconteceu ali ou apenas finalize com um contato.

O processo novamente é repetido, e os alunos podem vivenciar um terceiro encontro, que provocará outras questões, ressonâncias, sensações e contatos.

Finalmente, peço que as pessoas abram os olhos lentamente, e um turbilhão de conversas entre os participantes começa a se desenrolar.

Acompanho a intensidade que a dinâmica provocou no grupo e, por alguns momentos, sinto que poderia ir embora, que minha presença é quase dispensável, tamanho o envolvimento e repercussão do trabalho que se iniciou por meio das mãos.

"Me surpreendi ao ver que o jeito de uma era diferente do jeito da outra." (Dyane)

"Com algumas pessoas foi mais fácil tocar. Parecia que o corpo do outro me chamava para o toque." (Mirella)

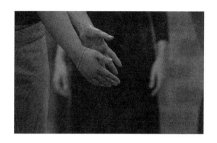

"Em certos momentos eu não sabia quem tocava quem." (Débora)

"Eu não consegui ficar de olhos fechados." (Juliana)

Como acontece em muitos exercícios, o fato de todos estarem de olhos fechados facilita dar vez à possibilidade de encontrar, às vezes muito difícil quando os olhos se abrem e todo um campo de julgamentos e controles é acionado.

Por outro lado, como aconteceu com Juliana, pode ser impossível permanecer sem o contato visual.

Farah afirma que a visão dirige e controla muitas de nossas ações, o que torna necessário, principalmente nos exercícios com o tato, o "fechamento" do canal visual para permitir outras aproximações entre as pessoas.

Nesse encontro, como em vários outros, a partir do momento em que a proposta foi sugerida, alguns participantes começaram a rir, mostrando desconforto, excitação, hesitação e uma série de estados pouco representáveis, de impossível denominação.

Em alguns momentos, eu solicitava que os participantes "voltassem o filme" e refizessem a trajetória do encontro com as mãos com o parceiro muito lentamente, quadro a quadro.

Essa sugestão foi recebida por alguns participantes, segundo eles, com "agonia", pois sentiam dificuldade para lentificar, fazer devagar, não ter pressa em chegar a algum lugar.

Alguns corpos se deixavam tocar, tornavam-se porosos, enquanto outros se contraíam, bocas se fechavam. Uma parte do corpo ia em direção ao encontro, outras permaneciam fincadas no lugar; mãos suavam, esfriavam, aqueciam, tocavam dura ou mais delicadamente, criavam uma pequena coreografia mais ou menos agitada ou silenciavam em certo lugar.

Ao observar a dinâmica, eu presenciava um emaranhado de diferentes contatos, impossível de apreensão pela linguagem.

Mais uma vez é possível dizer que a riqueza dessa proposta está na diversidade de acontecimentos a cada mudança de configuração, a cada "repetição" do caminho no encontro do tocar. Mais uma vez tornou-se possível criar uma narrativa de pequenas percepções e atmosferas presentes em cada micro contexto/mundo.

"Parecia que o movimento se fazia de dentro de mim", disse Rosie ao referir-se ao momento de lentificação proposto no trabalho.

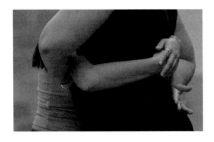

"Eu percebia cada músculo, cada passagem, cada mudança da forma que acontecia em meu corpo." (Marina)

Nesses trabalhos fazemos uma série de experimentações em torno dos graus das formas, tal como concebido por Keleman e Favre. Ou seja, a cada pequena mudança ou deslocamento produzido pelo tocar e ser tocado nas formas dos corpos, entendidas segundo Keleman e Favre como resultantes metaestáveis de processos permanentes de formatações e desmanchamento, acabamos por produzir outros corpos com camadas tissulares/emocionais que definem novos modos de relação.

Mas atentemos ao fato de que isso só será possível caso aquela vivência se constitua de fato em uma experiência, ou seja, caso possa ser assimilada pelo corpo e expressa, com base nessa nova forma (reafirmo: sempre metaestável), em novos comportamentos, modos de ser, sentir, agir.

"Experimentei tocar meu filho deficiente de outro jeito. Aprendi outro jeito de tocar com base naquilo que vivi aqui. [...] Eu só batia no meu filho... perdia a paciência. Às vezes eu brinco de rolar com ele no chão." (Rosa)

"Eu nunca tinha tocado meu corpo antes. Agora, na hora do banho, costumo passar as mãos em meu corpo e sentir a sensação da pele." (Lívia)

Observamos como o cotidiano e uma relação podem ser alterados, mesmo que por instantes, quando nos deixamos afetar por uma proposta que de fato fez sentido e corpo.

Quando acontecem, as experiências de encontros inéditos marcam os corpos, começam a fazer parte e criar novos modos de relação e contato, reverberando em outros lugares, criando certo hiato nos *mantras existenciais*.

No caso de Rosa, podemos entender como a possibilidade de ruptura de um tipo de contato que, segundo ela, era pouco percebido pode afetar toda uma estrutura, desconstruindo, demolindo ou, no mínimo, abalando sorrateiramente algo há muito estabilizado.

São pequenos, mas intensos toques de afetação que criam outras possibilidades de contato.

Mãos

Estávamos na sala de aula quando foram propostas muitas dinâmicas envolvendo o tocar. Quando nos demos conta, todo o grupo estava ligado por meio das mãos, criando uma rede entre os participantes. O grupo permaneceu assim por um tempo.

Em muitos momentos na clínica, inicio a aproximação física entre os corpos pelas mãos: tocar o corpo do outro, tocar as próprias mãos ou simplesmente olhar e perceber que se tem mãos e que elas, na maioria do tempo, tocam e se conectam com algo ou alguém.

Essa escolha metodológica é pertinente, pois ainda é pelas mãos que se estabelecem os contatos mais simples entre as pessoas, mesmo que voltados a um *toque social*.

Tomando como referência as nomeações usuais acerca do corpo, podemos dizer que as mãos estão nas "extremidades", distantes da parte mais central do corpo, longe das vísceras, do peito, da parte anterior do corpo mais exposta aos contatos e relações com o mundo e com o outro.[141]

As mãos funcionaram, como se pode observar na experiência vivida pelo grupo acima citado, como um elo de contato entre os participantes. Ao verificarmos as fotos tiradas neste trabalho[142] em particular, a maior parte das composições entre os participantes estava centralizada na ligação entre mãos ou das mãos com outras partes do corpo de outro participante.

Mas esta não é uma regra: às vezes, um trabalho que envolve o tocar de mãos é tão intenso que nos indica a necessidade de iniciar o trabalho de aproximação corporal com exercícios de costas com costas.

Cabe ressaltar que trabalhamos com um campo de forças que delineará efeitos diversos em cada proposição, contexto, em cada participante e grupo. Assim, a condição básica nestes trabalhos é experimentar o tocar em diferentes combinações.

"Eu não senti nada de especial. Apenas dei as mãos porque todos estavam fazendo isso." (Daniela)

"Para mim, estar de mãos dadas foi uma experiência muito forte. Me senti em estado de comunhão." (Márcia)

"Posso ver nas fotografias o quanto as mãos tiveram um lugar importante nesta dinâmica." (Bernadete)

"Parecia que formávamos um único corpo e que não se conseguia discriminar muito bem o corpo de cada um, foi um momento intenso." (Vivian)

"Percebo uma beleza estética neste trabalho. Quando me afastei e pude observar o grupo, achei a imagem muito bonita." (Danielle)

Como vimos mais uma vez, não é possível padronizar as respostas, apenas pontuar tendências.

Também não existe uma regra, mas uma intuição que norteia o tipo e a intensidade de propostas que envolvem o tocar e que podem permitir alguma experiência, em contraposição a trabalhos que pouco tocam e que rapidamente remetem ao circuito do automático, do habitual.

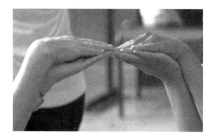

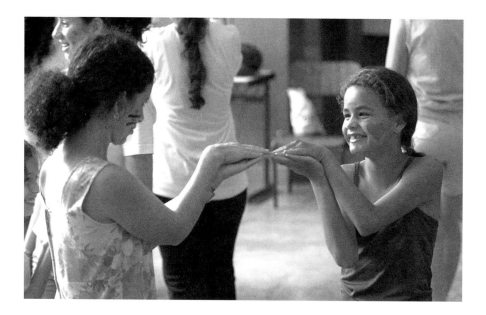

Tocar: abertura de mundos

Nas reuniões de formação de educadores, técnicos e auxiliares de uma creche na Pompéia, há algum tempo, a equipe discutia e apontava a dificuldade de interação, colaboração e comunicação entre seus integrantes.

Algumas funcionárias mencionavam a falta de cuidado no tratamento e na atenção ao colega e a pouca disponibilidade para compreender e escutar o que se vive no cotidiano do trabalho e da vida.

> Foi proposta uma vivência em que o grupo era dividido em duplas. Realizamos uma atividade bastante simples: escolher uma das mãos do parceiro e, pouco a pouco, de olhos fechados, estabelecer um contato corporal por meio do tocar, respeitando desejos, forma de aproximação e vínculo.
> Depois de um tempo, as mãos se afastaram e o participante que recebeu o toque sentiu apenas a sensação e as ressonâncias da proposta. Em seguida, com a troca de lugares, os participantes ficaram com uma das mãos liberada do contato com o outro, o que permitiu perceber que um trabalho aparentemente muito simples provoca respostas e problematizações diversas relacionadas com os efeitos observados nos corpos.

> *"Após o toque, eu senti que todo o meu corpo foi massageado. É como se criasse uma rede entre meu corpo e o corpo do parceiro."* (Penha)

"Eu senti que as sensações do toque em minhas mãos se espalhavam pelos braços, pelos ombros, chegando até o outro lado do corpo." (Bia)

Observamos, em alguns casos, que o toque em determinado local do corpo provoca ressonâncias não somente na parte tocada, mas em outras regiões. Esses trajetos singulares são respostas do corpo a um contato estabelecido em determinada relação.

Para Keleman, os membros superiores e inferiores são como apêndices que repercutem e acompanham a bomba pulsátil que é o corpo.

Se um corpo está pulsando, ou seja, expandindo e contraindo, mantendo uma conectividade potente com os ambientes, os estímulos táteis podem reverberar pelo corpo para além da parte tocada.

Os registros exteroceptivos, que comportam os órgãos dos sentidos, são canais abertos para que o corpo viva uma excitação que se desdobrará em respostas corporais vinculares, comportamentais, emocionais, motoras e sociais.

Cada corpo responderá de acordo com seu estado pulsátil, com os ambientes e com o grau de permeabilidade ao encontro.

Noto que, apesar de os participantes muitas vezes não estabelecerem proximidade entre si, a descoberta da possibilidade de "conversar" por meio do tocar pode gerar outro tipo de comunicação e aproximação.

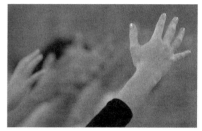

Pessoas que dizem ser muito íntimas podem estranhar o contato corporal, enquanto outras se surpreendem com o que sentem quando tocadas por sujeitos com os quais não têm uma convivência mais íntima. Muitos dizem que conhecem o parceiro por meio da palavra, mas que nunca tiveram a chance de vivenciar uma aproximação com tamanha intensidade. Para outras, o tocar é mais tranqüilo ou mesmo um momento de aproximação lúdica e familiar.

Tudo dependerá, como em outras dinâmicas, da vida do corpo social, cultural, experencial e vincular que constrói o encontro.

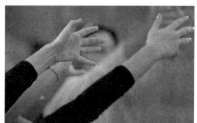

O trabalho pode ser muito assustador e difícil para um, bastante familiar e lúdico para outro, ou provocar, como freqüentemente acontece, um turbilhão de emoções ao mesmo tempo.

O tato funciona como uma porta de entrada para as intensidades, mas não se esgota ali absolutamente; outros tipos de comunicação, até inconscientes, são mobilizados numa aproximação corporal. Um toque, por exemplo, pode acelerar o coração, enrubescer o rosto, provocar repulsa, produzir receio ou engatilhar um traço amoroso na relação.

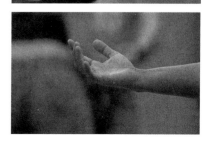

É surpreendente também como, ao realizar o trabalho em uma das mãos, se produz uma diferença entre um lado e outro, entre a parte que foi tocada e outra.

"Eu percebi muito a diferença entre um lado e outro. A minha outra mão também pedia para ser tocada. Pena que isso não aconteceu." (Ivanice)

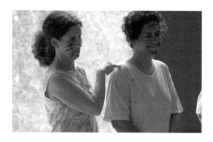

As respostas não dependem apenas da fonte, mas da conversa estabelecida pelo corpo com ele mesmo, paralelo à sua forma emocional na relação com o parceiro.

Tal como no olhar, existe uma intensidade mútua no contato corporal, proposta difícil e delicada para muitos participantes. Por essa razão, em um grupo cujos vínculos estão sob questionamento, ou no qual não existe uma intimidade construída, escolho as mãos para um momento iniciático dos contatos.

Observa-se ainda o uso da palavra *cuidar* para definir o tipo de sensação vivida na maioria das aproximações:

"Eu senti que minha parceira cuidou de mim e na realidade ela apenas tocou minhas mãos." (Carmen)

Diferente disso, algumas participantes mostravam dificuldade na realização da proposta: riam e não conseguiam estabelecer conexão com a parceira. Foi necessário algum tempo para criar uma atmosfera que permitisse concentração e silêncio suficientes para que a experiência pudesse acontecer. Esse tempo também é variável: há grupos que rapidamente se envolvem e ficam presentes para o encontro, enquanto, em outras ocasiões, a aproximação é contida, receosa e pouco desejada.

Cabe dizer que existe legitimidade em cada configuração, mas a idéia é abrir territórios onde a experiência possa acontecer a fim de problematizar e ampliar repertórios para o tocar a si e ao outro, descobrir modos de contato e, principalmente, cuidar das relações por meio de dinâmicas corporais.

Como em outras oficinas, apareceu ainda um questionamento e certo preconceito com relação ao trabalho:

"Preferia estar tocando um homem." (Elza)

"Acho muito estranho tocar outra mulher." (Maria) – Todas riram...

Essas idéias são freqüentes em vários grupos, principalmente quando não existe familiaridade com esse tipo de proposta e o tocar é visto apenas em sua dimensão sexual. É importante dizer que o contato corporal nos remete a essas questões, mas não se reduz a elas, pois o corpo é conectivo e processador do mundo em várias direções e modos.

Com base nessa lógica, optei por priorizar discussões que vêm do campo das artes, particularmente da dança nas abordagens do *contact improvisation*, por meio de estudos e conversas com bailarinos e autores que nos colocam diante do corpo criativo, conectivo, expressivo, evidenciando as experiências da criação e as mudanças efetuadas nos corpos:

"Depois deste trabalho, meu humor mudou, como pode isso acontecer apenas com um toque?" (Elza)

"Estava com dor de cabeça e agora passou." (Natalia)

"Cheguei com cólica e durante o trabalho esqueci dela." (Nadia)

Não há nesses comentários qualquer sugestão de uma espécie de milagre produzido pelas propostas. Mas quando trabalhamos com o corpo em intervenções diretas, observamos respostas imediatas de alternâncias emocionais/corporais: um ombro que relaxa em resposta ao toque do parceiro; um relaxamento do corpo todo diante da aproximação de outro corpo, movido por um vínculo afetuoso; ou também o contrário: repulsa quando o encontro não produz uma atmosfera suficientemente confortável.

A sutileza que se efetua nessas dinâmicas se contrapõe à idéia de que ao tocar o outro nada acontece. Esses trabalhos remetem a um exercício do que chamei de *toque social*, perpetuado no convívio ou nos *toques técnicos* utilizados em vários campos da saúde que exigem o toque corporal.

"Small dances": tocar de corpo inteiro[143]

Steve Paxton, americano, coreógrafo e bailarino, foi o criador da técnica de *contact improvisation* (CI). Essa técnica serve como fundamento para o *danceability* e é também um "método" de dança utilizado na clínica, basicamente construído pelo contato entre os corpos.

O sentido háptico, fortemente solicitado aqui, dá ensejo a reflexões políticas sobre a ordem do mundo onde impera a interdição do toque. O *contact* coloca-se como reflexão sobre a ideologia que codificou a distância entre as pessoas.

Trabalhar com a proximidade, pele contra pele, como no *contact*, é, pois, criar um espaço não-conforme. "O Contato é uma Revolução pelo Tato. É uma revolução contra a tirania do não-tocar. É uma política de movimento do interior para o exterior organizando a ruptura dos códigos espaciais e da distância entre as pessoas" (Nelson *apud* Louppe, 2006, p. 36)

O dispositivo-contato permite, além disso, esfregar-se em desconhecidos, conhecê-los corporalmente, sem ter de trocar palavras.

> Engajar-se numa dança e agarrar a oportunidade de despertar os sentidos, de amenizar a pele em todos os cantos e recantos de uma pessoa de quem se conhece ou não o nome, sentir suas roupas, compartilhar seus suores... (Nelson *apud* Louppe, 2006, p. 36)

A improvisação é a base dessa comunicação, e o tato, o tocar o corpo de um e de outro, é o canal por onde se desenrolam e são criadas as composições.

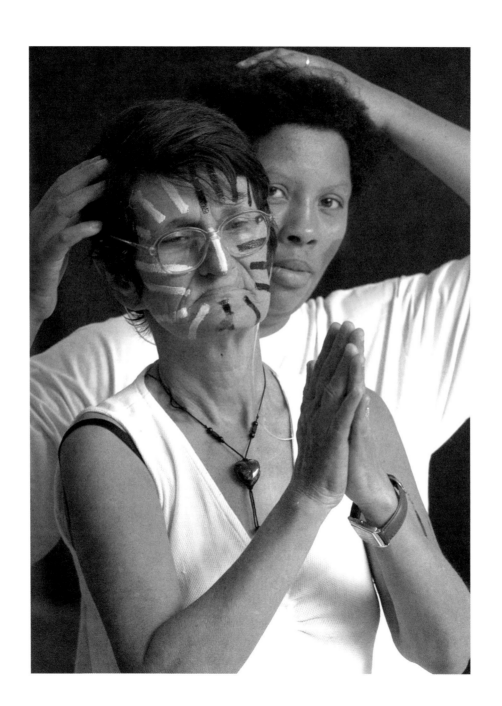

Deteremo-nos, nessas técnicas, a apreciar alguns de seus componentes que fornecem, por meio de seus métodos e objetivos, matéria-prima para a criação e análise de procedimentos expressivos na clínica.

O primeiro aspecto é que não existe na técnica de *contact improvisation* apenas um trabalho que acontece nos corpos físicos. José Gil aponta uma osmose de inconscientes, ou seja, muitos dos movimentos que acontecem não passam, por sua velocidade e características, pela consciência, apesar de se estar o tempo todo consciente das afetações de um corpo sobre outro, sempre considerando a mutualidade.

Lembremos que o CI é uma forma de dança assentada no contato entre dois corpos: se estabelece entre eles uma comunicação tal o ponto de iniciar uma espécie de diálogo em que o movimento de um dos pares é improvisado com base nas "perguntas" que surgem do contato com o outro. Surge uma resposta improvisada que engendra outra pergunta para o parceiro, sucessivamente e sempre em contato, fazendo os corpos deslizarem, lançarem-se, ficarem de costas etc.

No CI importam o peso, o equilíbrio dos corpos e o que Paxton denomina de uma energia que convém melhor àquela composição.

O *danceability* envolve corpos de pessoas deficientes com corpos de pessoas não portadoras de nenhuma deficiência física e/ou sensorial e que não são necessariamente bailarinos. Essas relações implicam outra dimensão da comunicação: o contato corporal permite a aproximação, a quebra de barreiras entre as pessoas com base no contato e na expressão.

Meu trabalho clínico tem como uma de suas inspirações essas técnicas, pois convém lembrar que, tanto no CI quanto no *danceability*, o tocar é central e, portanto, fundamental para as nossas análises.

Pode-se afirmar que o contato corporal, além de acontecer por meio de uma comunicação inconsciente, é também resultante de *small dances* presentes e atuantes nos corpos, tal como indicou Steve Paxton.

Essas pequenas danças seriam como movimentos permanentes, não necessariamente dirigidos, mas conscientemente observados, e que se efetuam no próprio ato de estar em pé. É o movimento microscópico que descobrimos no interior do nosso corpo e que o mantém em pé (Gil, 2004, p. 109).

Segundo Gil, para Steve Paxton a *small dance* é a fonte primeira de todo o movimento humano. Trata-se de um movimento estático fundamental, mascarado por outras atividades, mas que continua sempre lá como sustentação do corpo.

A experiência de se manter em pé e gradativamente relaxar permite sentir as pequenas forças que sustentam o corpo, antes de se deixar cair.

Para Gil, esse seria um modo de *consciência do corpo*, diferente da consciência reflexiva que intervém sempre que o corpo entra em ação: na dança, no esporte, no relaxamento, nas artes marciais, no processo de criação artística, no simples fato de nos tocarmos ou de nos vermos (*Ibidem*, p. 110).

Essa idéia se aproxima da concepção de corpo proposta por Keleman, pois revela um dinamismo que favorece pensar o corpo como condição viva, pulsante, em transformação contínua.

A *small dances* explicita este estado dançante do corpo tornando claro que os exercícios do tocar não agem apenas nas superfícies de contato: é a introdução e o modelo do tato agindo no corpo inteiro, tal como nos diz Paxton.

Retomando a idéia proposta por Gil, apresentada na série Olhar, podemos dizer que no tocar o corpo também está envolvido pelas *atmosferas* de cada um, resultando em uma produção de novas atmosferas no decorrer do trabalho de aproximação. Isto quer dizer, por exemplo, que quando toco um corpo enrijecido, estou tocando também uma atmosfera rígida; sou tocado (impregnado) por ela e é com base nessas forças que se engendram que o trabalho se desenrolará.

Como eu toco? Como sou tocado pelo outro? O que meu toque produz? Como respondo ao toque do outro?

Quando dois corpos se afetam e são afetados (agora por contato corporal), tal como nos propõe Espinosa, acontece um encontro que pode ou não compor ou aumentar a potência de vida de cada corpo. A mutualidade nesses processos se dá quando um acolhe a experiência do outro, ou seja, quando os envolvidos estão presentes, comunicam-se e buscam o encontro.

Os modos de tocar e ser tocado dependerão das muitas forças presentes em determinado encontro: quem tocou, como, onde, de que modo, quanto tempo permaneceu em contato, qual o vínculo existente e possível naquela relação e muitos outros aspectos que ficarão mais claros na voz dos participantes das diferentes oficinas.

O tocar no tempo da fotografia

Inicialmente, o tocar está relacionado com o olhar para o outro e com o ser olhado. Depois de um tempo, ao trabalharmos com a fotografia em que uma pessoa faz a forma e a outra compõe com ela, existe uma indicação para que o toque corporal propriamente dito ainda não se realize. Somente mais tarde um corpo tocará o outro devagar, observando o contato e a afetação provocada naquele encontro, bem como onde e como gostaria de tocar o parceiro.

Leonardo rapidamente "agarra" a sua parceira, que se enrijece. Não é fácil controlar o impulso.

Pergunto: *como se aproximar do outro? De que modos? De que jeitos?*

Observem como a outra pessoa responde ao seu contato. Observe a si e ao outro na relação.

Procuro ainda manter em pauta a questão fundamental de todo o trabalho clínico:

Como cada um afeta e é afetado pelo outro por meio do toque?
Como desejo tocar?

O que se esboça em mim na aproximação entre meu corpo e o do parceiro?

A aproximação entre os corpos não está necessariamente ligada a colocar a "mão" no outro. Muitas sensações se fazem presentes somente com a possibilidade de aproximação e com o esboço de um gesto. Trata-se das intensidades, das exalações, das sensações. É nesse território que estamos navegando.

O tocar o outro significa compor com ele, ficar, degustar, desmanchar e criar outra composição. Cada dupla determina os caminhos e as produções.

Observo, muitas vezes, a pressa na aproximação corporal. Muitos participantes não escutam, não aceitam minha orientação. Eu apenas acompanho o movimento de cada dupla e do grupo, procurando lentificar o trabalho ao máximo, pois entendo que a lentificação possibilita captar e viver os trajetos, repeti-los e recriá-los a cada nova investida de contato.

Toda uma filosofia coreográfica do tato se desenvolveu no decorrer do século XX. Nos ateliês de Lisa Nelson explora-se tactilmente o corpo do outro. Demoradamente. Grande e profunda viagem aos confins de um continente corporal. A atenção é voltada para os pormenores anatômicos, portadores de singularidades. Ainda que nos reconheçamos paralelamente nesse corpo-espelho. Quando tocamos uma pele, somos também tocados pelo outro. Meditação sobre o corpo tocante-tocado. (Louppe, 2006, p. 36)

A introdução do toque é realizada de forma bastante delicada. Lembremos de Rosana, do grupo de mulheres de Sorocaba, que durante o nosso trabalho explicita o estranhamento e a surpresa nas vivências que envolviam o tocar.

Freqüentemente, pontuo a necessidade de observar as respostas produzidas no corpo. Na maioria das vezes, esse tipo de escuta pode ser exercitada.

Assim, as aproximações entre os corpos iniciam sempre tendo como referência as múltiplas possibilidades que temos quando chegamos perto do outro. Tanto a pessoa que recebe o toque quanto aquela que toma a iniciativa afetam e são afetados no encontro. O corpo sempre responde ao estímulo ao mesmo tempo em que estimula. Tocar levemente, usar a ponta de um dedo se assim quiser, ficar olhando, tocar com outras partes do corpo são orientações para que se ampliem as possibilidades de exploração. Cabeça com cabeça, a ponta de um dedo em um nariz, um leve abraço, um corpo que toca o outro suavemente. Às vezes, isso não acontece – os toques são mais fortes, utiliza-se apenas a mesma parte do corpo, as mãos seguem tendo primazia no início da experimentação, e isso não significa uma falha, mas acontecimentos possíveis. Às vezes, a dupla se entende, às vezes não. Por vezes as duplas conversam, em outros momentos o silêncio se impõe.

Quando observo que uma situação se mostra demasiadamente agressiva, procuro chamar a atenção para a questão:

> Observem como se dá o contato. Será que a outra pessoa está gostando do que você está fazendo? Será possível encontrar outros modos de tocar?

> *"Tocar é uma coisa aprendida"*, diz uma participante em um dos workshops do danceability.

> O quanto as pessoas foram tocadas? De que modos? Será que prestamos atenção a essa questão? Será que fomos tocados por ela? Quais as sensações quando sou tocada por essa ou aquela pessoa? Que toques me agradam? Quais me afastam? Como essa questão afeta meu cotidiano?

> *"Em casa não estamos acostumados a nos tocar, mas eu gosto, sinto falta."* (Fernanda)

> *"Tenho medo de tocar outra pessoa; e se ela não gostar?"* (Dilma)

> *"Fico com vontade de perguntar como aquela pessoa gostaria de ser tocada, mas tenho vergonha."* (Suzana)

> *"Depois que comecei a fazer este trabalho, minha relação com os meus filhos mudou, toco mais, sinto-me mais carinhosa."* (Liara)

Dando continuidade ao trabalho com o tempo de fotografar (criar formas), sugiro que o parceiro modifique a forma do outro, lembrando sempre que a qualquer desconforto, de um ou de outro, basta desmanchar a forma para que o exercício seja (re)começado.

Essas alterações da forma do outro podem se dar por meio de uma mudança na posição dos braços, das pernas, da cabeça, da postura etc. Ou seja, a pessoa vai em direção ao corpo do outro, observa o que gostaria de alterar e o faz passo a passo, sempre procurando estabelecer um hiato entre um ato e outro, para que realize o que tem vontade e não faça somente por fazer.

Nessa hora, manifestam-se diversos jogos entre os participantes. Algumas duplas se divertem "aprontando" com o parceiro, colocando o outro em posições difíceis de sustentar; as duplas riem. Em outros momentos, as modificações são tímidas, quase não acontecem tamanho o receio de mexer na forma do outro. Assim, são criadas muitas esculturas vivas.

Em um grupo foi proposto que um dos membros da dupla circulasse pelo espaço para observar outros trabalhos e pareceu que estávamos todos numa exposição de esculturas humanas. Foram momentos intensos, criativos e esteticamente muito atraentes para muitos participantes. Em alguns grupos, quando observo a intensidade presente, realizo algumas pausas para que as pessoas saiam de suas duplas e tenham um olhar sobre o conjunto da produção. Por vezes, observo fluxos de prazer e alegria diante do que o grupo pôde criar.

"O que as pessoas conseguem fazer com seu corpo!", ressalta uma das participantes; nessa cena e em muitos momentos do trabalho, reflito sobre a mesma questão.

Trajetórias que tocam: o trabalho de massagem no *danceability*

Mayara, Manuela, Sandra e Cintia vão massagear Denise. A escolha de Denise para ser a primeira foi realizada sem muitas conversas. O grupo se olha e alguém toma a iniciativa de se deitar no colchonete. As outras participantes se colocam ao redor e cada uma vive a expectativa de tocar a parceira a seu modo.
Vocês podem tocar a pessoa da forma que acharem mais interessante, cada uma no seu tempo; não é necessário fazer o que a outra pessoa está fazendo, tampouco seguir um protocolo.

Existe uma variedade nos exercícios que envolvem o tocar. Há momentos em que ele não é previamente demarcado, mas acontece com base em algumas "sugestões".

As experimentações versam em torno de três "camadas" exploratórias do corpo: a pele, o nível da musculatura estriada e os ossos.

O tocar pode ser realizado com as mãos ou outras partes do corpo, no ritmo proposto pelo participante, que decidirá as pausas, os momentos em que o próprio corpo se instalará sobre o corpo do massageado, bem como as alterações de lugar e modos de aproximação.

Aviso ao grupo que *"pode parar quando quiser; se achar melhor pode iniciar apenas olhando e depois tocar...."*.

O trabalho dura de dez a quinze minutos para cada pessoa massageada; as coreografias são as mais variadas. Não há como um grupo fazer exatamente o que o outro faz, pois não existe uma demarcação. Cada um encontra o seu modo singular.

Sigam o seu desejo e respeitem o seu jeito de fazer.

Sugiro ainda que, além das mãos, o corpo todo participe da aproximação. Há todo tipo de trabalho grupal. Alguns mais ousados, mais soltos, experimentando modos e posições surpreendentes; outros realizados com timidez, toques nos pés, carinhos nos cabelos, brincadeiras.

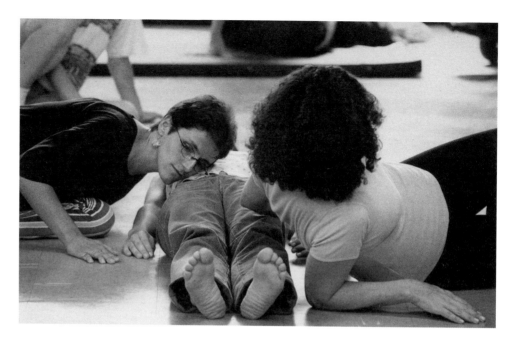

Assinalo ainda que tocar o outro não significa esquecer do próprio corpo, que é necessário se posicionar de uma forma confortável também para quem faz a massagem. Algumas participantes centram atenção no que fazem, outras dispersam, saem, retornam, e essas modulações compõem as propostas.

O participante experimenta modos de tocar o outro e esse é um aspecto interessante, pois propõe a pesquisa. Mesmo delimitando certo campo "exploratório", procuro sempre manter, como em outros trabalhos, uma abertura, uma brecha por onde circular, pois às vezes a inexistência de orientação provoca tamanho susto que o corpo se desorganiza e chega a paralisar, impedindo a possibilidade de criar ou mesmo de reconhecer como e o que se faz.

Transitar por esses desequilíbrios é um dos desafios que experimento a cada nova situação grupal.

Tocar como modo de vivificar os corpos

Tocar o corpo de outra pessoa ou o próprio corpo remete à idéia de *vivificar* para experimentar, corporificar e viver este corpo em sua capacidade de afetar e ser afetado pelos encontros.

Trata-se, então, de entender o tocar não como uma busca desenfreada por mudanças, mas como possibilidade de aumentar o repertório para que o corpo possa acessar formas e viver experiências assimiláveis. A questão é construir outros corpos pesquisadores, sensíveis, atentos, que, ao tocar, possam encontrar outro corpo que ajude a saber mais de si e a provar outros jeitos de ser/fazer/pensar/agir importantes para o enfrentamento das mais diversas situações.

Não se trata de estabelecer modelos de aproximação ou de tocar o outro, mas de exercitar diferentes modos de tocar o próprio corpo e o corpo do outro, numa resistência aos automatismos e anestesiamentos tão próprios da atualidade.

Observo na clínica que o corpo de certa forma constrói estratégias para sobreviver, o que, conforme afirma Deleuze, exige prudência. Nesse quadro, cabe ao terapeuta, então, instaurar permanentemente um estado sensível que permita entrar, propor, cuidar e garantir ao grupo um espaço de confiabilidade para abordar tantas questões delicadas que envolvem o corpo e o tocar.

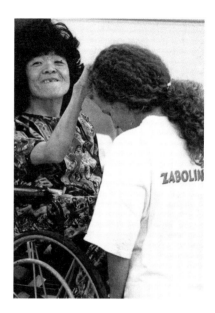

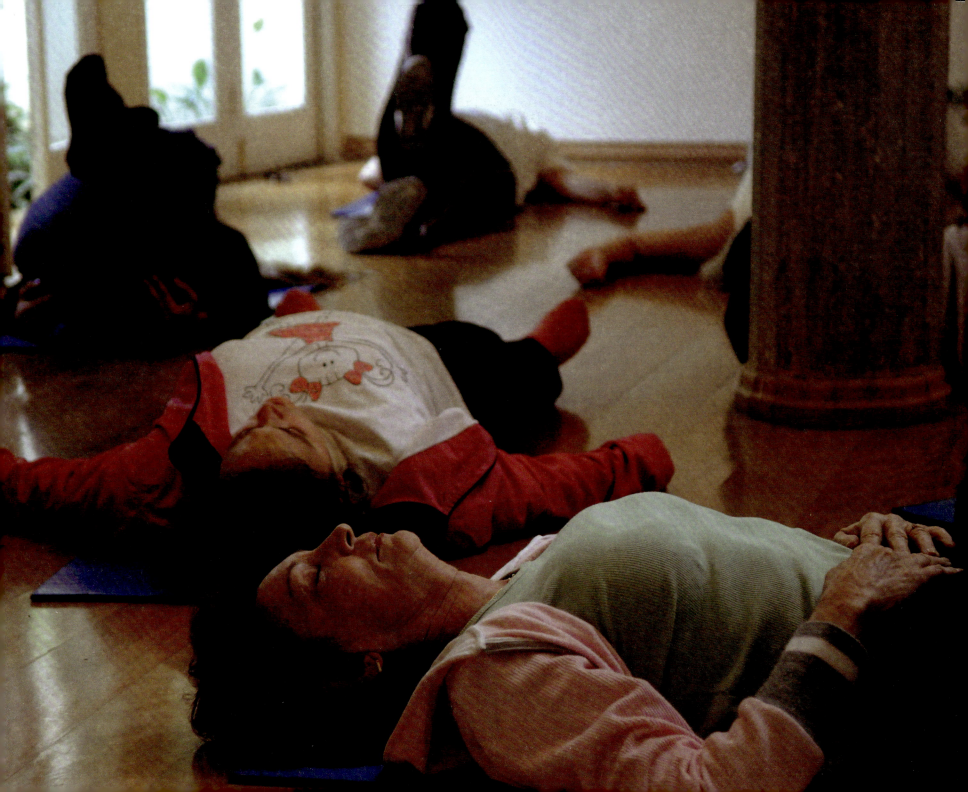

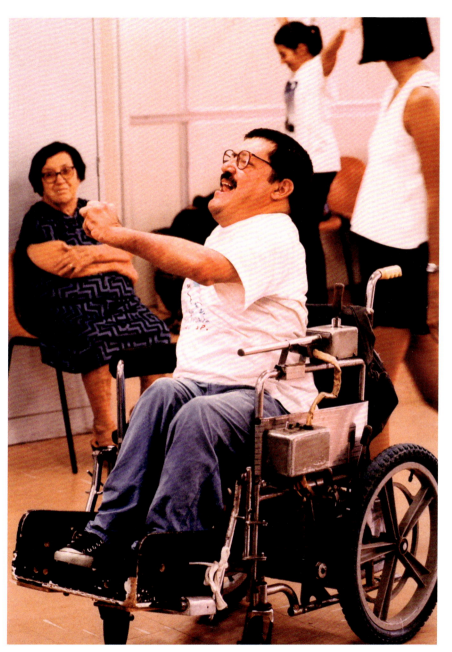

Série Mover e pausar: ondas e calmarias

"É possível fazer da multidão uma coletividade de homens livres, em vez de um ajuntamento de escravos?"

Deleuze (2002, p. 17)

Ruth dá pequenos passos pelo espaço. Todo o seu gesto é contido. A voz quase não sai. Quando pedimos para expressar com o corpo uma chuva que caía lá fora, Ruth fez um movimento com braços e mãos para o alto e para baixo. Pareciam chuviscos, um gesto de pouca amplitude articular, mas muito intenso, retrato daquilo que podia viver naquele momento. [144]

Nesta série abordarei os exercícios que envolvem o *mover* e o *pausar* que permeiam alguns procedimentos.[145] Conforme mencionei anteriormente, não estou interessada em pensar o corpo apenas em seu aspecto sensório motor. Tratar do *mover* e *pausar* na clínica constitui tarefa bastante desafiadora, pois em muitos estudos o movimento ainda está restrito à sua esfera muscular-esquelética.

Para clarificar os sentidos do mover em minha clínica e pensar nos procedimentos longe de qualquer redução, optei por distinguir movimento e motilidade com base na perspectiva de Keleman.

A necessidade de discutir o *mover* e o *pausar* se justifica pelo fato de que nos vários exercícios tanto o mover-se pelo espaço como o pausar o corpo em determinado lugar provocam diversas ressonâncias e experiências múltiplas e muito sutis.

Um pequeno movimento do corpo no espaço muda toda a experiência, conforme discutido em todas as séries. Nos arranjos aqui delineados estão contemplados movimentos caóticos – circulares, espiralados, em linhas e outros desenhos realizados em diferentes velocidades que permeiam vários procedimentos.

Como concepção de movimento tomaremos novamente a perspectiva de Keleman (1992) que diferencia padrões de motilidade e padrões de ação e movimento.

O movimento descreve como as criaturas se deslocam de um lugar para outro. Nessa ótica, ele é mecânico: articulações e ossos flexionam, dobram, giram, deslizam; músculos levantam, empurram, puxam, apertam, alongam e contraem (Keleman, 1992, p. 32). A motilidade, por outro lado, brota dos processos metabólicos como a excitabilidade das células, os acessos emocionais, a circulação de nutrientes, entre outros.

O ser humano tem várias camadas: pele, fáscia, ossos, órgãos, líquidos. A pele estica e contrai num padrão contínuo; a forma dos músculos do esqueleto muda para o ajustamento da postura ereta; os ossos encolhem e esticam sob pressões variadas e os órgãos são uma onda de peristalse crescendo e diminuindo. Motilidade é isto: expansão e contração; alongamento e encolhimento, distensão e recolhimento.[146] É um fluxo interno diferente do movimento (*Ibidem*, p. 34).

Assim, define Keleman, "o movimento reporta os músculos esqueléticos a uma ação destinada às funções de parar e avançar. O estriamento do músculo esquelético permite pausa e movimento, ele pode fixar e trocar de tônus e direção" (*Ibidem*).

Segundo o autor, as marés de motilidade dão origem a movimentos cinéticos e, nessa transição, há um diálogo entre motilidade e movimento, pois não existe movimento sem interação com os fluxos que nos atravessam. O que nos interessa é esta interligação, pois as ações voluntárias são acompanhadas da peristalse pulsátil do corpo com seus fluxos internos, os mais variados e mutáveis. Esses processos reforçam a idéia das formas do corpo como borda de uma série de acontecimentos.

Tendo como referência esse contexto, a partir de agora problematizarei premissas desta série, acompanhando em cada *mover* e *pausar* alguns dos processos que resultam das ações analisadas.

A primeira se refere às interligações entre movimento e o *continuum* da motilidade, ou seja, não podemos pensar os movimentos sem perder de vista o concerto pulsátil de um organismo como um todo (Favre). Para Keleman e Favre essa organização resulta no *caráter pulsátil do vivo* [147] (presente em cada célula) que permite realizar permanentemente trocas entre ambientes internos e externos [148] num permanente (re)configurar-se.

Nesses processos, os pensamentos e sentimentos são fundamentais na ação de bombeamento do corpo. Como exemplo, Keleman nos diz que a motilidade pode ser aumentada na hiperatividade ou reduzida na hipoatividade, por medo, raiva ou choque. "Podemos nos mobilizar até o frenesi ou nos desmobilizar até a apatia". [149]

Ao tratar então do mover, não quero me restringir ao movimento (pautado na ação da musculatura esquelética, ou seja, de caráter puramente mecânico), pois estaria reduzindo e empobrecendo os processos em jogo nos procedimentos. Pretendo, assim, não perder de vista, em cada discussão sobre o *mover* e *pausar*, a idéia de um corpo dinâmico e complexo que funciona como uma bomba pulsátil. [150]

A outra premissa discutida por Deleuze (2002, p. 128) acerca de Espinosa se refere a duas maneiras simultâneas de definir o corpo:

> De um lado, um corpo por menor que seja, sempre comporta uma infinidade de partículas. São as relações de repouso e movimento, de velocidades e de lentidões entre partículas que definem um corpo, a individualidade de um corpo. De outro lado, um corpo afeta outros corpos, ou é afetado por outros corpos: é também este poder de afetar e ser afetado que define um corpo na sua individualidade.

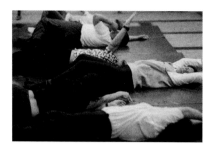

Tomemos como referência a primeira definição espinosista, que atribui um caráter microscópico, invisível e imperceptível aos acontecimentos que envolvem os corpos. Essa visão minimalista nos sugere captar os procedimentos além de nosso olhar seletivo e codificado, tal como discutido na série Olhar.

Ali uma das dimensões discutidas tratava de apresentar e suscitar o exercício de um olhar para o pequeno, para o ínfimo, para o quase-invisível presente nas atmosferas que rodeiam e constroem os corpos em seus processos microscópicos.

Além disso, me parece que Espinosa se aproxima da perspectiva de Keleman e Favre, pois esses dois autores também concebem as formas como resultantes das relações complexas entre partículas (no caso de Keleman, podemos dizer células, pulsos), o que definiria maneiras de viver (Espinosa), modos de funcionamento (Favre, Rolnik).

Deleuze afirma, com base na perspectiva de Espinosa, que o importante é conceber a vida, cada individualidade de vida como uma forma ou um *desenvolvimento de forma* [151] que depende das relações de velocidade e lentidões tal como posto pelo filósofo.

A exemplo disso, Deleuze toma a música para dizer que

> uma forma musical depende de uma relação complexa entre velocidades e lentidões de partículas sonoras. Não é apenas uma questão de música, mas de maneiras de viver; é pela velocidade e lentidão que a gente desliza entre as coisas, que se conjuga com outra coisa; a gente nunca começa, nunca se recomeça tudo novamente, a gente desliza entre, se introduz no meio, abraça-se ou se impõe ritmos. (1992, p. 128)

Como contraponto inerente ao mover, discutirei momentos em que se propõe a pausa como disparadora de outras problematizações:

O que acontece quando um corpo se movimenta ou faz uma pausa no espaço?

Destacarei alguns momentos que explicitam a variedade e os desdobramentos observados, enfocando o *mover* e o *pausar* como possibilidades de desmanchar, desconstruir trajetos, atentar a determinada posição/lugar, traçar linhas, caminhos, novas configurações que implicam modos de pulsar experimentados pelos participantes como solistas ou nas propostas em duplas, trios, quartetos, em grupos pequenos ou ainda com todos os participantes do grupo.

Assim, o *mover* e o *pausar* compreendem uma análise da dimensão espaço-temporal; porém não acontece por si só como ação de um corpo que se pensa apenas na sua funcionalidade, mas envolve toda uma coreografia pulsátil de um corpo composto em camadas, tal como se discutiu na perspectiva de Keleman e Favre.

Essas sutilezas que ampliam nossa discussão ficarão mais acessíveis quando narrarmos algumas cenas de nosso trabalho.

Quando nos movemos o que acontece na relação entre os corpos e os ambientes?

Andar – trajetos e velocidades

*"Todo corpo se move, ora mais lentamente,
ora mais rapidamente."*

Espinosa (1983, p. 144)

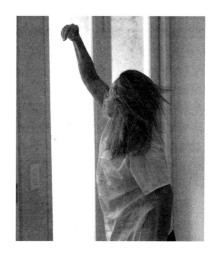

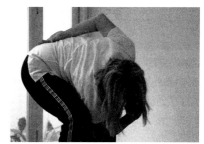

Em minha dissertação de mestrado[152], orientada pelo trabalho proposto por Naiza de França, eu já aproximava o *mover* ao andar atento, crítico, que propõe ao participante observar, pensar, alinhavar questões, escavar percursos que podem ressoar em encaminhamentos que derivam para a própria vida.

"Fico muito ansiosa ao perceber que as coisas não permanecem no mesmo lugar." (Érika)

"Ao andar, focalizo a minha atenção em diferentes lugares e, dependendo do jeito que ando e olho, consigo observar e sentir coisas diferentes." (Fernanda)

Freqüentemente realizo essa proposta quando o local não é conhecido pelos participantes. Além de fazê-los voltar a atenção ao próprio corpo, as sensações permitem, pouco a pouco (e não apenas nesse exercício), que se apropriem do lugar, que o sujeito seja impregnado das possibilidades oferecidas pelo espaço, pelo contato dos corpos no ambiente humano e não humano: objetos presentes, imagens, ruídos, acústica, luz, mobiliário, tipo de piso, entre tantos outros elementos.

É importante dizer também que atuo, muitas vezes, com pessoas que pouco se perguntam sobre o que pensam sobre as situações, sobre o que vivem. Às vezes nem percebem onde estão concretamente e, de fato, presentificar-se num ambiente é um processo bastante complexo.

Atuar em uma cidade muito quente, numa sala pequena com muitas pessoas, trabalhar com roupas desconfortáveis, trabalhar de pés no chão ou com meias são pequenos e mínimos detalhes da ambientação, que influenciam e abalam as velocidades, os ritmos, o pulsar, ou seja, os modos de transitar e produzir experiências.

Podemos notar ainda, tal como Fernanda nos diz, que uma alteração na forma – olhar para diferentes lugares, posicionar o corpo de modo diverso no espaço – modela a superfície e o pulso de um corpo configurando experiências singulares, caso ele "saiba" assimilar o vivido.[153]

Simplificando a variabilidade e a multiplicidade de corpos que acompanhamos na clínica, podemos dizer que propor uma vivência para um corpo com uma musculatura excessivamente enrijecida é diferente de propor a mesma vivência para um corpo que está deprimido ou distanciado do mundo, ou para uma criança ou idoso e assim por diante, mudando de acordo com a singularidade de cada corpo.

Há uma série de procedimentos que caminham nessa direção e compõem os exercícios do andar com o olhar voltado para a relação dos sujeitos com os ambientes.[154] Vejamos alguns deles:

> No início das propostas, sempre peço para as pessoas procurarem um lugar confortável para permanecer. Este exercício de buscar um canto e criar um pequeno território é fundamental, pois freqüentemente as pessoas estão ansiosas por desconhecerem o trabalho. Sabem apenas que as vivências envolvem o corpo.
>
> Márcia é uma participante muito silenciosa. Entra no grupo e realiza as propostas com reserva, com olhar baixo, sem conversar muito.
> A busca por espaço é desafiadora. Ela deve sair de seu "canteiro" e desbravar outros territórios.
> Ao participar de um exercício que propõe circular pela sala a procura de um lugar que possibilite uma posição confortável para iniciar os exercícios, faz algumas pausas mostrando certa hesitação, até o momento em que identifica um canto e se integra ao trabalho. Ao final, Márcia fala da vergonha que sentiu para sair de seu lugar.
> "Estou acostumada a ficar num canto e tenho medo de sair do meu lugarzinho que é tão confortável."

O acolhimento é ponto importante na clínica. Ao participante cabe buscar um espaço, fazer suas escolhas. Ele não deve necessariamente mover-se, pois pode girar pelo espaço sem que esteja implicado na proposta, apenas obedecendo ao comando do coordenador.[155]

Observo que o corpo fala de modos de subjetivação; assim a caminhada exploratória naquele grupo, naquele momento, faz sentido no processo de Márcia. Entendo que, ao sair de seu "canteiro", talvez ela pudesse mudar seus *horizontes subjetivos,* que dizem respeito ao ambiente concreto (luminosidade, posição do corpo no espaço, as relações de proximidade ou afastamento entre os corpos etc.), e, principalmente, trocar afetos pelas diferentes conexões que poderia estabelecer naquele ambiente.

Esses trânsitos não significam que haverá uma ampliação de repertórios e existências, mas que, se assimiladas as experiências de contato/contágio, acontecimentos podem vingar e promover a descoberta de outras possibilidades de encontro e afetos.

Além da pergunta de Espinosa sobre aquilo que o corpo pode – que permeia todas as séries –, podemos retomar outra questão também formulada pelo filósofo:

"De que afetos você é capaz?" (1983, p. 75)

Nessas dinâmicas, tal como mencionado na série Tocar – a respeito da potência da imaturidade motora de crianças que se esbarram num berçário, o que acaba por suscitar acontecimentos inusitados –, podemos dizer que o mover (e também o *pausar*) podem produzir experiências de encontro por meio de *coreografias movediças* não demarcadas por passos certeiros ou rigidamente elaborados que podem aprisionar ou obstruir o desencadear de gestos e afetos.

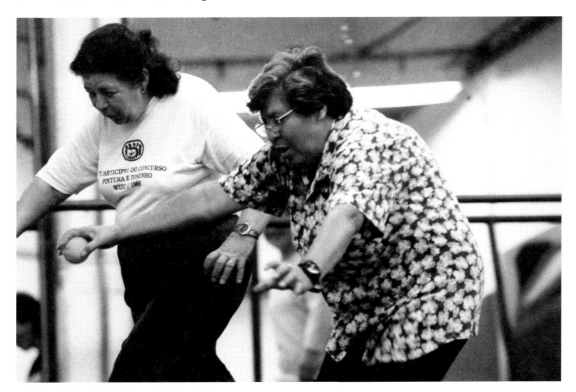

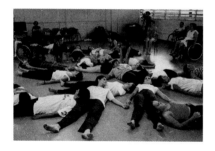

Sabemos, conforme discutido em vários momentos deste livro, que um mínimo deslocamento ou mudança de corpo abre mundos de relações, de afetos, portanto, de experiências.

Nessa dinâmica, como em outras que serão apresentadas, ficam claros os vetores de forças que atuam nos corpos, moldando comportamentos relacionados com os modos de mover e pausar.

Os estranhamentos expressos pelos participantes em relação a algumas dinâmicas balizam os desdobramentos das propostas e os graus de envolvimento, permeabilidades, disposições e assimilação da experiência vivida.

Mover e pausar no encontro entre corpos

As pessoas caminham pela sala. Solicito que procurem lugares onde não estejam outras pessoas que caminhem pelos vazios, e digo "se encontrarem alguém, se afastem, expressem pelos corpos repulsas, afastamentos, vontade de resistir à aproximação".

Depois de algum tempo, que varia em cada contexto, sugiro outro movimento: ir em direção a outra pessoa, deixar-se afetar, buscar o encontro, observar o que acontece nos corpos em cada movimentação.

Em muitos *workshops* a proposta é aceita com certa excitação – afastar, gritar quando encontrar o outro, olhar para o outro com assombro, assustar-se, fugir, ou seja, distanciar-se de vários modos e depois caminhar procurando o contato, ir onde estão outras pessoas, juntar-se ao máximo, deixar o corpo responder ao contato do outro. Tanto um movimento quanto o outro produz efeitos visíveis e invisíveis, por vezes de difícil captação e/ou nomeação.

Em um dos grupos, uma participante comentou que se sentiu muito sufocada pela proximidade com as outras pessoas; outra mencionou satisfação ao observar as respirações em outros corpos; outra ainda falou da preferência pela proximidade e da angústia provocada pelo vazio.

Por vezes, quando acelero algumas experimentações, a excitação dos encontros (escapar, bater, tocar, sair correndo) provoca um riso contagiante pela sala. O grupo de modo geral se agita. Alguns participantes consideram o jogo uma "brincadeira".

Na mesma oficina são tecidas outras linhas de funcionamento dos corpos: alguns participantes não entram na proposta, permanecem olhando; outros se colocam à espreita do acontecimento, entram nos fluxos em momentos diversos; outros ainda não acompanham o ritmo grupal seguindo uma velocidade diferente.

Tudo isso é possível e, como reafirmo em vários momentos do livro, a riqueza de respostas e a diversidade de acontecimentos em um mesmo território demonstram, como dizem Keleman e Favre, que na clínica, como na vida, temos de falar de um corpo em particular, construído e em construção permanente.

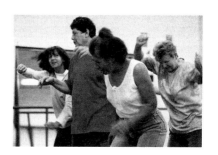

Cada participante responderá à intensidade que lhe atravessa mediado por suas experiências, por aspectos herdados, pelos vínculos, pela cultura, pela predominância de modos de subjetivação que criam uma anatomia emocional e sustentam aquela vida, pulsando segundo afetos, com suas camadas, válvulas, bolsas e toda uma arquitetura tissular que envolve ritmos de excitação gerados pelas experiências.

Por isso, a exemplo de outras séries, cada *mover* e cada *pausar* deve ser olhado e cartografado como um instante único e particular.

Em um curso realizado dentro de um hospital geral, trabalhamos nos corredores que, naquele dia, não estavam abertos ao público, o que permitia a utilização do local. A experimentação foi favorecida também pelo fato de o corredor terminar numa sala desconhecida para os participantes.

"Senti-me inibida para me aproximar das outras pessoas. Parece que o ambiente hospitalar contaminou e inibiu as aproximações." (Solange)

"Minha atenção foi toda para os corredores escuros deste hospital. Estar próxima aos outros foi muito melhor do que estar afastada. Estar junto me deu segurança." (Ruth)

"O frio dos corredores, somado à frieza que pude ativar em mim para afastar-me dos outros, fez que a experiência fosse muito intensa." (Silmara)

Num outro contexto, em que o grupo estava acostumado a experiências que mobilizam o corpo,[156] foi sugerida a movimentação pelo espaço. Ao encontrar outro, o participante deveria realizar uma pausa e deixar-se impregnar das sensações daquele contato. A proposta era experimentar uma "repulsa" ou "vontade de se afastar" do outro e, no momento posterior, o desafio envolvia o encontro, a "vontade de aproximar-se".

O tempo de pausa e movimento era variável, de acordo com o desejo de cada participante.

"Acessei camadas de repulsas e afastamentos que estão formatadas em meu corpo, que acho que têm que ver com outras experiências da minha vida. Foi muito profundo." (Johannes)

"Eu passeei pelos contatos sentindo as reverberações de cada encontro." (Denise)

"Observei como um traço no outro me aproxima ou, ao contrário, me afasta: um cheiro; um jeito; um olhar." (Silvia)

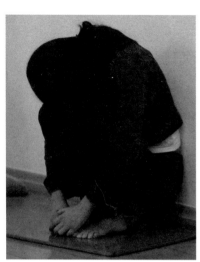

Johannes pôde acessar em si camadas de experiências que marcaram o seu corpo. Isso quer dizer, tal como afirma Favre, que as experiências que vivemos constroem corpos por meio de uma arquitetura tissular que está em permanente mutação a cada encontro e a cada experiência.

Notamos também que cada participante realiza um trajeto na mesma proposta, pautado pelos encontros, pelas reverberações, pelas respostas que o corpo produz a cada contato.

Denise viveu várias configurações diferentes no grupo, enquanto outros participantes permaneciam caminhando sozinhos pelo espaço e de repente encontravam alguém e, então, criavam uma conversa corporal. Outros, ainda, faziam contatos com vários participantes fixando-se por pouco tempo em cada aproximação/afastamento.

Se observarmos à distância os engendramentos dos contatos entre corpos, constatamos vários modos de aproximar/afastar, em velocidades e tempos diversos.

Os comentários ao final deste livro expressavam apenas algumas das pontas dos processos que se delineavam nos encontros entre corpos. Considerando as singularidades dos depoimentos, é possível demarcar alguns pontos abordados pelo grupo.

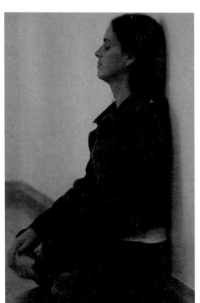

As configurações e trajetórias em cada processo são definidas por diversos elementos: o ambiente físico, o número, os graus de intimidade entre os participantes, as experiências e imersões do grupo em trabalhos corporais, as disposições, os interesses, os graus de abertura para viver as propostas, entre tantos outros aspectos.

O *mover* entre os espaços foi o desencadeador nas três cenas de aproximações e afastamentos entre os corpos. Já o *pausar* em determinados "lugares" possibilitou a apreensão de sensações e, quando possível, foram delineados *insights*, elaborações e/ou observações de si sobre os modos de funcionamento na relação com o entorno.

As pausas, em contraponto ao mover, possibilitavam um pouso[157] ou uma parada no movimento: deixar-se afetar de modo diferente da dinâmica cinética e entrar no campo das intensidades, sentindo pulsações, forças atuantes, ambientes corporais que se conectam dos mais variados modos.

Em muitos exercícios procuro evocar a pausa no mover ou o mover menos, mais lentamente, a fim de propiciar a emergência de outros acontecimentos: ativação do pensamento ou de memórias intensivas, suspensão de pensamentos, circulação de afetos, trocas e contaminações possíveis no encontro entre corpos.

Nos seminários realizados sob coordenação de Regina Favre, realizamos muitas experimentações para evitar determinada forma de corpo. A intenção é que, deslizando em mínimos e diferentes graus, possamos acessar outras camadas que constroem o corpo e que possibilitam descobrir um pouco mais de nós mesmos com base em experiências com o próprio corpo e nele. [158]

Outro aspecto importante é que, tal como comenta Favre, não atuo nessas dinâmicas apenas com corpos que se movem pelo espaço, mas com formas emocionais que se interligam entre si, que conversam nos encontros e atualizam experiências mediadas pelos contatos.

Mover com base em diferentes inspirações

Para abordar a *esfera das inspirações* nos procedimentos, utilizarei relatos sobre vivências pessoais, em *workshop* coordenado pela bailarina Lisa Nelson, a respeito de propostas orientadas por mim com base em elementos assimilados daquela e de outras experiências que compõem meu repertório clínico.

As propostas de improvisação e criação de Lisa Nelson utilizam muito o andar, principalmente abordando a relação entre olhos abertos e olhos fechados, tal como tratado na série Olhar; porém, aqui enfatizarei os sentidos do *mover* e *pausar*.

Retomemos uma vivência tratada na série Olhar: um momento em que solicito que, ao encontrar outro participante, faça-se uma pausa no movimento a fim de captar as sensações daquele encontro. Trata-se da capacidade do corpo de captar as *pequenas percepções*, "um não sei o que" nas atmosferas que se constroem nos contatos.

A pausa ou pouso aqui tem um sentido muito particular, pois indica que se inibe voluntariamente o impulso do movimento, podendo acessar no corpo outras sensibilidades.

Como exemplos, podemos tomar as oscilações do pulso do coração quando alteramos velocidades e ritmos no mover e pausar do corpo; ou a percepção de dores ao pausar o movimento e prestar atenção às sensações do corpo, entre outros.

Nessas proposições é possível, tal como afirma Paxton quando fala do trabalho do *contact improvisation*, transitar por linhas diferentes que compõem a presença naquele instante e se conectar por diferentes camadas por meio de diversos fluxos dos ambientes.

Obviamente, e lembrando o que Paxton chamou de *small dances*[159], não é possível estancar os ajustes finos que o corpo faz, principalmente para se manter em uma postura ereta, mas é possível acessar nas pausas outras camadas que sinalizam as afetações quando um corpo se avizinha de outro.

Observo que, às vezes, esses trabalhos são realizados com muitas dificuldades, devido às experiências, histórias e modos de cada participante, mas também porque em nossas ações somos pautados principalmente pela utilização intensa da musculatura esquelética que delineia as formas do corpo.

Os exercícios que envolvem as pausas e os silêncios podem ser muito intensos.

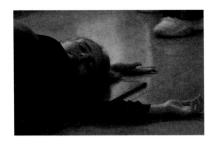

"Eu tinha vontade de sair do lugar. Era muito difícil estar parada muito próxima a alguém." (Vânia)

"Senti coisas muito pequenas e toda a minha musculatura estava pulsando, depois da movimentação que tinha realizado antes da parada." (Carolina)

Ao caminhar de olhos fechados, ou mesmo no encontro entre corpos muito próximos, podemos observar como é impossível falar de um corpo somente com base em suas partes ou órgãos.

Mesmo observando que regiões ora se afastam ora se aproximam nos contatos corporais, devemos pensar, como propõem Keleman e Favre, num corpo como forma emocional que expressa permanentemente um tipo de excitação, de vida; vínculos que constroem aquele corpo em particular, bem como sua profundidade e superfície visível.

> Quando encontra outro corpo, ainda de olhos fechados, Raquel percebe que, ao abri-los, seu corpo assume uma forma inusitada. Seu quadril está para a frente, mas seu peito escorrega para trás como se não quisesse o contato corporal.
> **Diz que "ficou muito reticente no encontro com alguém que absolutamente não sabia quem era".**
> **No momento em que olha para si, coloca ainda a sua "dificuldade inicial em relacionar aquilo que via com o que sentia no contato com a sua parceira".**

Essa cena novamente remete à idéia de que o corpo se formata para cada encontro e em resposta a ele, modulando-se por cascatas de forças que atravessam os corpos num movimento de co-corpar[160] a experiência vivida.

Assim, a cada encontro, a multiplicidade das experiências e afetos atravessa os corpos, marcas são inscritas e formas emocionais permanentemente delineadas.

Como vimos com base na apresentação das cenas, o *workshop* de Lisa Nelson e suas várias propostas trouxeram vários elementos para pensar e criar a clínica do encontro, reafirmando o quanto de vida se expressa pelos corpos, pelos seus modos de funcionar e como, por meio dos corpos, respondemos às diferentes situações.

Por comodidade e para facilitar o conhecimento e entendimento dessas propostas serão delineadas algumas delas:

- caminhar pelo espaço, parar e depois tocar outros corpos, para depois se afastar e encontrar outros corpos;
- tocar e ser tocado pelos outros;

- afastar-se, circular e explorar um território em diferentes andares, de modos diversos ;
- mudar de direção, andar de forma ridícula ou simplesmente andar sentindo os pés no chão, a própria respiração;
- mover para trocar de lugar;
- criar uma composição com os parceiros por meio de um diálogo cinético;
- mover para explorar o espaço e observar o corpo no espaço;
- mover para chegar a algum lugar ou a alguém;
- mover e simplesmente sentir as ressonâncias deste ato ou, ao contrário disso, pausar, não sair do lugar, observar as repercussões do pouso.

Essas explorações acontecem de diferentes maneiras e de acordo com os objetivos que pretendo instaurar em nossas vivências, considerando que há vários aspectos atuando simultaneamente nas propostas.

O que importa é produzir, criar experiências com base em mudanças nas formas do corpo e as repercussões disso no encontro entre corpos.

Demarcaremos agora outra modalidade de proposta em duplas que envolve conversas corporais entre parceiros, resultando nas mais diversas improvisações:

A proposta é escolher uma parte do corpo (olhos, braços, pernas, quadris etc.), que, ao se mover, servirá de aceno para que o parceiro crie um movimento.

Mara brinca com os olhos rodando para lá e para cá, provocando em sua parceira um esforço para "acompanhar as ordens", fazendo seu corpo saltitar de um lado para o outro, de frente para trás, criando uma coreografia rápida e movimentada.

Ela desafia a desenvoltura da parceira e a coloca muitas vezes num lugar, como ela mesma disse, cansativo que exigiu muito de "seu corpo".

Os papéis se invertem. Agora é Mônica quem orienta a coreografia da parceira, utilizando a mesma estratégia, com base no movimento dos braços e mãos, solicitando que Mara viva em seu corpo aquela brincadeira desafiadora.

Em outro lugar da sala (ou poderia mesmo se tratar de outro contexto), acontece outra história.

Laura escolhe o dedo indicador para guiar a sua parceira. Move o dedo pelo espaço, possibilitando lentamente um diálogo de corpos gradual e mais devagar, como se houvesse tempo para cada "pergunta" e "resposta" dos corpos.

Laura sorri e diz ter se divertido bastante com a brincadeira.

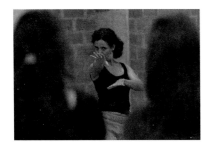

Tudo é possível: a escolha e a alternância das velocidades, respostas variadas ao "comando", momentos mais sérios e outros mais engraçados, sugerindo um trabalho dinâmico e singular de cada dupla.

Como um corpo delineia seu trajeto entre outros corpos?

Existem vários exercícios que trabalham com a atração entre os corpos e com os contatos, que inspiram a criação de gestos, movimentos, alteram pulsos, estados, imagens, pensamentos e sensações.
Nessas propostas uma das idéias que baliza a pesquisa dos corpos é *"o outro que te faz sair do lugar"*. Propõe-se, então, que cada participante, ao ser atraído por alguém ou por uma ação de outro participante, saia de seu lugar e vá em direção ao outro para possibilitar que alguma experiência aconteça.

Andando pela sala, Lisa nos propõe caminhar de olhos fechados e ir em direção a algum lugar que chame a nossa atenção.
O dia estava quente, claro e havia luz do sol. Guiei-me pela sensação de calor, pela luz da janela e encontrei um canto onde explorei minhas costas num chão quente de madeira. Ali fiquei por um bom tempo, explorando a minha coluna vertebral, porosa ao calor e à luminosidade.

Outro trabalho trata de ir em direção àquilo que chama a atenção no outro. Esses movimentos acontecem em muitos exercícios: ir em direção a um gesto interessante ou na direção de alguém que, mesmo sem saber, provoca atração.
No encontro é possível realizar uma série de composições: permanecer próximo aos corpos realizando um trabalho coreográfico conjunto; prolongar a pausa deixando ressoar os contágios daquele encontro; ficar por algum tempo até que um dos parceiros resolva sair na direção de outra atração.
A idéia é tentar mover-se do lugar ou permanecer num lugar da sala apreciando os movimentos do próprio corpo e respondendo à afetação provocada pelo contato.

Observo um estalar de acontecimentos, os mais diversos e surpreendentes num mesmo espaço/tempo. Alguém movimentando-se aqui e acolá desenfreadamente, interessando-se por tudo, fazendo seu corpo pipocar entre as pessoas; uns pousando o corpo ao lado de outro participante, tocando suavemente a pele; outros tentando tímida e lentamente aproximar-se de alguém; outros ainda soltos pela sala coreografando seus solos, duos, trios, procurando uma vizinhança, corporal, e infinitas manifestações.
Diferentes atmosferas flutuam no ar por meio de pequenos e ínfimos movimentos em paralelo às performances mais expandidas.

Cabe (re)afirmar que nem sempre é assim, pois, em cada oficina, curso ou *workshop* que coordeno, pode-se fazer outras narrativas a respeito do vivido. No entanto, o que importa é afirmar que os encontros entre os corpos, em suas várias modulações, transmitem uma intensidade tal que um grupo ou participante vive uma mudança em sua forma emocional por meio das conexões com outros corpos.

Repetição do mesmo ou "caminhando em círculos"

Solicito que os participantes caminhem pela sala. O grupo tende a caminhar em círculos. Quando me dou conta, a imagem que me vem à mente é a cena de um filme de prisioneiros que só podem mover-se naquela demarcação.
Vez ou outra uma pessoa se desgarra do circuito e inventa velocidades e coreografias fora daquela moldura.
Vez ou outra o grupo desmancha essa formatação e tende a reorganizá-la em outras situações.

A proposta de se mover pelo espaço, tão comumente utilizada em várias técnicas e trabalhos em dança, não é simples, tampouco deve ser banalizada e considerada um momento rápido ou iniciático para trabalhos mais complexos ou que exigem maior *performance corporal*.

Primeiro, porque na clínica acompanhamos todo tipo de corpos com as mais diferentes problemáticas, visíveis ou não, que exigem de muitos participantes um grande esforço para a realização de qualquer movimento.

Em segundo lugar, por mais que essas dinâmicas pareçam simples, tal como diz Guattari, expressam muito rapidamente uma série de modos de funcionamento que se inscrevem nos corpos em suas representações conscientes e inconscientes: nos modos como se aprende, como se trabalha, como se fala, como se alimenta etc., fabricando relações com a natureza, com os fatos, com o corpo, *com o movimento*[161], com o presente, passado e futuro.

Tal como mencionado anteriormente, pude visualizar em vários contextos a facilidade com que os corpos entram naquilo que comumente chamamos de "piloto automático", justificados nesses e em outros momentos, entre muitos aspectos, pela dificuldade de romper trilhas habituais e/ou de se afastar dos movimentos impostos pela maioria, ou ainda pela dificuldade de sustentar e suportar as turbulências do acaso, do inusitado, do surpreendente que pode nos afetar.

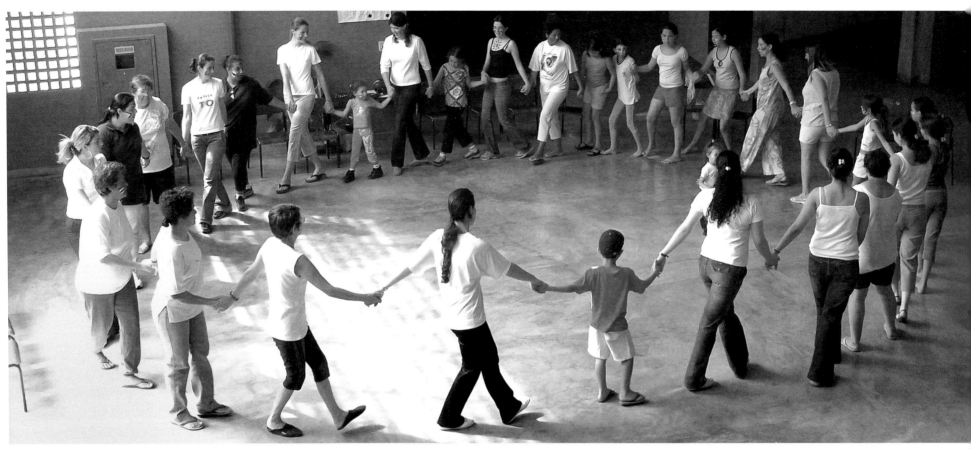
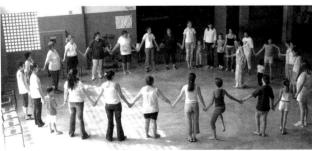
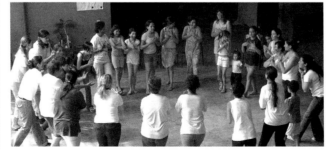
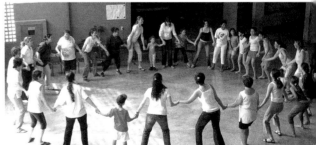

Nesse contexto, é preciso ressalvar que as *empreitadas exploratórias* não devem ser compreendidas como um novo paradigma a ser almejado pelo terapeuta – saia do lugar, mexa-se, experimente algo novo –, pois sabemos que isso não é suficiente para que "algo" aconteça.

Porém, o que chama nossa atenção nas cenas mencionadas aqui são as forças que atuam e constroem determinado corpo e a dificuldade de criar variações, diante das coreografias dominantes no ambiente.

Lembrando a perspectiva de Keleman, o vivo quer vingar e para que isso aconteça cada um fará, agirá ou construirá seu corpo na tentativa de manter a vida do modo possível, de acordo com a intensidade que seu corpo consegue sustentar.

Assim, nessas proposições, procuramos minimamente a possibilidade de construir uma intimidade com o próprio corpo ou mesmo o reconhecimento de modos encarnados nos corpos, para que uma fenda se faça criando outros sentidos para movimentos e gestos vividos e pensados além de seu aspecto mecânico.

Para finalizar esta série farei algumas reflexões a respeito do mover-se em círculos, pois esse desenho é presente em vários momentos do trabalho.

Finalizando em círculos

As danças circulares [162] são coreografias com passos demarcados que têm origem em danças sagradas criadas há muito tempo pela humanidade. Eventualmente utilizo-me dessas danças para juntar as pessoas, no início ou na finalização de um trabalho.

Apesar de portar uma cadência formal de passos, as coreografias das danças circulares podem promover a singularidade do mover e do gesto sem que haja um desconforto intenso, pois o grupo freqüentemente consegue suportar e sustentar as dificuldades para "pegar o passo" ou seguir o ritmo imposto pela música.

A disposição em círculo permite contatos que procuro refinar a cada nova execução da dança: olhar os olhos, desprender-se da tarefa pedagógica de "acertar" o movimento, para poder ecoar as sensações que emergem quando um grupo se dispõe a dançar junto.

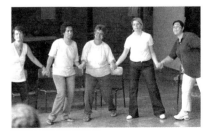

Um grupo de alunos de Ribeirão Preto falava sobre a intensidade do término de um *workshop* com todos os participantes corporalmente muito próximos num círculo bem fechado.

Diziam que se sentiam bastante diferentes do momento inicial da proposta e que os movimentos ritmados, embalados pela música, criaram um esforço do grupo para se mover mais harmonicamente. Essa harmonia,

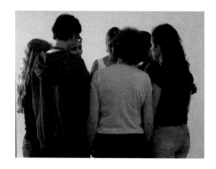

diferente da busca de uma padronização das manifestações dos corpos, fazia ecoar estados de conforto e satisfação pelos encontros entoados naquele dia.

No Bairro dos Morros, ao finalizar um encontro com as mulheres da periferia de Sorocaba, crianças, adultos e senhoras se aproximaram para uma última dança. Era interessante perceber os diferentes ritmos que regulavam os corpos, criando uma cadência possível de ser saboreada. A diversidade novamente se inscreve no trabalho e demarca, mais uma vez, que a produção da diferença visível nos movimentos dos corpos potencializava cada participante e o coletivo que ali se instaurava.

Depois de muitas experimentações, aproximações e sensações, os dois grupos finalizam o trabalho com um círculo no meio do espaço, com os corpos muito próximos e os braços entrelaçados pelas costas, criando uma espécie de berço, barco, balanceio de lá para cá, em silêncio ou com uma música melódica.

Os corpos procuram entrar em uma sintonia para que o movimento do grupo se torne, aos poucos, mais suave e harmônico, procurando também encontrar um ritmo mais comum a todos.

A tarefa é bastante difícil, pois criar ressonância entre corpos em toda a sua complexidade exige escuta, aberturas, disponibilidade para transitar entre o que acontece em cada corpo e sua composição com o coletivo.

Aos trancos, os grupos procuram encontrar um ritmo em seu balançar. Então, procuro chamar a atenção de todos para as respirações, para os pulsos que, entre tantos presentes, irão predominar na determinação do ritmo comum.

Algumas vezes, um corpo minimamente esbarra, empurra o outro e cria um descompasso, nem sempre percebido, originando certo desconforto. Quando isso acontece, o grupo permanece sem que os corpos se separem e se tornem novamente mais individualizados. O grupo consegue sustentar a tensão sem se desmanchar.

Outras vezes temos a sensação, mesmo que por alguns instantes, de que criamos um único corpo dançante; a sensação é tão intensa que se perdem os contornos individuais dos corpos, que deslizam por entre as ondas da roda, criando todo tipo de marés.

As duas rodas falam de acontecimentos, de experiências vividas, de mudanças atmosféricas que acontecem ao longo de um processo grupal. Noto que, ao final, a proximidade corporal sugerida por essas danças permite, na maioria das vezes, uma legitimação, uma confirmação de que experiências foram realizadas e de que se criou outro tipo de intimidade diferente daquela que existia antes das vivências.

Dada a singularidade de cada contexto e as diferentes intensidades que compõem todo e qualquer trabalho, posso afirmar que, quando um grupo consegue sustentar e suportar as tensões, as problematizações e as possibilidades que emergem nos trabalhos, os momentos em que corpos estão muito próximos conferem uma sensação quase inominável.

São rodas que se formam sem imposição ou sugestão. É como se o grupo "pedisse" maior intimidade corporal e a dança tornasse possível esse desejo.

As sensações, como em todos os procedimentos, também são várias. As afetações do encontro ressoam em cada um de forma diversa.

"Senti-me num berço, me trouxe a lembrança de um ninar." (Ângela)

"Não consegui me concentrar. Era difícil perceber as respirações dos outros." (Nadia)

"Minha emoção foi muito grande por estar todo mundo junto aqui." (Vera)

"Senti-me acolhida, protegida, não queria mais ir embora." (Lucia)

Na maioria das vezes, solicito que os participantes fechem os olhos para facilitar a percepção das respirações, das pulsações dos corpos, do ritmo comum a todos, que quer se instaurar naquele momento.

Os olhos fechados permitem ainda uma introspecção necessária para poder sentir e se deixar afetar pelo grupo. Todos estão muito próximos e as reverberações extravasam a fisicalidade dos corpos.

Nem sempre, quando proponho essa dinâmica, o grupo consegue entrar numa sintonia fina. No balançar de corpos acontecem pequenos e mínimos cortes abruptos que, somados, provocam em muitos a sensação de "algo" da ordem do descompassado. Esse descompasso, no entanto, muitas vezes é assimilado pelo grupo como algo presente em toda e qualquer dinâmica: o efeito paradoxal de harmonias e desarmonias que acometem os corpos e as relações.

Alguns olhos ficam abertos, alertas àquilo que pode derivar dos contatos; outros participantes se deixam levar pelas marés e ondulações requebrando-se próximos a outros corpos. Tais graduações de afetos e contatos criam uma atmosfera que percorre e atravessa cada grupo em particular.

Percebo também que os ritmos das marés variam em cada situação/contexto, o que torna, como em todos os outros procedimentos, uma impropriedade catalogar ou roteirizar os efeitos e os processamentos que se expressam nas dinâmicas. E é justamente na impossibilidade dessas demarcações que as intensidades podem atravessar uma dança, um balanço e/ou um requebrar.

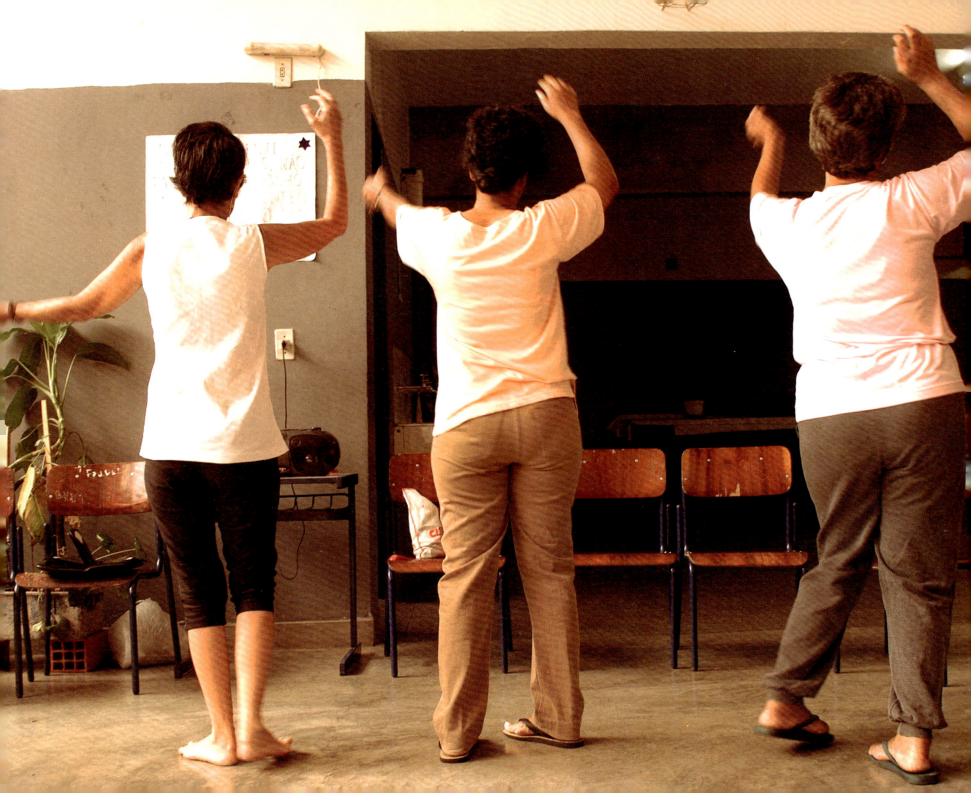

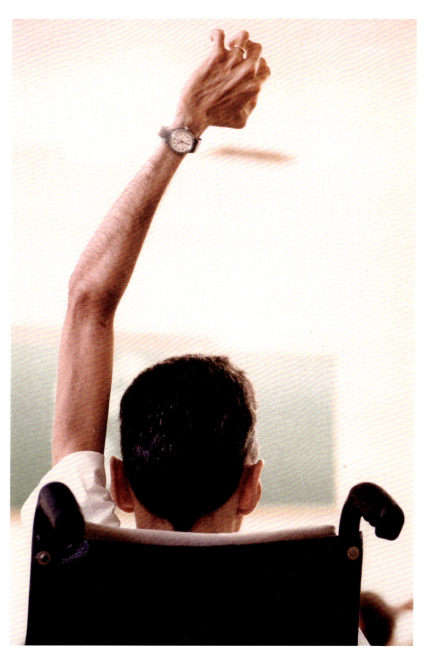

Série Improvisar: exercícios de criação de si e de mundos

"O problema não é mais fazer que as pessoas se exprimam, mas arranjar-lhes vacúolos de solidão a partir da qual elas teriam enfim algo a dizer."

Deleuze

Neste capítulo tratarei de procedimentos relacionados com a improvisação. Entretanto, desde já quero ressaltar que a escolha desse termo envolve uma profunda complexidade. Ocorre que, ao longo de todo o trabalho que realizo, a improvisação está presente como uma *improvável-ação*; é preciso dizer que em todos os exercícios eventualmente acontece algo que não estava previsto. Nessas ocasiões, pode aparecer um gesto inusitado, um deslocamento inimaginável, momentos de criação e de surpresa.

Assim, a improvisação atravessa todos os procedimentos, pois, acima de tudo, penso no sujeito sempre em processo de construção e (des)construção; numa palavra, como um ser "criador". O conceito kelemaniano de corpo aponta na direção de um corpo vivo, pulsante, em permanente transformação.

Na improvisação, nas composições criadas em solos, duplas, trios ou em grupo, a criação acontece e afeta os protagonistas e os "espectadores".[163]

Para Suely Rolnik,

> a criação é este impulso que responde à necessidade de inventar uma forma de expressão para aquilo que o corpo escuta da realidade enquanto campo de forças. Incorporando-se ao corpo como sensações, tais forças acabam por pressioná-lo para que as exteriorize. As formas assim criadas – sejam elas verbais, gestuais, plásticas, musicais ou quaisquer outras – são secreções deste corpo [...], elas interferem no entorno. É nestas circunstâncias que elas se fazem acontecimentos. (Rolnik, 2006b, p. 16)

É importante enfatizar desde já que este estudo privilegia o *contact improvisation*, o *danceability* e as propostas da bailarina Lisa Nelson que têm como guias o improvisar e a criação com base nos contatos entre os corpos.

Para aprofundar a discussão a respeito do *improvisar* retomarei o conceito de *forma*, entendida não como uma moldura imutável ou referente apenas a uma "camada superficial dos corpos", mas como passagem atravessada pelos fluxos de vida com base em suas potencialidades.

Esse conceito é importante, pois, durante todos os procedimentos, estamos atuando nos corpos, em suas formas: fazer um movimento, pausar, tocar o corpo, criar uma coreografia, olhar uns para os outros, além de outras propostas.

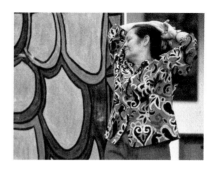

É possível dizer que a forma, que podemos acessar pelo olhar, é sempre uma atualização contínua das intensidades que atravessam os corpos. Os contatos criam possíveis partituras que se encontram em metaestabilidade; estas, a cada desestabilização, produzem novas moldagens.

Segundo Farina (2006), "algumas técnicas provocam, como no *contact*, a perda do eixo de equilíbrio que orienta as relações, o que pode significar pequenas ou grandes alterações em nossa sensibilidade e nos levar ou não à reformulação, à improvisação."

O corpo tende sempre a se estabilizar, pois é muito complicado mover-se pela vida com a sensibilidade constantemente à flor-da-pele e sem um eixo que proporcione algum equilíbrio. Assim, voltamos a compor, mais ou menos ativamente, uma "coreografia" para enfrentar os acontecimentos. Quer dizer, voltamos a exercitar um ponto de vista sensível que nos permita atuar e, ao mesmo tempo, tomar distância de nossa ação.

Lima (2005) realiza uma discussão bastante pertinente que nos ajuda a compreender o lugar de certas palavras como dados espontâneos, impulsos presentes em muitas propostas e trabalhos com improvisação.[164]

Sempre na tentativa de evitar os estereótipos relacionados com esses conceitos, seguiremos mais um pouco nessa discussão sobre as relações entre corpo/forma e criação apresentadas às vezes como antagônicas. Mais do que isso, a compreensão do corpo como impeditivo à produção criativa torna infértil a análise de uma clínica pautada em ações e experiências evocadas nos corpos e em potencialidades, bem como com base neles.

Por isso, buscarei margear outras camadas dessa questão com a intenção de aceitar o território paradoxal em que o corpo se formata. O corpo se estrutura simultaneamente aos fluxos de vida que o atravessam e exige outra configuração que se desfaz e demanda novas composições.

É nesse paradoxo que caminhamos e propomos procedimentos que permitam os fluxos de vida e morte presentes nos corpos e no vivo, entendendo, tal como nos diz Farina a respeito da pedagogia, que

> atender ao acontecimento que desestabiliza nossas formas de ser implica um cuidado com os modos pelos quais nos reconfiguramos. Talvez o difícil e o complexo tenham que ver com essa simplicidade, com assumir e atuar conscientemente tanto com o poder do que irrompe na forma, como com o poder da vontade de forma nos processos de formação. (Farina, 2006)

É possível notar nos exercícios apresentados aqui como os movimentos de ruptura, estabilização, contato e desmanche estão presentes durante todo o tempo, provocando desafios, inquietações, buscas e desassossegos.

Vejamos como esse interjogo acontece na prática:

> Os participantes são chamados a experimentar formas com seu corpo; ao sentirem alguma familiaridade com aquilo que o corpo produziu, procuram desviar, realizar algo interessante, diferente, criar um pequeno deslocamento, mesmo que pareça algo "ridículo".[165]

Quando sugerida, essa dinâmica apresenta respostas e constatações que, por vezes, revelam a complexidade de se viver, no corpo, o paradoxo do "estar aqui ao mesmo tempo em que não se está mais."

"É muito difícil realizar esta proposta. Em cada lugar que chegava, parecia que eu já conhecia." (Rodrigo)

"Cada vez que chegava num lugar diferente com o meu corpo, me vinha uma sensação de grande estranhamento." (Juliana)

"Senti que se fizesse pequenos deslocamentos, eu poderia me surpreender com aquilo que podia criar." (Aninha)

"Não consegui fugir do 'lugar-comum', dos mesmos gestos que estou habituada a fazer." (Andréa)

O maior desafio de propor esse tipo de dinâmica na clínica é a dificuldade, explicitada por muitos participantes, de se aventurar por terrenos mais desconhecidos do corpo: fugir das trilhas habituais para inventar gestos ou posições pouco ou nada usuais. [166]

Como comentam Galli e Moehlecke, no artigo. "Da dança e do devir: o corpo no regime do sutil", é muito difícil sair dos *clichês*. Referindo-se aos bailarinos, as autoras afirmam que o interessante é que eles possam se desprender da tendência de se mover sempre orientados por um modelo a ser seguido, como se já houvesse um caminho traçado a ser percorrido pelo corpo que se põe a dançar. Desse modo, os bailarinos dançariam como se existisse um ideal a ser buscado. Nessa concepção, nomeada como *molar*, são evocadas "a moral, posturas certas ou erradas, que seguem o modelo ou que se desviam deste" (Moehlecke, 2005).

Dada a diversidade do grupo – pessoas que, em sua maioria, não são bailarinos e tampouco almejam essa condição –, podemos notar a força com que as moldagens inscrevem nos corpos gestos codificados, mecânicos e, às vezes, desprovidos de sentido. Com isso, as composições tornam-se restritas, impedem a aquisição de maior plasticidade para compor novas configurações do corpo.

Na contramão dessa tendência, procuramos instaurar, conforme é possível acompanhar na explicitação de vários procedimentos, outro aspecto discutido pelas autoras: a dimensão *molecular* que se encontra na própria entidade molar, mas aposta em outra lógica. Quando nos referimos à dimensão molecular, queremos tratar dos movimentos das moléculas para produzir o desmanche de sua configuração atual, o que implica microtransformações e revela a sutileza das pequenas coisas, no quase imperceptível.

Quando o corpo pode operar também com base nessa força, outros corpos e configurações são criados, uma vez que o corpo pode ser, tal como nos diz Espinosa, da ordem de velocidades e lentidões entre partículas (1983, p. 144).

Enfatizamos, assim, os exercícios do *improvisar* não apenas ao fazer "coisas diferentes com partes do corpo", mas ao sentir que algo distinto se instaura e implica todo o corpo e as relações com o entorno.

Para Safra (2004, p. 61), a "criatividade na perspectiva que estamos trabalhando não está necessariamente relacionada ao fazer artístico, mas sim à ação que possibilita o acontecer e o aparecimento do singular de si mesmo".

Isso não quer dizer absolutamente que se trata de grandes performances, mas do simples que se faz de outro modo no mundo.

Outro aspecto que considero fundamental é explorar a *potência do ridículo* nas experimentações. Vez ou outra ocupo esse lugar, ao produzir formas apenas imagináveis e deixando-me tomar por um jeito brincalhão que atravessa meu corpo quando coordeno as oficinas.

Em muitos momentos, os participantes se surpreendem, "baixam as guardas", constroem para si um *corpo brincalhão*[167], que explora o mundo como as crianças bem pequenas quando estão num ambiente confiável e suficientemente permissivo às descobertas.

Podemos, então, pensar em uma faceta do que se torna habitual e busca se conservar com medo de ousar, de experimentar o desconhecido, o estranho, o esquisito em nós: as recusas, as vergonhas observadas aparecem fortemente como traço que, pouco a pouco, é trabalhado, acolhido, expandido, tornado potência ao longo dos processos.

Como fazer uma forma diferente daquela a que estou acostumada?

As formas construídas nas oficinas muitas vezes se instalam de modo excessivamente técnico, produzindo um corpo estereotipado, sem muitas surpresas e afetações.

Voltamos, assim, a uma questão que ecoa o tempo todo na clínica:

O que o corpo pode?

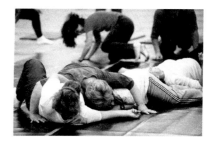

Flavia Liberman

Exercícios com a imaginação

Inspirada no danceability, inicio muitos workshops com exercícios que envolvem a imaginação e o gesto para que o participante possa conectar-se com o seu corpo para, com base nele, poder criar.
Esses exercícios, que freqüentemente se iniciam no chão, propõem primeiramente que se imagine um movimento[168] – "só imaginem, não realizem" – que só será realizado num segundo momento. A princípio eu direciono a parte do corpo a ser destacada; em seguida, são os participantes que fazem as escolhas ou recebem as imagens que impulsionam o gesto.
Brinco de imaginar uma parte e movimentar outra, na tentativa de embaralhar os códigos; jogo com diferentes ritmos e velocidades.
"Imaginem um movimento bem lento" e depois "realizem bem devagar".
"Imaginem o seu corpo mudando de postura e... rapidamente mudem de posição."

A imaginação nesta série se apresenta como foco de nossa análise, uma vez que pode funcionar como facilitadora e/ou impulso em momentos de criação individual ou do grupo – imaginar-se fazendo um gesto, dançando no espaço, imaginar-se em outros lugares.

Observo que, ao direcionar a atenção para a tarefa proposta, esses exercícios permitem que os participantes se aproximem de seu corpo.

Embaralhando as consignas provoco também a manifestação do inusitado sem que ele necessariamente passe pelo "crivo" da produção imaginativa, ou seja, o corpo responde predominantemente embalado pela surpresa do gesto.

"Eu fiquei chateada imaginando toda uma movimentação em meu corpo, e de repente você muda... achei estranho." (Giovana)

"Foi interessante. Fiz coisas que não estava imaginando." (Leo).

O "embaralhamento" dos códigos é recebido de diferentes modos. Com o desenrolar dos exercícios os participantes se deixam levar por outros elementos na produção do criar: se abrem para aquilo que acontece; deixam o corpo levar-se pelas velocidades ora mais lentas ora mais rápidas ou, então, bloqueiam o gesto. Tudo pode acontecer.

A criação de um movimento que não seja a imitação do gesto de outro é freqüentemente considerada uma ação muito complexa.

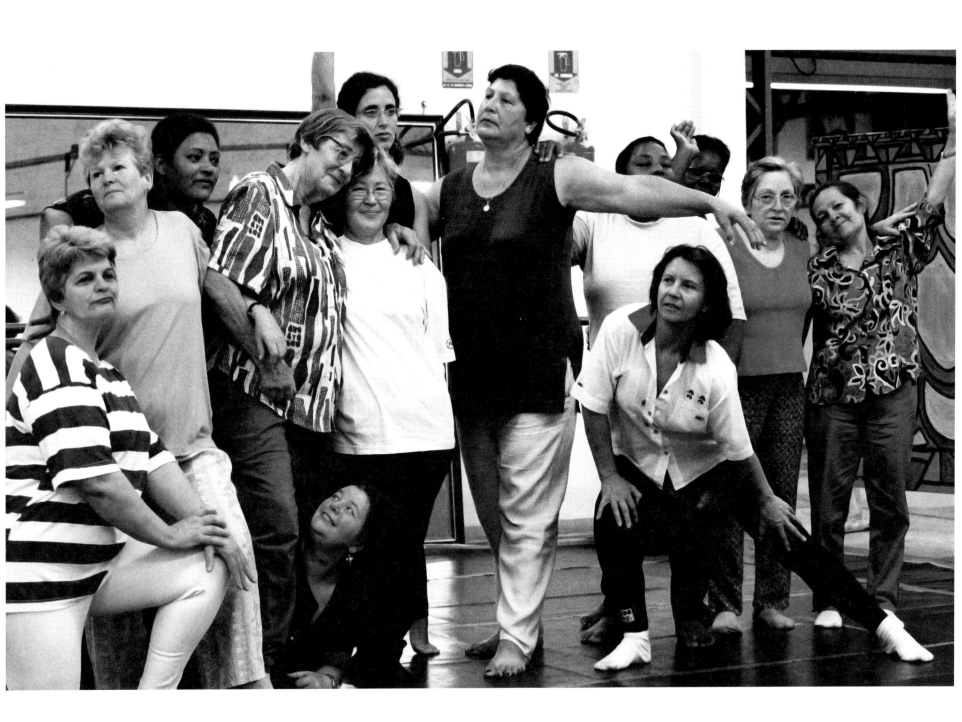

Somos ensinados por meio da imitação. Por isso, a criação de um gesto mais singular é território arriscado e perigoso, pois nasce quase sem referência e é submetido, em geral, ao "olhar-julgador" de outrem.

Obviamente o campo da criação está submetido às experiências já vividas; entretanto, na tentativa de alargar respostas e recursos é possível ampliar nossos repertórios.

As pessoas se surpreendem com aquilo que criam. Conforme Winicott (*Apud* Mamede, 1971, p. 108), "o momento significativo é aquele que a criança se surpreende a si mesma."

No momento de *improvisar*, observo braços e pernas pelo ar, cabeças se movimentando pelo chão; quando as pessoas se sentem mais à vontade, seus gestos se alargam e envolvem várias partes do corpo, criando composições únicas.

Do alto, assisto a um espetáculo de corpos dançantes no chão.

Com o tempo, vou sugerindo que os participantes se exercitem em outras posturas – sentados, de joelhos, em pé. Da imaginação para o gesto, passo a consigna de primeiro imaginar e depois fazer. Inicia-se muitas vezes um jogo de gestos muitos pequenos e contidos para deslocamentos maiores no espaço.

Em sua heterogeneidade, os grupos concretizam nos corpos as diferenças de fluxo de cada um, riscam no espaço vários desenhos coreográficos: círculos, pulos, tremores, pequenos gestos, um dedo que se movimenta, alguém que se arrasta pelo chão e muitas outras manifestações inenarráveis.

Em cada grupo é possível observar a criação de novas coreografias individuais e grupais.

Sensações de movimento

As experimentações corporais são norteadas também pelo conceito de *sensação de movimento*[169]. Os efeitos provocados pelo alongamento, facilmente observáveis num espreguiçar, ou as dores experimentadas quando se deslocam os ombros para trás após um tempo escrevendo ao computador, por exemplo, remetem-nos às sensações físicas do corpo.

Em momentos de pesquisa corporal bastante silenciosa de palavras ou de improvisações, acompanhadas por músicas cuidadosamente selecionadas, quando sugiro atenção especial às sensações muitos participantes enfatizam o prazer do movimento.

Quando isso acontece e quando a atmosfera grupal assim o permite, é possível visualizar e, mais do que isso, ficar contagiado pelos gestos, pelos climas, pelas sensações, principalmente quando o trabalho é realizado sem pressa, sem sustos, num ritmo suficientemente confortável para todos.

Mas há outros efeitos que podem ser pontuados nessas propostas e que revelam a delicadeza necessária para lidar com as questões que daí emergem.

Em um dos grupos, os participantes falam sobre a dificuldade de sentir o próprio corpo:

"Sinto que meu corpo está aqui, mas minha cabeça está em um monte de coisas que tenho de fazer." (Silvana)

"Consegui me concentrar um pouco, mas tinha muita vergonha de fazer os movimentos, parecia que todo mundo estava me olhando." (Nilda)

Nessas dinâmicas, já entramos no terreno da improvisação. Para tanto, procuro criar um ambiente propício para a concentração em si e nas afetações. Refiro-me particularmente às *pequenas percepções*, como o batimento cardíaco, as alterações musculares, a respiração e o efeito produzido pelas músicas e/ou os silêncios, pois encarnar essas sensações pode permitir uma multiplicidade de metamorfoses corporais dançantes.

Em vários momentos noto que para alguns essa é uma experiência atraente, enquanto para outros é muito difícil desprender-se de um olhar mais voltado para fora.

"Se cada um estiver ocupado com o seu corpo, ninguém estará 'fuxicando' sobre o que o outro está fazendo."

"Eu não consegui me controlar. Queria saber o que as pessoas estavam fazendo." (July)

"Me deu muita ansiedade mover-me e fazer alguma coisa com o meu corpo." (Silvana)

Ao final da proposta alguns participantes não dizem nada; apenas observam com "olhos bem arregalados", tal como aconteceu em um dos laboratórios da graduação e também com um grupo composto por participantes com sofrimento psíquico.

É necessário, mais uma vez, apontar que as propostas são realizadas com prudência, pois sabemos que uma desestruturação brusca pode ser prejudicial por interromper o processo que queremos exercitar.

O olhar acusador e julgador do outro entra em cena nesta e em várias outras horas. Naiza de França aborda, em sua clínica, o que ela chama dos "tiranos em nós", que são como vozes que, às vezes, assolam-nos e assombram com mitos da perfeição, de idéias de beleza, de olhares recriminadores do desejo, que acabam por obstruir, dificultar ou mesmo impedir as experimentações e descobertas.[170]

Se o terapeuta se apressa ao sugerir e encadear as propostas, o processo pode ser abortado precocemente, pois criar, como já dissemos, depende de disponibilidades, experiências do participante, graus de envolvimento, aberturas possíveis, desejos e uma gama infinita de elementos que podem produzir um acontecimento.

Imitação e interpretação[171]

Como dissemos, trabalhar com a improvisação pressupõe a criação. Quando proponho dinâmicas que envolvem o gesto mais "livre"[172], alguns participantes sentem dificuldade para desvincular essa possibilidade dos chamados jogos de imitação ou daquilo que estão acostumados a fazer como "trilhas" habituais.

Penso que os jogos imitativos são fundamentais, mas entendo que há uma diferença entre um conhecimento que comporta a imitação como possibilidade de encontro afetivo e conectivo com o outro, e uma imitação, à qual procuramos resistir, que estaria ligada apenas à repetição daquilo que o outro faz predominantemente orientado pelo comando e "obediência", sem implicações que ultrapassem a camada superficial muscular-esquelética.[173]

O imitar neste trabalho acontece então mais com o sentido de *inspirar-se pelo outro* do que realizar um gesto ou movimento "igual" ou "parecido".

Para experimentar esses processos, sugiro a vivência de diferentes versões do mesmo movimento, gesto ou ação, procurando através do *lentificar* e de *diferentes velocidades*, acessar outras camadas do corpo que permitam a presentificação no aqui agora e permeabilizem o corpo diante das afetações, incidindo sobre a sensibilidade.

É possível notar quando um gesto ou movimento é vivenciado por meio da pulsação de diferentes camadas e regiões do corpo, deslizando por diversas formas que o compõem. Há também momentos em que o corpo executa o gesto ou o movimento de modo mecanizado, automatizado e, por isso, pouco implicado afetivamente.

Para Paxton (Rebouças, 2006), referindo-se à técnica do *contact improvisation*, você sempre pode repetir coisas, o que não é tão contraditório, pois a improvisação é baseada numa idéia e em todas as possibilidades que dela surgem. O autor não identifica nem contradições nem similaridades entre as formas fixas de dança e a improvisação inicial. Trata-se de uma gama de possibilidades, [174] como um espectro de cores.

No entanto, o que observo freqüentemente em várias oficinas é a tendência dos participantes a "fazer o mesmo", o já conhecido, o que o outro faz, num jogo de espelhos que pode, principalmente entre adultos, tornar-se empobrecido e pouco interessante, pois fica aprisionado pelas molduras mais "aceitáveis".

Como afirma Paxton,

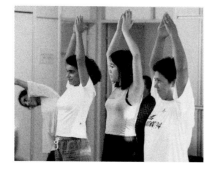

a improvisação tem essa imagem de ser realmente livre. Na verdade, todo mundo está improvisando o tempo todo, fazem isso num piquenique ou no trabalho – ou numa conversa, como agora. Certas improvisações são mais restritas que outras, mas não deixam de ser improvisação. (Rebouças, 2001)

Considerando as refinadas diferenças e facetas que envolvem o tema *imitar/improvisar*, podemos dizer que a clínica percorre diferentes caminhos e potências e é atravessada por eles. Cabe ao coordenador e aos integrantes do grupo o acompanhamento do percurso das improvisações com seus percalços, deslizes e estruturas acionadas no encontro entre corpos, propondo e sugerindo pequenas variações que podem alterar e produzir caminhos singulares a cada nova experimentação individual e grupal.

Entretanto, fica muito nítido, neste e em outros trabalhos, o quanto se está distante do próprio corpo e de sua expressividade, tanto na percepção cotidiana como nas capacidades inventivas de criar coreografias nunca antes dançadas.

Em um dos grupos de estudos trabalhamos com a seguinte proposta: movimentar partes do corpo e, a cada sensação de chegada a um lugar conhecido ou já automatizado, fugir, realizar um pequeno deslocamento, procurar escapar.

A sensação de uma proposta sutil, mas extremamente difícil, foi explicitada por Julia, uma das participantes:

"Eu senti muita dificuldade de realizar algo novo e, quando eu tentava fugir, parecia que meu corpo me puxava para o mesmo lugar."

"Eu percebi que tinha de trabalhar com gestos muito pequenos e sutis, aí eu senti um estranhamento em relação aquilo que estava fazendo."

O estranhamento provocado pela chegada a um lugar diferente do conhecido é outro componente importante a ser trabalhado na clínica. *Estranhar* é entendido aqui em sua positividade, pois perturba, cria algo diverso, causa certo barulho[175] em um modo, às vezes, muito demarcado, enrijecido e delimitado.

Interpretação do movimento[176]

Outra dinâmica proposta no *danceability* envolve a seguinte sugestão:

Uma pessoa faz um movimento no espaço e o outro procura interpretar esse movimento. Existe aí uma diferenciação entre fazer exatamente o que o outro faz e fazer em meu corpo aquilo que pude captar da produção do outro.

Propus este exercício em vários grupos, principalmente em oficinas em que participavam pessoas portadoras e não portadoras de deficiências físicas e/ou sensoriais. A questão que se impõe neste trabalho é a possibilidade de que qualquer pessoa participe, independente de sua condição, a menos que não queira.

Trabalha-se, assim, com o que no *danceability* chamaria de *denominador comum*; ou seja, se uma pessoa do grupo só pode movimentar os olhos, então todo o trabalho será pautado por essa condição, todos os exercícios serão acessíveis.

Esse tipo de proposta implica a improvisação, da pessoa que faz o movimento e da outra que vai interpretá-lo, gerando uma gama de dificuldades e potencialidades.

Vez ou outra sinto a necessidade de me antecipar e propor algo da ordem da imitação, como a brincadeira do espelho, em que uma pessoa fica de frente para a outra e procura realizar os mesmos gestos de quem está à sua frente, porém invertidos.

Uma dupla é composta por Ana, uma pessoa sem deficiência física, e Alberto, cadeirante, portador de uma paralisia cerebral. Ana realiza uma pequena coreografia, pula, gira, abre os braços; as pernas realizam muitos movimentos para que a dança aconteça.

Num primeiro momento, Alberto se assusta. Depois conta que o seu primeiro pensamento foi que não conseguiria realizar "aquilo tudo".

De fato, Alberto não conseguiria realizar o mesmo que Ana. A interpretação sugere que o participante utilize seus recursos, suas formações, suas possibilidades.

Alberto se lança num rodopio com a cadeira de rodas, eleva o tronco, movimenta os braços com rapidez, do jeito possível. De fora, o espectador consegue captar o encontro que ali se estabelece, pela dança, entre os protagonistas.

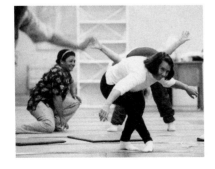

Tempo de filmagem nas propostas de improvisação

Os arranjos por mim denominados de "tempos de filmagens" usualmente são trabalhados em composição com os *tempos de fotografia* tratados na série Fotografar.

A inserção de uma análise particular desses procedimentos, também nesta série, se justifica pela possibilidade de oferecer oportunidade aos participantes de exercitar sua capacidade de criar, mediados pelos contatos produzidos nos diferentes encontros em propostas eminentemente grupais.

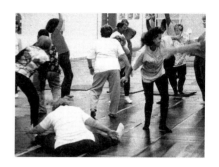

Depois de orientar a exploração da sensação do movimento, que possibilita um contato mais próximo consigo mesmo e com o outro, proponho um jogo de perguntas e respostas entre duplas que deve realizar-se estritamente por meio da expressividade dos corpos.

Uma pessoa faz o movimento e a outra, tocada por aquilo que vê e sente, ao responder à afetação, produz novamente algo no parceiro e assim sucessivamente. Não é demarcação de ritmo, de lugar para a experimentação, ou do tom para a composição.

Para Steve Paxton (*Apud* Rebouças, 2001), no contato improvisação[177] o jogo afina os sentidos e atua na qualidade de presença dos corpos ao criar fluxos de movimentos, padrões que emergem com base na interação dos improvisadores. O treino de observar e ser observado, de sentir e equilibrar quietude e movimento e de passar da percepção para a ação possibilita o diálogo e a comunicação de idéias, emoções e sentimentos.

Para Galli e Moehlecke (2005), se o corpo se abre nos contatos para captar as *pequenas percepções*, ele pode se tornar uma espécie de órgão de captação de finas vibrações, ativando a sensibilidade para atrair a energia do mundo de forma tão sutil e leve que o transporte para novas passagens.

Para facilitar o acesso a essas percepções, muitas vezes trabalhamos em silêncio, para evitar que a música imponha um ritmo externo à produção coreográfica.[178]

Num segundo momento, introduzo as músicas com a intenção de incorporar aos jogos outros elementos. Em propostas que permitem maior disponibilidade de tempo, pode-se trabalhar também com o gosto musical do grupo, das duplas e mesmo de cada participante.

Muitos procedimentos provocam mudanças. Um participante propõe uma dinâmica, depois troca de lugar. Não interessa a alteração referida na relação espaço–tempo, mas a possibilidade de o corpo sofrer diferentes afetações e efeitos.

Peço para que os participantes escolham uma parte do corpo que dirigirá a improvisação.[179]

Silvio escolhe um dedo da mão para guiar Dona Gina pelo espaço. Se Silvio levantar o dedo para o alto, Dona Gina realiza um movimento nesta direção; se o dedo apontar o lado direito, Dona Gina cria uma pequena frase coreográfica conforme a indicação. Silvio apenas norteia as frases.

Dona Gina foge da indicação. Não consegue acompanhar, cria o que dá vontade, diverte-se nessa conversa de estímulo-resposta.

Carlos é portador de tetraplegia. Consegue apenas mover os olhos. Na dinâmica ele utiliza este recurso que possui. É possível estar ali. Arnaldo, seu parceiro, procura entender os "pedidos" de Carlos. Suas tentativas lhe permitem depois falar das dificuldades de entender e responder rapidamente a Carlos, mas percebe que nesse esforço aprendeu a "traduzir" aquela linguagem a que está pouco habituado, ao mesmo tempo em que teve de se expressar com base em seus recursos corporais.
Troca-se de lugar e abrem-se novos desafios para as duplas.

Noutra ocasião, estou ministrando um *workshop* com alunos que têm em sua maioria algum contato com a dança contemporânea. Sabem que no *contact* os corpos se tocam, resvalam uns nos outros, afetam-se.

Muito rapidamente o grupo vai compondo diferentes "*paux-de-deux*", permanecem em conexão por um tempo e depois desmancham os pares, formam outros duetos e, vez ou outra, dançam em trios ou em outras configurações.

Seria possível, como em todas as outras dinâmicas, criar narrativas singulares sobre cada encontro.

Cada dupla realiza suas danças utilizando diferentes elementos de contato/contágio: expressões faciais, toques com partes do corpo, velocidades que se alternam em combinações diversas, sons, corpos que permanecem grudados ou que se afetam a "longa distância". São encontros impossíveis de esquadrinhar. Mais uma vez aprecio os acontecimentos.

O tempo todo pratico os encontros entre corpos pautados pela idéia de Espinosa do que caracteriza um corpo; segundo o autor trata-se do poder de afetar e ser afetado por outros corpos. Diz Deleuze (2002, p. 128) que "é este poder de afetar e ser afetado que também define um corpo na sua individualidade".
Ainda na ambientação teórica de Espinosa, o que define um corpo são modos que revelam uma relação complexa de velocidades e de lentidões, como vimos na série Mover e pausar. Segundo Deleuze (*Ibidem*, p. 129), ainda a respeito do pensamento de Espinosa sobre o o tema,

> se definirmos os corpos e os pensamentos como poderes de afetar e ser afetado, muitas coisas mudam. Definiremos um animal, ou homem, não por sua forma ou por seus órgãos e suas funções [...] Nós o definiremos pelos afetos de que ele é capaz.

Nesta, e em grande parte das dinâmicas discutidas neste livro, podemos pensar então que acontecem *conversas entre mundos*.

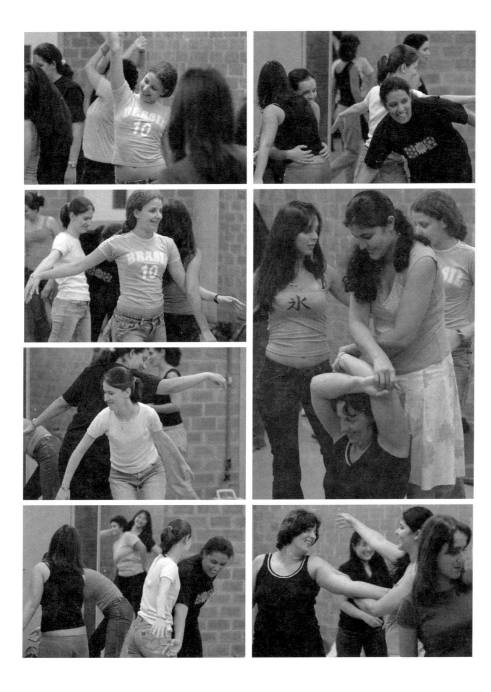

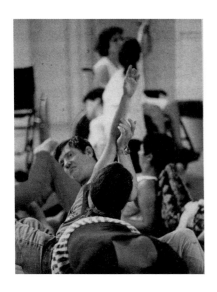

Paxton, ao se referir a seu trabalho em parceria com Lisa Nelson, diz que, quando estão contracenando, ambos estão envolvidos com suas estórias criadas por meio da improvisação, mas no contato conseguem também captar o que se passa com o outro. E comenta: "você tem dois mundos completamente diferentes. [...] Nós temos um ao outro e temos a nós mesmos" (*Apud* Rebouças, 2001).

Sobre os elementos que envolvem o duo, o autor afirma que existem muitas linhas no tempo que caminham juntas, mas são paralelas; ao improvisar é possível deslocar a atenção de uma linha para outra: escutar a música ou o silêncio, atentar para as sensações do corpo, voltar-se para o parceiro ou ficar no próprio movimento, sentir as luminosidades, deter-se ao olhar de quem assiste, entre outras combinações.

É uma dramaturgia invisível, cambiante, flexível que se transforma a cada performance, permitindo várias combinações.

De volta aos tradutores e à improvisação

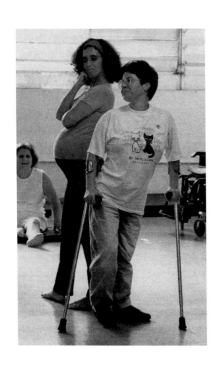

Jorge faz um movimento com os olhos fechados e a idéia é que Maurício, próximo, mas sem tocar o parceiro, sentindo o "reflexo" da movimentação, realize o que conseguiu captar no próprio corpo.
Jorge assiste.
Num segundo momento, Jorge realiza novamente o movimento e Maurício, ainda de olhos fechados, toca o corpo no momento da execução e realiza novamente em seu corpo aquilo que foi captado.
Numa última etapa, Jorge direciona a exploração de Maurício apontando, durante a sua execução, os pontos que Maurício deverá tocar.
Depois de tudo, assiste. Então, a dupla troca de lugar.

Mais do que adivinhar ou "acertar" o movimento do outro, trabalha-se a sintonia, o que se passa entre os dois participantes. A coreografia *interpretada* por Maurício é retomada por Jorge e já não é uma criação nem de um nem do outro. A proposta não é compor algo exatamente igual àquilo que foi visto, mas se deixar afetar pelo outro para poder criar.

Algumas pessoas que participaram dessas dinâmicas sentiram muita dificuldade em escapar da consigna "faça igual."

Compor em parceria, criar com base no vivido, deixar-se afetar pelo outro e só a partir daí criar outra composição exige descolamento e segurança para utilizar os próprios recursos, fazer as passagens entre a imitação e a improvisação e viver a tensão que marca esse paradoxo.

Para finalizar esta série, trarei à tona algumas considerações a respeito da singularidade e da produção da diferença no âmbito grupal. Trata-se de exercícios de criação em trios, quartetos, grupos pequenos e dinâmicas que envolvem todos os participantes.

São jogos nos quais um corpo resvala no outro, uma forma criada por um participante inspira a aproximação de outro numa afetação mútua.

Não existem procedimentos específicos que facilitem esses contágios: eles acontecem em vários momentos do processo como desdobramentos dos exercícios realizados, ora com mais ora com menos intensidade e com múltiplas tonalidades.

Vez ou outra, quando trabalhamos em configurações que não envolvem o grupo todo, chamo a atenção para uma "olhada de esguelha", para as improvisações em andamento ou para a apreciação do que os outros estão fazendo com o objetivo de sustentar, sempre que possível, uma ligação com o coletivo.

Essas conexões – que independem do número de pessoas que participam da oficina, do local em que acontecem ou do tempo que duram – são atmosferas compartilhadas no criar junto, nas trocas, nas afetações, nas captações e percepções de atmosferas grupais.

Há também momentos em que tudo vira uma "grande festa", permeada por linhas diversas que portam estados emocionais cambiantes e díspares, em que o sujeito se liga a outros e incorpora a criatividade do todo na invenção coletiva.

Depois de algum tempo, proponho o exercício do *quebra-cabeça,*[180] em que, a cada vez, um participante se coloca no meio da roda e cria uma forma interessante com o seu corpo.

De vários modos, um a um, ou ainda da maneira escolhida pelo grupo, outros participantes são incorporados em uma escultura viva.

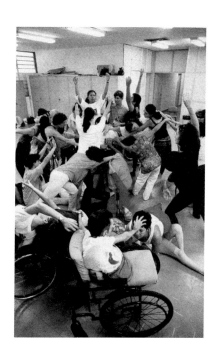

Cada vez que oriento esse exercício, vivencio uma experiência diferente: quebra-cabeças com peças mais apertadas, mais distantes, com muita aproximação corporal, com ou sem toques, com mais ou menos desenvoltura dos corpos.

Os modos de entrar no centro do círculo também variam: saltos, pulos, caminhadas, olhares, passos, vergonhas, ousadias diversas.

Não há uma receita, é um estalar de modos que não podem ser captados, tampouco nomeados. São encontros e desenhos que se formatam em um coletivo vivo: aproximações mais intensas entre duplas, pequenos grupos que se sentem conectados. Há também aqueles que ficam "desgarrados" da turma.

Freqüentemente, nessa hora, os participantes e eu mesma temos vontade de registrar esses momentos em vários fotogramas, em uma tentativa, sempre frustrada, de absorver e reter os acontecimentos. Há alguns registros e eles estão neste livro; outros estão na memória, outros ainda se perderam na intensidade do momento vivido.

Flavia Liberman

Nesse, e em vários momentos dos processos, observo que o trabalho com os corpos deve ser cauteloso e atento, que a capacidade criativa de transmutar, de fazer outros corpos, de aproveitar os recursos que se tem, de repente faz uma aparição. Então, um corpo escondido cria uma presentificação

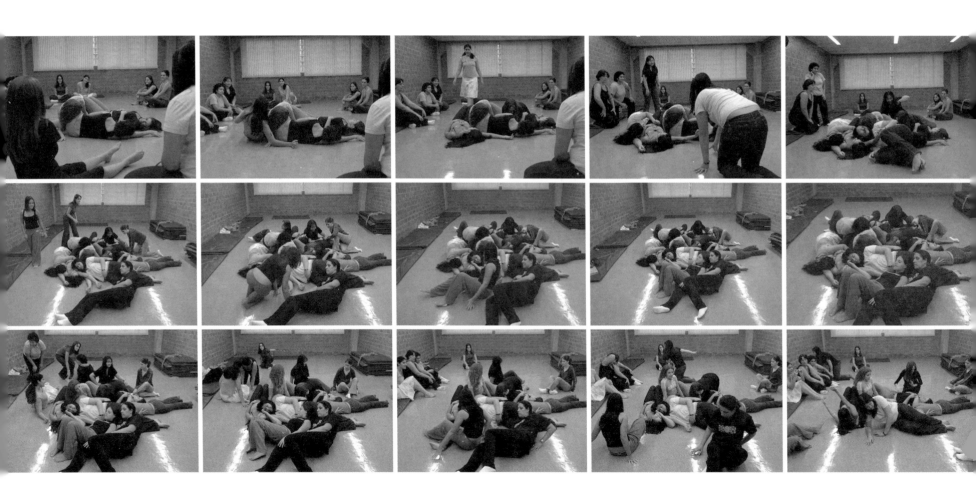

que nada tem que ver com uma grande performance, que aparece no pequeno, no mínimo gesto que se quer criar. Toda invenção do outro se torna nossa. É certa "morte do autor", conduzida não por uma apropriação exterior ou um deslocamento artificial, mas pelo próprio processo de improvisação.

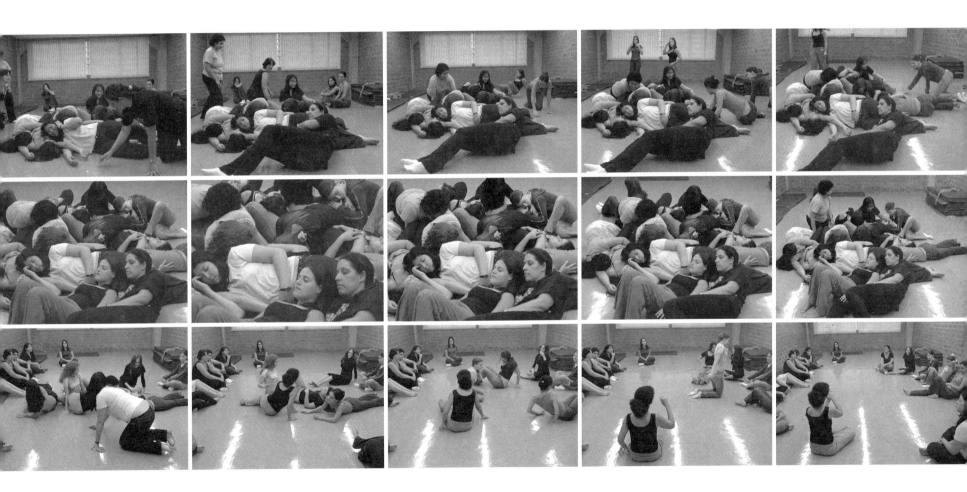

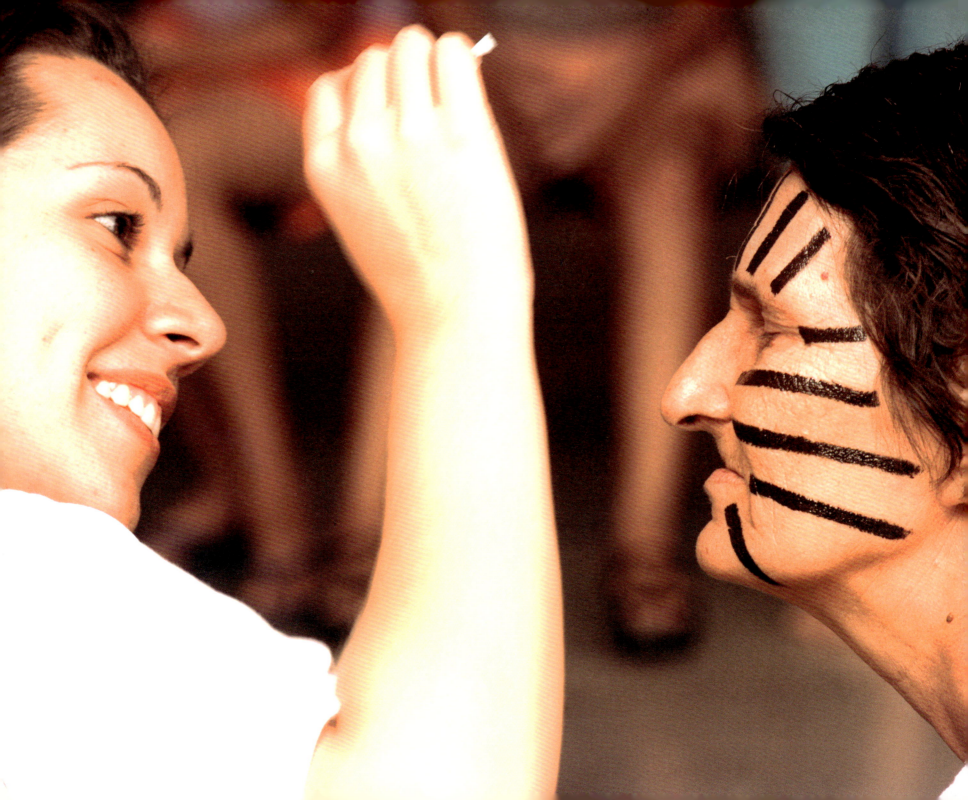

Série Conversar e silenciar

"Eu acho que o silêncio não existe. Eu acho que não há nada mais tonitruante do que o chamado silêncio."

Fernanda Montenegro (*Apud* Perdigão, 2005, p. 203)

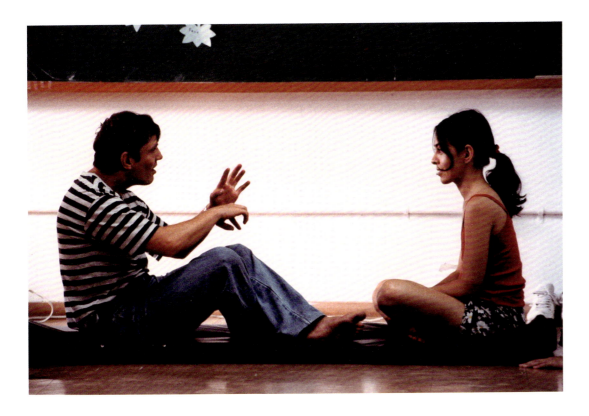

A roda estava formada. Uma das alunas suspirou e disse que estava trêmula, e que transbordava de emoções. A certa altura foi dito algo tão forte que as pessoas pararam e ficaram pensando. Alguns participantes procuravam entender o que se passava e, que, embora ainda não formatado, atravessava os corpos criando uma atmosfera. As expressões de muitos participantes era de suspensão.

Terminamos o encontro num silenciar de palavras. Aos poucos, as pessoas se levantavam e iam embora.

Esta é a última série de procedimentos cartografados neste livro.

Ao entrar em contato com o conceito de silêncio ou *silenciar*, deparei imediatamente com a pluralidade na compreensão e na abordagem do tema e, portanto, com a impossibilidade de reduzir a multiplicidade das experiências.

Tomarei, então, como base, a afirmação de Montenegro: a vida não é silenciosa. Mesmo que haja um silêncio de palavras, "interiormente existe muito mais barulho do que o pseudo, possível ou imaginável silêncio que você tenha dentro de si quando resolve não falar" (*Apud* Perdigão, 2005, p. 203). A pulsação da vida é sonora; portanto, ainda que haja silêncios de palavras, existem ruídos, pensamentos e pulsos que nunca cessam.

Com base nessa referência, analisarei acontecimentos que emergem nos intervalos dos silêncios de palavras próprios de alguns exercícios, considerando que há uma produção interna que se engendra na invisibilidade da forma e da linguagem. Na clínica, esses intervalos favorecem os procedimentos expressivos que propiciam a produção interna e permitem, vez ou outra, sua materialização. Trabalho particularmente com o *escrever* e com *produções plásticas* em diferentes materiais.

Nas séries anteriores foram apresentados alguns procedimentos expressivos ligados à escrita (diário de bordo, produção de "rizomas" etc.) que constituem produções, envolvem as palavras.

Embora o *fazer*[181], o *escrever* ou mesmo o *conversar* pudessem constituir séries autônomas, preferi abordá-los em conjunto. Ocorre que, em minha prática, essas ações alinhavam momentos potentes de produção interna que propiciam a elaboração, a assimilação, a produção de pensamentos e a expressão das matérias vivas das experimentações relacionadas com o silenciar. Esse movimento pode ser observado principalmente na realização de pausas, como na série Mover e pausar, e em todas as dinâmicas que prescindem das palavras.

Indicadas as direções que orientam esta série, é importante dizer que os intervalos dos exercícios do silêncio são preenchidos por palavras, conversas e escritos, pintura, desenho, produção de peças de argila, peças artesanais, confecção de origami, colagens, entre outras expressões, em uma experimentação híbrida na qual convivem e interagem várias possibilidades mais ou menos barulhentas e/ou silenciosas.

Fazer

Nos primeiros anos de trabalho, introduzimos, como ponto de partida para iniciar as vivências, a confecção de uma árvore em uma das paredes do espaço. Em folhas recortadas em papel, os participantes escreviam palavras que pudessem nomear sensações, sentimentos, expectativas com relação ao trabalho a ser realizado.

Os momentos que antecediam essa proposta eram muitas vezes de um silêncio pleno de atmosferas: ansiedade, temores, dúvidas, desconfortos, excitações que se difundiam pelo ar.

Acostumada às hesitações, eu esperava e, pouco a pouco, os participantes expressavam algo de si por meio de seus escritos.

Vez ou outra, ao término das dinâmicas, construía-se outra árvore que pudesse expressar os estados com base no vivido.

Com o tempo, fui modificando essa proposta.

As pessoas passaram a produzir suas folhas nos formatos que escolhessem e não mais utilizando os modelos apresentados.

Essas pequenas alterações, somadas à redução gradual de minhas intervenções no direcionamento dos trajetos, permitiam que a experiência acontecesse de modo mais arejado e de acordo com o que era inventado pelos participantes, mas eu ainda mantinha a árvore como imagem nesta elaboração.

O contato com os estudos da subjetividade me fez perceber que a imagem da árvore não mais sustentava os acontecimentos experimentados nas oficinas.

Se a proposta era promover os encontros entre corpos, as "expressões" precisavam de outro tipo de configuração que pudesse conter, mas também deixar em aberto, as palavras e as formas criadas, para fazê-las "conversar" entre si, se fosse o caso.

Depois de algum tempo, considerando a riqueza e complexidade de elementos e forças que atravessavam os corpos e as experimentações, percebi a inadequação de uma abordagem linear sugerida pela forma em apenas duas dimensões, composta pelo recurso de colar o material de base na parede.

Então, fios eram cortados, linhas de fuga provocavam a mudança de curso dos processos, idéias se perdiam ou eram esquecidas durante o trabalho, silêncios plenos de atmosferas podiam até ser tocados tamanha a sua densidade intensiva. A improvisação, como sempre acontecia, demarcava um lugar, uma atitude no fazer e no pensar os procedimentos. Surgiam assim as produções dos rizomas.[182]

Papéis e fios de lã ocuparam lugar em algumas oficinas nos quais os participantes poderiam fazer ou não conexões entre palavras, sensações, materializações, juntando palavras ou simplesmente "fazendo sobrar fios" que não se encaixavam em parte alguma.

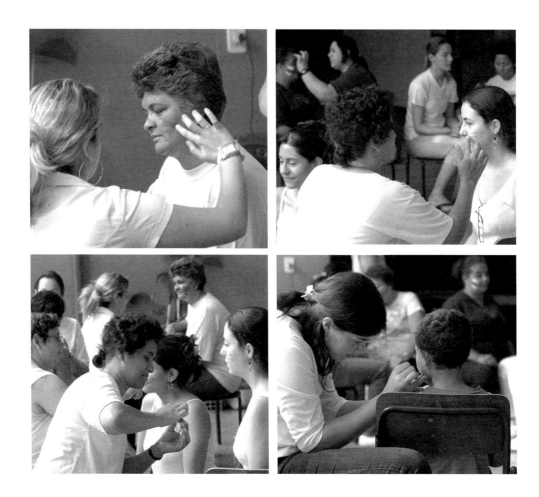

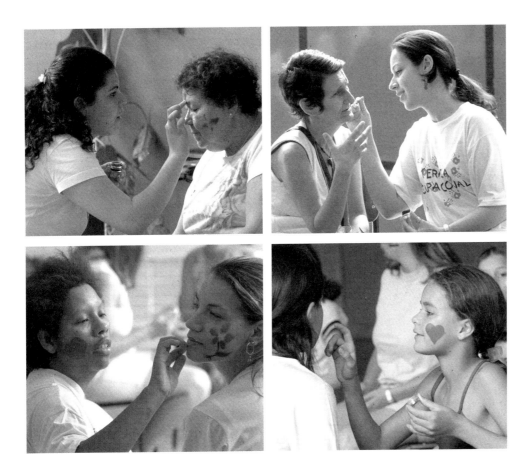

Nesta experiência em particular, a parede inicialmente utilizada como pano de fundo, depois de certo tempo, foi substituída por lugares mais inusitados: janelas, portas, chão, meio da sala. Assim, os participantes precisaram realizar outras dinâmicas, considerando as novas estruturações espaciais. Passava-se por cima e por baixo dos fios, as pessoas se enroscavam, mudavam esses fios de lugar e, a todo momento, era necessário lidar com esse material em meio às vivências, modificando-o, acrescentando novas palavras, inventando modos de se deslocar e compor.

Na árvore, víamos que os caminhos sempre eram duais e previsíveis, enquanto em uma arquitetura do tipo rizomática era possível derivar para várias linhas e redes, como uma planta rasteira de praia, cujo percurso é imprevisível. Essa imagem me parecia mais próxima da abordagem metodológica adotada na clínica, não somente nos momentos destinados à conversa, mas também como base para todas as experimentações corporais.

Notei ainda que as alterações constantes naquela *metaestrutura* trouxeram problemas. Algumas pessoas tinham de esbarrar nos fios, atravessar, passar por cima e por baixo para realizar as propostas, criando outra variável no trabalho, além de todas que já existiam.

Solange, uma das participantes, disse que sentiu muita dificuldade, pois, além de ter de dar conta de sua inibição, *"passar por aqueles fios era demais"*; Carmem já achou muito interessante aquela estrutura que se modificava a cada novo passo, *"poderia ir e voltar a mexer naquela estrutura durante muito tempo"*.

Assim, a proposta se desdobrou em outras que mobilizavam diferentes possibilidades de expressão e experimentação: olhares, movimentos, afetos em ativação, linhas e papéis, palavras, esbarrões, sons e silêncios que surgiam numa convivência bastante singular para o grupo e para cada participante.

Esse aspecto também aparece nos rizomas "formatados" naquela experiência, pois parece que as palavras, como secreções dos corpos (Fédida, 2006), apenas resvalam e explicitam linhas que atravessam o trabalho e fazem eco no observador/participante e, freqüentemente, em outros integrantes das oficinas que se vêem "representados", identificam-se ou interessam-se por aquilo que os outros trazem por meio das palavras, ainda que essas conexões estejam distantes da consciência e que não transbordem para o território das linguagens.

Produções rizomáticas

Celso fez uma dobradura com o papel; Luciano desenhou; Silvia escreveu palavras e poemas; Suzy trabalhou com os fios fixando-os em lugares surpreendentes: juntou fios e pedaços de cartolina em que as palavras escritas lhe pareciam expressar as várias sensações experimentadas ao longo da oficina.

Com base na questão *Como eu faço o que eu faço?*, proposta por Favre e pontuada em muitos momentos clínicos, entendo cada movimento – o *fazer*, o *conversar* e o *silenciar* – como ação plural que compõe as partituras dos procedimentos expressivos.

Recortar, escrever, desenhar, criar uma colcha de retalhos, produzir um bordado, tecer um ponto, moldar um gesso, fazer uma dobradura, pintar camisetas, costurar fuxicos, entre tantos fazeres, desenham-se na clínica e acompanham as mais variadas experimentações corporais.

Em relação ao *fazer*, consideremos ainda duas dimensões: um *fazer barulhento*, como alguns momentos da confecção de fuxicos pelas mulheres do Bairro dos Morros, regado de conversas e sons; e um *fazer mais silencioso* como quando, após uma vivência corporal, alunos da faculdade, de olhos fechados, esculpem os corpos em barro.

Vejamos cenas exemplares desses dois momentos:

Cena 1

No Bairro dos Morros, Dona Caçula surpreende a todos ao contar que sabe fazer fuxicos. O grupo fica alvoroçado com a idéia de criar camisetas decoradas.

Depois de muitos exercícios de aproximação e afastamento, entramos numa etapa em que exercitamos as artesãs que existem em nós. Foram semanas de trabalho, durante as quais os corpos que antes se moviam pelo espaço ocupavam lugares fixos.

Era um barulho intenso que envolvia a mesa em que as mulheres faziam os seus fuxicos. Dona Caçula orientava e explicava o trabalho. Durante a execução, algumas mulheres falavam de sua vida, trocavam conselhos e desabafos. Lucia dizia que aquele grupo era bom porque havia também um "conversamento": faziam coisas, mexiam com o corpo e conversavam.

Lembro-me de uma mesa enorme, as participantes lado a lado com um ritmo de circulação que dependia das necessidades: pegar uma linha ou pano, travar um bate-papo, perguntar algo ou simplesmente permanecer no lugar em que estavam. Nesses momentos, o silêncio também era regado a gargalhadas, risos, "contação" de histórias e fuxicos. Foram momentos importantes no processo, pois davam outra tonalidade ao trabalho corporal realizado até então.

Ao final das oficinas, o grupo todo se reuniu na casa de uma delas para trocar presentes e realizar um desfile de modas usando as camisetas produzidas com os mais variados tipos, cores e tamanhos de fuxicos.

Cena 2

Algumas alunas da disciplina Atividades e recursos terapêuticos tinham dificuldade para silenciar e entrar em contato com as suas sensações corporais, mas, de modo geral, a atmosfera grupal era de intensa concentração. Após as vivências corporais foi solicitada uma produção em argila: com os olhos fechados as alunas deveriam esculpir seu corpo.

Ao abrir os olhos muitas alunas ficaram surpresas com o que haviam produzido. Algumas falavam da dificuldade de modelar o barro de olhos fechados e em silêncio. Outras manifestaram curiosidade para visualizar suas produções.

Além de fazer sentido para muitas alunas, essa atividade se desdobrou em outras dinâmicas e conversas, inclusive em outras disciplinas.

Por tudo isso, é importante ressaltar a impossibilidade de protocolar os modos como acontece o silenciar, pois existem diferentes gradações de barulhos e silêncios e uma infinidade de combinações desses estados no *fazer*, no *escrever* ou mesmo entre uma palavra e outra no *conversar*.

Tsurus[183]: o vôo dos pássaros

Em um encontro do grupo de estudos Corpos, danças e clínica realizamos uma vivência que consistia em criar coreograficamente um vôo de pássaro com os participantes do grupo.

O grupo organizado em forma triangular realizava deslocamentos de acordo com o comando do participante que ficava à frente. A cada movimento do grupo, o triângulo também mudava de direção e o comando passava para outro participante.

O comando era dado pelo movimento de cabeça que indicava uma direção. Os deslocamentos espaciais eram realizados com movimentos dos braços e do corpo simulando um vôo, criando um refinado bailado de corpos, com pequenos gestos, alterados a cada nova configuração.

No encontro seguinte, foi convidada uma aluna de TO para ensinar o grupo a fazer os *tsurus*.

Depois que todas as participantes confeccionaram seus pássaros, começamos a (re)montar as etapas vivenciadas pelo grupo, conversando, (re)fazendo todo o processo com a ajuda dos pequenos pássaros de papel. A maquete móvel criada nesse exercício possibilitou resgatar, assimilar e compartilhar com os participantes ausentes no encontro anterior um pouco da experiência vivida.

Fazer os *tsurus*, (re)montar o vivido e coreografar de outro modo o vôo dos pássaros foi um exercício marcante para cada uma e para o grupo.

Para Leal (2005, p. 24), quando se realiza uma atividade, o que importa não é unicamente o material expressivo, mas a construção de *complexos de subjetivação*[184] – pessoa-grupo-material expressivo-trocas múltiplas – que oferecem possibilidades de recompor uma corporeidade existencial, de sair de impasses repetitivos e de se (re)singularizar.

Considerando as relações mencionadas por Leal, podemos dizer que outro aspecto a ser assinalado no território do *fazer* é o inusitado de uma proposta de um *fazer* individual que se desdobra e se desmancha em um *fazer* coletivo.

Segundo Quarentei (2001), o *fazer* é marcado também por um caráter plural, uma vez que podemos fazer muitas coisas ao mesmo tempo.

> Estar tomando café e pensar no almoço; gritar com o filho sentindo uma apreensão-alegre pelo que acontecera no trabalho; cortando o pão com vontade de sentir o gosto da manteiga derretida quando chega de não sei onde; o turquesa do mar das últimas férias. Ah, aquele vidro de remédio ali em cima... Estamos o tempo todo, em atividade, mas efetivamente em múltiplas atividades.
> Assim eu digo: as atividades são matérias de vida, não únicas... mas matérias de vida.

Essa consideração nos remete novamente à idéia de um corpo plural, conforme proposto por Keleman e Favre. Esse conceito pode ser observado também na clínica e nas cartografias: a propriedade de atuar, refletir e propor procedimentos expressivos que podem conversar, ressoar e incidir uns nos outros e nos vários ambientes.[185]

Podemos considerar ainda as produções, tal como nos inspira Aragon (2008), como expressões que emergem dos encontros e que são apenas breves exemplos da capacidade de criar e materializar acontecimentos no mundo e nas realidades, em gradações de silêncios e barulhos, em infinitas combinações que podem ser inventadas.

Escrever

> Sugerimos aos alunos que iniciam a disciplina na graduação que construam um "diário de bordo", no qual poderão registrar, da forma que quiserem, suas impressões com base nas experiências: poemas, colagens, palavras, frases, histórias, narrativas. Esse diário poderia ser lido em algum momento.

A escrita sugere muitas questões que não serão aprofundadas aqui, mas ocupam espaço importante neste livro, pois tratam de momentos em que o *silenciar* de palavras dá lugar a outra forma de expressão.

As propostas do *escrever* provocaram inquietações, desconfortos e turbulências no grupo. Em muitos momentos, pude observar, por meio de comentários de participantes, o impacto negativo provocado pela forma como a escrita é ensinada e tratada desde cedo no campo pedagógico: orientada por padrões de avaliação extremamente reguladores e com quase inexistência de estímulos (escola, família, padrões sociais) para uma produção criativa.

Naiza de França atua em sua clínica com toda forma de expressão, interferindo no que denomina de um "tirano em nós", que representa de algum modo a impossibilidade e a despotencialização da capacidade inventiva.

Em seus procedimentos, essa profissional enfatiza os momentos de pausa e recolhimento, propõe a escrita solitária como um recurso de elaboração e assimilação do vivido. Esse modo de atuar está em consonância com a idéia de Keleman sobre o vivo que vai em direção ao mundo e retorna, num expandir e recuar permanente.

Esse tipo de pulso proposto na clínica é fundante em meu trabalho: momentos de introspecção, mais solitários, e outros em que a produção coletiva é intensificada. O *escrever* particularmente permite que momentos de introspecção e recolhimento expressem mais uma vez as singularidades; o diário de bordo, os escritos ao final de uma vivência, a leitura ao iniciar uma proposta ou um encontro grupal são algumas modalidades sugeridas nos trabalhos.

Assim, a escrita pode funcionar como dispositivo para conter, sustentar, dar contorno e corporificar experiências ou ainda como um modo de ancorar em um porto seguro frente ao desassossego (Leal, 2005, p. 60).

Ainda sobre o tema da escrita e de seus vários sentidos, em *terapia ocupacional: guardados de gavetas e outros guardados*, Leal reúne juntamente com artigos científicos uma série de fragmentos de cartas, bilhetes, epígrafes e frases de livros, frases de sua autoria, acenos e escritos de seus pacientes. Esse material torna poética uma clínica que se deixa atravessar, ao mesmo tempo, pelo não-dito e pelas palavras, acentuando o caráter de passagem entre o campo das invisibilidades e do tornar-se visível.

A escrita na clínica de Leal sempre se faz presente, ora como gesto espontâneo, ora como necessidade do próprio encontro, como um modo de presentificar o afeto (*Ibidem*).

Em minha clínica, observo a potência da escrita para instaurar estados criativos e propiciar a elaboração de conteúdos que *pedem passagem* (Rolnik). Frases elaboradas ou impulsivamente construídas determinam diferentes moldagens às escrituras, resultando daí uma fonte de saberes que precisam de tempo para jorrar, conforme se pode observar nos comentários de participantes de várias oficinas que ministrei.

"Escrevo sempre em meu diário, mas não mostro para ninguém." (Sandra)

"Eu tenho muita dificuldade para escrever. Isso me lembra a época da escola em que éramos sempre avaliados." (Nancy)

"Eu tenho vários cadernos de vários lugares da minha vida. Praticamente escrevo todos os dias." (Luana)

Carolina fala pouco nos momentos em que o grupo compartilha suas impressões. Por meio da escrita sente que pode aparecer mais, enquanto Maura prefere as dinâmicas corporais mais amplas, como se movimentar nos espaços; para ela, escrever lembra prova de escola, avaliação e aí "trava".

Segundo Rolnik (1993, p. 246), escrever

é um modo de exercer a escrita, em que ela nos transporta para o invisível, e as palavras que se encontram através deste exercício tornam o mais palpável possível, a diferença que só existia na ordem do impalpável. Nesta aventura encarna-se um sujeito, sempre outros: escrever é traçar um devir.

Conversar

"Há apenas palavras inexatas para designar alguma coisa exatamente."

Deleuze e Parnet (1998, p. 11)

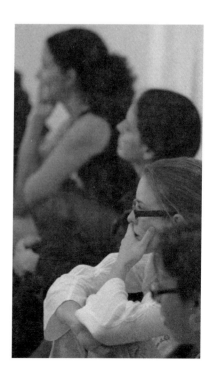

Nem sempre as pessoas escrevem, nem sempre elas compartilham seus escritos, às vezes preferem *silenciar* e deixar que os processos aconteçam em suas intimidades. Outras vezes permitem que a palavra acompanhe seus gestos e *secrete* por meio de suas formas que dão passagem àquilo que "pede" expressão.

Há, no entanto, diferentes situações na clínica que mostram o quanto as palavras ocupam lugares diversos nos processos de cada participante e de cada grupo em particular.

Para Safra (2005, p. 115), a palavra brota e revela aquilo que emerge da experiência. Nesses momentos, a palavra acompanha o gesto, cria atmosferas e potencializa o acontecimento vivido.

"Agora, há o silêncio incômodo também, que é a palavra calada, a incapacidade de dizer" (Antunes, *apud* Perdigão, 2005, p. 130), ou ainda o silêncio vivido como matéria-prima para que se possa falar.

Às vezes acontece um silêncio que não se transformou em palavras ou, diferente disso, palavras que produzem uma atmosfera silenciosa no ambiente que permanecem por algum tempo, efeito dos afetos que se engendraram ali.

Em alguns momentos, a afetação provocada por um gesto, proposta, silêncio e/ou palavra é tão intensa que o participante pode querer (mesmo sem se dar conta) preencher os espaços com palavras esvaziadas, tamanha a dificuldade de suportar a tensão do instante vivido. Tudo vai depender das forças presentes: os graus de maturidade, experiências, vínculos, relações, processos, entre muitos outros aspectos colocados em jogo pelo participante e pelo grupo. Outras vezes, as palavras saem em jorros.

Acompanhemos algumas cenas vividas em diferentes contextos para observar o paradoxo e as sutilezas que caracterizam essas problematizações:

Era um segundo encontro de trabalho com as fotografias. O grupo, de modo geral, parecia bastante aquecido e envolvido na proposta, aguardando as fotos e as narrativas do participante seguinte. Havia um misto de expectativas e curiosidade em escutar uns aos outros.

"Sinto-me trêmula ao ouvir o que as pessoas têm a dizer e percebo que muitas dessas coisas me tocam intensamente. Me dei conta de muitos acontecimentos em minha vida que nunca tinha percebido." (Mônica)

"Estou tomada por essas conversas com base nas fotos. Achava que ver fotografia era somente olhar para elas, mas quando comecei a contar aquilo que me levou a escolher estas e não outras, me surpreendi com as minhas palavras." (Débora)

Vera conta que o trabalho corporal lhe fez lembrar de uma cena muito forte de sua vida: a mãe cuidando das feridas em suas costas; feridas provocadas pela própria mãe.
O grupo silenciou totalmente por alguns instantes. Ao escutar o relato de Vera, os participantes entraram num estado de apreensão intensa, até que uma das alunas iniciou uma fala a respeito de sua história, contando algo que pretendia ser muito engraçado.
Samantha permanece calada durante vários encontros, até que, em certa dinâmica, faz como que uma aparição inusitada, cria presença corporal e conta aspectos muitos interessantes sobre a sua vida, sua história e suas sensações a respeito do nosso trabalho.

Como vimos, não se podem estabelecer regras; tampouco encontrar definições, conceitos e efeitos únicos que se desdobram com base nas gradações dos silêncios e das palavras. Na primeira cena é possível verificar a impossibilidade de separar em categorias as intensidades, as manifestações dos corpos, as palavras; entretanto, todas elas são parte do acontecimento. Na segunda cena fica explícita a impossibilidade de sustentar um estado de alta excitação/intensidade, quando a palavra vem desviar e criar outra atmosfera, escapando daquilo que afeta excessivamente os corpos/ambientes.

Por último, é possível perceber o inusitado se fazendo presente por meio da expressividade de um corpo articulada às palavras.

Essas cenas, entre várias outras, mostram como exercitamos os gestos e as palavras em composição. Exploramos diferentes potencialidades, permanecemos mais ou menos tempo no silêncio ou conversando, ou ainda utilizamos o som e os barulhos como se o corpo pedisse que também a voz ocupasse espaço.

Criticando os modos como as entrevistas e as conversas acontecem, Deleuze e Parnet (1998, p. 10) tecem comentários interessantes para pensarmos sobre os tipos de conversa que emergem também na clínica.

Segundo esse autores, o objetivo de uma entrevista ou de uma pergunta não é responder a questões, mas fugir delas. Para eles, muitos consideram que somente repisando as questões é que se pode sair delas. Entretanto, os autores afirmam que a arte de inventar e construir um problema é mais importante do que responder às questões: inventa-se um problema, uma posição de problema, antes de se encontrar uma solução.

Inspirada nessas afirmações, e com base na escuta em diferentes momentos clínicos, penso que as conversas potentes são aquelas que geram algum tipo de provocação e/ou problematização, ativam o pensamento, a capacidade de sentir e agir. [186.]

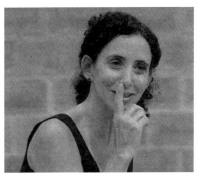

Para que isso aconteça, o grupo, com suas forças diversas, antagônicas e múltiplas, deve resistir à busca de um consenso apaziguador que procura fazer que todos pensem e falem do mesmo modo a respeito do vivido.

Como já disse em outros momentos deste livro, um dos desafios da clínica é produzir diferença e dar expressão às singularidades.

Nos grupos é freqüente ocorrer uma discussão a respeito do medo de falar o que se sente, do receio de ser julgado pelo outro com relação ao que se diz, pensa e/ou faz. Os silêncios[187] são criados como barreiras.

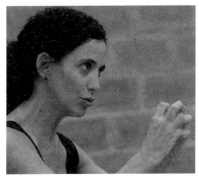

Observo na clínica que as conversas são atravessadas por atmosferas angustiantes e de apreensão. Na maioria dos grupos que coordenei havia alguém que queria concluir rapidamente ou universalizar, generalizar uma experiência.

"Todas gostaram muito desta dinâmica. A dinâmica foi angustiante para a classe, todos nós temos dificuldade disto ou daquilo, todos pensam e sentem deste modo", entre outras frases que se repetem em muitos grupos.

A tentativa é, então, singularizar toda e qualquer experiência procurando traçar um devir e não um tratado, como muitos pretendem.

Por fim, podemos pensar que a palavra pode acompanhar os gestos, surgir em meio a coreografias, interromper um silêncio, vazar por todos os lados desestabilizando ou (re)criando uma atmosfera, pois não há garantia do que de fato vai acontecer em um processo que comporta modos diversos de expressividade.

Um olhar, um tremular de corpos, um choro que vaza, uma mudança no tom da voz, um sussurrar, entre outras manifestações muito sutis e por vezes imperceptíveis, também podem ser consideradas tentativas de conversar.

Observo que são diversos os modos que cada um escolhe para dizer, para fazer circular o que se engendra em seu infinito particular. [188]

Segundo Piragino (2003), há freqüentemente uma cisão entre o trabalho corporal e as intervenções psicológicas pautadas na comunicação verbal. A autora critica a idéia de que nos trabalhos que usam a palavra não caberiam dinâmicas que envolvem uma proposição com o corpo e nele, como se essas dimensões não constituíssem modos de igual potência nas relações e conexões com os mundos.

Assim, em muitos momentos, aparecem oportunidades de conversar, saber das preferências, falar daquilo que se quer ou não, daquilo que se gosta ou não, de trocar impressões, deixar as palavras dançarem e acompanharem os acontecimentos.

Nas massagens[189] inspiradas no *danceability*, descritas na série Tocar, quando um grupo vai massagear uma única pessoa, o exercício é iniciado por uma conversa; em seguida, faz-se um silêncio de palavras. Nesses momentos iniciais, o participante pode indicar suas preferências, lugares em que quer ser tocado, tipos de toque que prefere:

"Não toque aqui porque sinto cócegas." (Renata)

"Se puderem tocar meu pescoço, eu agradeceria muito, pois estou com muita dor." (Natalia)

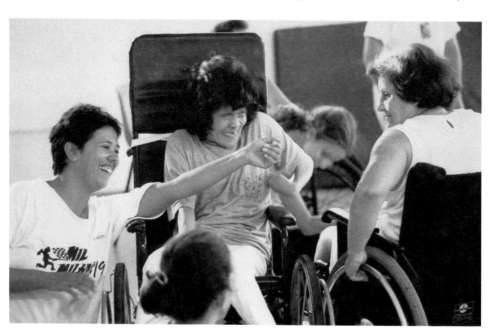

Há ainda outras questões que se apresentam freqüentemente na clínica que gostaria de pontuar por meio das falas dos participantes:

"A parte mais sofrida é falar para o outro. Desde criança você é ensinado a disfarçar." (Sandro)

As conversas acontecem nos mais diferentes momentos, procurando, sempre que possível, romper o automatismo presente no ato de dizer.

Algumas vezes avalio que seria importante a troca de impressões entre os parceiros, principalmente quando os exercícios envolvem um grau de intensidade tal que o corpo parece procurar compartilhar a intimidade de vários modos: olhares, silêncios, abraços, pausas na "proximidade corporal" ou ainda no desejo de trocar palavras e escutar aquilo que se passa com o outro.

A avaliação sobre a orientação a ser seguida acontece com base na captação de atmosferas presentes e, de modo algum, deve virar um protocolo a ser sempre seguido, tal como viver e depois conversar sobre o vivido ou, ao contrário, conversar e depois partir para a experimentação corporal.

Esses momentos se alternam a cada novo instante no decorrer dos processos. Às vezes noto que se fala demais como resposta à própria intensidade vivida nos contatos; outras vezes, o silêncio é possível e os corpos respondem às afetações criando outros vocabulários.

Assim, quando acontecem, as palavras encarnam o ritmo do processo: conversas baixinhas; barulhos intensos; sons de risadas; gritarias; palavras que não cessam, mas acompanham e criam um gesto em diferentes gradações de sons e silêncios.

Freqüentemente, quando proponho momentos para compartilhar, algumas duplas[190] levam certo tempo para conversar; outras rapidamente direcionam a atenção para mim ou para outros participantes, indicando que, naquele momento, as palavras podiam silenciar.

Algumas conversas são ainda marcadas por entusiasmos, pulos, estados emocionais transbordantes. Outras são mais contidas: silêncios se interpõem entre um som e outro. Em outros casos, minha intervenção não é necessária para "abrir as conversas".

Na dinâmica das mãos, também explicitada na série Tocar – quando, em dois círculos, um dentro e outra fora, os participantes tocam suas mãos de olhos fechados e circulam em duplas –, o grupo todo iniciou uma conversa tão intensa que minha presença não foi notada por longos instantes.

Nessas conversas criaram-se pequenos mundos que também se tocavam por palavras, depois se espalhavam pelos participantes até que, em determinado momento, começaram a olhar para mim novamente para que pudéssemos seguir adiante.

Por fim, cabe apenas pontuar que nem sempre o entusiasmo ou aumento de potência se extravasa e transborda em palavras. Em um mesmo grupo existem diferentes graus de intensidade que atravessam os corpos, produzindo todo tipo de conversas. Algumas delas, sem dúvida, têm a função de tamponar ou mesmo "distrair" os corpos da intensidade vivida; mas, como vimos, os corpos respondem de acordo com sua história, sua maturidade, sua singularidade. Por isso, tentamos "controlar" a tentação de cair no estereótipo do "quem não fala está fora de circuito".

Nos encontros, sempre há participantes que preferem o *silenciar* durante os exercícios, e outros que não agüentam se calar e acessar a "intimidade mais visceral" nas relações com os corpos e com tudo aquilo que lhes afeta.

Também importam aqui as dosagens do *silenciar* e *conversar* propostos na clínica para fazer passar, e não obstruir ainda mais processos em formatação.

A conversa, em algumas situações, funciona como possibilidade de troca; às vezes, como alívio, ao saber que o sofrer acontece também com outras pessoas.

Vez ou outra testemunhei instantes de aproximação entre os participantes pela possibilidade de escutar, ser tocado por narrativas ou questões explicitadas no espaço coletivo. Observemos agora algumas dessas nuances para captar a sutileza dos sons e dos silêncios:

Zé tem paralisia cerebral, seu corpo deixa escapar gestos involuntários. Ele já sabe muito sobre si, particularmente sobre esta condição de seu corpo. Em um de nossos *workshops*, Zé faz o seguinte comentário: "Bem, eu tenho medo que a pessoa fique do meu lado direito, pois sou capaz de dar um tapa nela". Zé tem propriedade sobre seu lugar no espaço, consegue comunicar seu receio e todos sabem que para trabalhar com ele é melhor ficar à sua esquerda.

"Eu preciso sair para ir ao banheiro, pois tomei uma medicação." (Carla)

"Tenho vergonha, não se aproximem demais." (Alexandre)

E relembrando Bárbara: *"Não se apóiem muito em meus ossos, pois tenho uma fragilidade tal que posso sofrer alguma fratura se o apoio for muito forte."*

Essas falas foram tiradas de momentos iniciais de um trabalho centrado principalmente no *danceability*, que pressupõe aproximações e toques entre os corpos.

Zé está bastante habituado a lidar com situações, tal como diz ele, constrangedoras, pois "seu corpo, às vezes não lhe obedece"; ele usa a palavra como um aviso para facilitar a aproximação.

Bárbara sabe de suas limitações, dos efeitos de sua condição, da força ou da fragilidade de seus ossos. Quer entrar em contato, mas não quer se machucar. As palavras defendem esse seu desejo. Ela menciona suas limitações, mas não usa as palavras para se afastar ou mesmo justificar seu receio. Apenas fala.

Assim, as palavras rompem o silêncio e preenchem pouco a pouco o ambiente com ritmos, modos e intensidades variáveis que exigem do coordenador uma atenção para que elas, tal como diz Gismonti, não atrapalhem algo que é tão precioso: o *silenciar* pleno de acontecimentos.

Existem situações em que as conversas em duplas ou pequenos grupos são mais potentes do que quando todos estão reunidos, pois é comum participantes que falam muito e outros que preferem o silêncio ou não conseguem falar.

Conforme dissemos, acontecem palavras esvaziadas ou, ao contrário, *palavras-enxurrada,* que alagam as conexões, ou ainda palavras que vagam pelo espaço e, como nos *fios rizomáticos*, conectam com vazios e silêncios.

Declarar ao grupo todo algo da ordem da intimidade é resultado de muitos trabalhos. Há pessoas que se comunicam com muita facilidade; outras se sentem mais seguras em grupos pequenos; outras ainda trabalham melhor em duetos silenciosos, preferem o trabalho individual a compartilhar o gesto ou a conversa.

Criando uma adjacência com o ato de dançar, bailar ou estar junto, o ato de *conversar* nos remete ainda a pensar em outros aspectos.

Em "Vertigens do corpo e da clínica", Sant'Anna (2004) faz uma aproximação entre o ato de conversar e comer, apontando que os dois acontecimentos essenciais e ordinários implicam intensas vertigens sutis ou, ainda, envolvem mutações de estado, intensos deslocamentos da percepção, mesmo quando não são extensivos, nem necessariamente espetaculares.

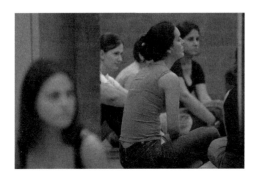 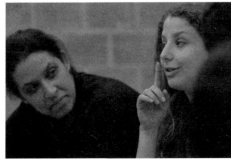 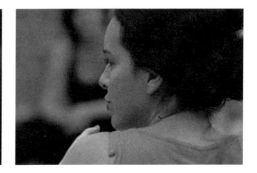

Para tratar dessa questão, que parece ir na contramão daquilo que podemos pensar como algo vertiginoso, a autora cita o filme *Intervenção divina*, do diretor palestino Elia Suleiman, que mostra com poucas palavras o cotidiano atual dos palestinos. Quase não há diálogo.

De acordo com Sant'Anna, em certo momento do filme, um homem lança um saco de lixo no quintal de seu vizinho. A cena se repete duas vezes, sugerindo ser uma prática habitual daquele homem.

Certo dia, a vizinha aparece e relança todos os sacos acumulados em seu quintal de volta para o vizinho que, ao ouvir o barulho, abre a porta e pergunta por que ela agira assim e se não tinha vergonha do que fizera.

A mulher explica que o fez porque ele havia jogado os sacos em seu quintal. O homem não satisfeito com a explicação diz que, mesmo assim, a ação dela era vergonhosa, pois Deus não lhe havia dado a língua para falar, ou seja, o problema não estava no arremesso dos sacos, mas no arremesso da palavra.

Com base nessa breve cena, a autora aborda a dificuldade de narrar, "partilhar com", de certo modo habitar em parte o mundo do outro e deixá-lo penetrar em nossos quintais, não necessariamente para uma comunhão, mas sobretudo para uma conversa.

A autora diz ainda que, em momentos de chacina ou terror, em situações de guerra ou, e em certos climas, fica a impressão de que bate-papo é risco de vida. "Toda partilha parece uma armadilha ou um logro" (*Ibidem*, p. 30).

No filme mencionado, o costume é quebrado e os vizinhos precisam falar para elaborar a ruptura. O problema era o ter de "com-frontar-se" com o outro, produzir ou deixar acontecer alguma turbulência pelo dito e pelo não-dito, pela presença do outro em "meu" quintal.

Mas Sant'Anna ressalta que não se trata de transformar a conversa em um exemplo ético ou na solução para os problemas, tampouco pensar sobre essa experiência como um dever, pois desconversar em

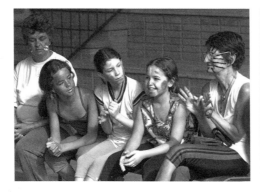
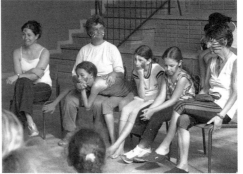

alguns casos pode ser bastante estratégico, como bem o fazem as crianças, lembra a autora, que se recusam a conversar quando não querem ou quando não lhes interessa.

O estar frente a frente, ou melhor *corpo a corpo,* não necessariamente quer dizer que se invade o quintal do outro. Sem dúvida, falar, narrar, ouvir ou mesmo calar são verbos que já foram muito discutidos na clínica, mas que ainda dão muito trabalho: temas que tocam profundamente alguém, palavras que não conseguem sair pela garganta e, quando saem, são acompanhadas de choros e soluços, silêncios plenos de sentidos, busca de idéias consensuais que só atrapalham a produção de singularidades dentro de um grupo, o confronto de idéias, múltiplas variações em torno das palavras e das possibilidades de se construir uma conversa.

Essa reflexão nos remete à questão do grupo, dos ritmos, da velocidade de nossas intervenções como terapeutas, do que o grupo e cada pessoa pode suportar para não saturar, para ter a experiência de uma boa dosagem.

Em algumas finalizações de exercícios, solicito apenas que cada um fale uma palavra, e esta basta para, naquele momento, dar um contorno à experiência. Em outras ocasiões, deitados de olhos fechados, conversamos sobre algum tema que nos tocou; ouvir as vozes é uma proposta pouco habitual e bem recebida por muitos grupos com os quais trabalho. Outras vezes ainda, criam-se textos, narrativas, poesias e dramatizações ou os participantes se afastam num absoluto silêncio de palavras, atmosfera suportável por muito tempo ou interrompida assim que o tempo de estar juntos se esgota.

Observo ainda que, quanto menos se apressam os processos, algo emerge do silêncio completamente inusitado: um som, um canto, uma palavra, um gesto ou tudo isso num piscar de olhos, como quando Elza, em meio a uma dinâmica, cria um andar pela sala acompanhado de um cumprimento (oi...oi...oi) que ninguém espera.

Parece-me que é justamente nesses vacúolos de silêncio, tal como coloca Deleuze, que as pessoas têm algo a dizer. Basta suportar e habitar esse paradoxo.

Ouvir

Nossa discussão envolve ainda a necessidade de algumas palavras sobre o *ouvir* articulado permanentemente ao *conversar* e *silenciar*. Beatriz Novaes (*Apud* Perdigão, 2005, p. 166) diz que o "silêncio, no diálogo, significa que é a vez do outro e este dar lugar é ato complexo para muitos de nós".

Ouvir não é sinônimo de passividade – restringir-se a entender o que entra pelos ouvidos, procurar identificar o significado do som. Na audição importa tanto ou mais o "como" do que "o que" se ouve.

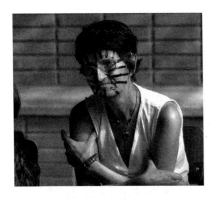

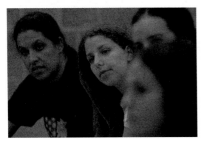

Se soa bem, se ouve, se aprecia. Apreciação que é encontro, comunhão do que vibra soando com o que vibra ouvindo. E, desse encontro, resulta como sobra, como algo a mais, desnecessário do ponto de vista da economia da audição, mas fruto dela, o sentido. Por isso, ouvir implica abandono, silêncio interior, entrega, disponibilidade para o outro. Condições imprescindíveis, mas raras, pois não se ouve quando é servo, sobretudo servo do narcisismo (com base em Spirelli *apud* Perdigão, 2005).

Com base no acompanhamento de diferentes grupos, pude observar a dificuldade de alguns participantes em silenciar para escutar o outro, ou ainda para suportar a narrativa do outro. Entretanto, é nítido quando o grupo se coloca em estado de prontidão e presença, quando algum tema contagia e atravessa os participantes.

Nesses instantes, pode-se captar uma atmosfera intensa, mesmo que os graus de presenças entoem diferentes melodias. Alguns participantes ora se dispersam ora focam as atenções num jogo infinito de respostas ao vivido ou à conversa que se constrói.

Cabe ao coordenador, atento a essas modulações, balizar os fluxos para que a experiência seja assimilada sem cair num esvaziamento ou diminuição da potência do processo em andamento.

Entradas musicais

"Para mim, trabalho corporal e dança têm de vir acompanhados de música." (Roberta)

Inspirada em Gismonti (*apud* Perdigão, 2005, p. 177), que considera a música interrupção do silêncio, considerei pernitente nesta série fazer algumas considerações sobre as *entradas musicais* em algumas propostas, problematizando a presença ou não desse elemento em trabalhos corporais e de dança.

Segundo o artista, "a música é a expressão artística mais relacionada com o silêncio, porque ela interfere nisso que é tão precioso. [...] Ela faz com que ele deixe de existir" (*Apud* Perdigão, 2005, p. 31). Com base nesse fato, Gismonti diz ainda que se deve ter muita cautela ao musicar.

E como "atrapalha" o silêncio, que é o fundamento da reflexão, qualquer que seja a música, ela tem por obrigação fazer vibrar certas cordas esticadas ou centros de equilíbrio que cada um de nós tem, para que a interferência se transforme num entusiasmo à reflexão e, por conseqüência, alimente a vida (*Ibidem*).

Na ausência do som musical, o corpo pode absorver outros estímulos, outras informações, como se mover pelo chão sentindo a coluna, como apresentado na série Aquecer, ou mover-se de olhos fechados, sentindo o calor que entra pela sala, e permitir outras "quenturas", outras vibrações, por onde se desenrolam processos mais silenciosos.

Nessas e em muitas outras dinâmicas opto por manter a sala em um estado mais silencioso em relação às entradas musicais. No entanto, em vários trabalhos algumas pessoas reclamam da ausência da música e associam automaticamente a dança com a música, fazendo-se necessária uma sensibilização a respeito do silenciar, tanto de estímulos musicais quanto das palavras e outros sons que dispersam ou movem a experimentação para o ambiente externo.[191]

Ao participar e acompanhar alguns processos, posso dizer que, entre inúmeros aspectos, prevalece a dificuldade de suportar o que está para acontecer, o vazio, e conseguir viver o "silêncio como presença, como lugar" (Safra *apud* Perdigão, 2005, p. 114), porque há uma produção silenciosa que a gente não quer ou não consegue ouvir; alguma coisa latente (Conceição *apud* Perdigão, 2005, p. 23).

Existem fases do trabalho em que não é utilizada nenhuma fonte musical externa para dar espaço à escuta do silêncio e dos sons produzidos pelo corpo, mas há situações em que a música tem lugar importante e acompanha com tamanha proximidade as coreografias corporais que sai da posição de "pano de fundo", como acontece em alguns trabalhos ou mesmo na vida cotidiana, para compor, de fato, com outros elementos na produção de acontecimentos.

Quando isso acontece, a música é utilizada como estímulo ao movimento, o que permite a utilização de gêneros musicais completamente diferentes e, conseqüentemente, permite a diversificação e a ampliação das explorações que, como outros sons que compõem o trabalho, preparam, inspiram e permitem assimilar e criar outras experimentações.

Silenciar

Arnaldo Antunes (*Apud* Perdigão, 2005, p. 127) entende o silêncio como algo plural. Para ele

não existe um único, existem vários. Você pode pensar desde o silêncio carregado de significado, em que, numa dada situação, calar faz o mesmo sentido que um discurso, até o silêncio vazio de sentido, que é a ausência de som, o nada, uma página em branco.
Você pode pensá-lo como intervalo, o silêncio entre os sons, entre uma palavra e outra. Você pode pensar o silêncio como gradações de silêncio: você vai ouvindo os sons mais perto, de repente você anda e tem um som mais longe. Você nunca tem o silêncio absoluto; então tem também o silêncio da impossibilidade do silêncio absoluto.

Quando tratamos do *pausar*, demos particular atenção àquilo que acontecia com os participantes quando faziam uma pausa (ou pouso) no movimento, acessando outras camadas da sensibilidade corporal.

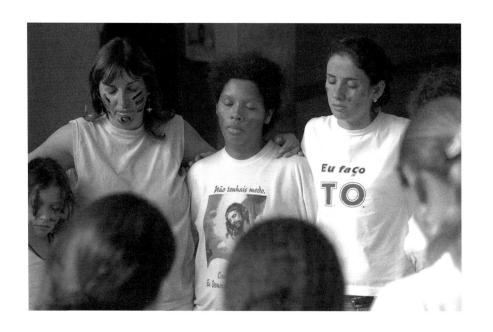

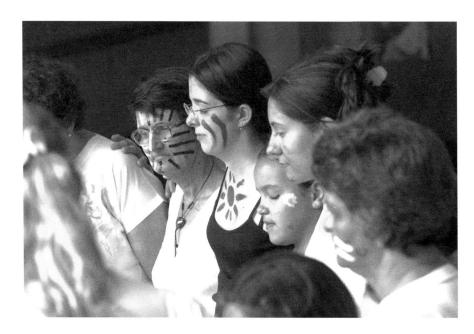

Nesse caso, a pausa ou o *silêncio do movimento* sugeria a emergência de contatos com sensações, pulsos, produção imagética, exercício do pensar, entre outros que, tal como afirmam Antunes e Montenegro, não cessam de produzir barulhos e sons. Podemos ainda correlacionar essa infinidade de pequenas e invisíveis manifestações com as *pequenas percepções* mencionadas por Gil (1996) que dão a todos os processos um colorido infinito e potente sobre o qual nos debruçamos na clínica.

Como vimos em outras séries, é evidente que o *silêncio de palavras* nos exercícios pode produzir "conversa" que prescinde das palavras, evocando nos corpos um tipo de contato diferente da comunicação verbal a que estamos acostumados e que privilegiamos em muitas de nossas relações.

> Tem um silêncio no ar e apenas se ouve alguns rangidos das cadeiras de rodas, passarinhos cantando lá fora e o barulho dos pés se arrastando pelo chão. As pessoas se movimentam vagarosamente e o silêncio facilita para que isso aconteça.
>
> A idéia é aquecer o corpo aos pouquinhos, curtindo cada pequeno gesto, deslocamento e expressão antes de iniciarmos os exercícios que colocam os corpos em contato.

O silêncio de palavras permite ainda que cada participante entre em um estado de introspecção muito singular, afastando-se pouco a pouco dos burburinhos da vida agitada para uma aproximação com os pulsos, sons e silêncios que atravessam os corpos.

A idéia é aprender a se expressar pelo corpo e acompanhar os acontecimentos que se produzem num contato mais íntimo consigo e com os outros, exercitando uma sensibilidade que pode prescindir da palavra para conhecer, comunicar ou trocar algo com outro.

> Então, quando a gente começava com essa coisa de tocar, eu me lembro disto perfeitamente, as pessoas, depois de certo tempo, começavam a não falar também, e, não falando, a gente de repente se via naquela coisa gostosa de "puxa", algumas coisas não precisam ser ditas. (Conceição *apud* Perdigão, 2005, p. 21)

Na dinâmica apresentada como momento inaugural de uma proposta, os silêncios permitem que a singularidade de cada gesto, de cada jeito, de cada um se configure em uma ação, e não como resposta a um comando que não deixa lugar para que se engendrem narrativas corporais.

Observo, em vários momentos clínicos, que os silêncios podem facilitar os processos, gerar nos participantes um "desassustar" com o próprio corpo que, muitas vezes, é vivido como algo desconhecido (Feitosa *apud* Perdigão, 2005, p. 21).

Por outro lado, acompanho também situações em que o pedido por uma música, um som ou mesmo o rompimento de estados mais silenciosos serve como estratégia para se afastar muito rapidamente das sensações do corpo.

Não é raro, no silêncio que atravessa alguns dos exercícios que envolvem o direcionamento da atenção ao próprio corpo, a (re)descoberta de uma dor ou a emergência de sensações, lembranças e registros corporais (não conscientes), causando um turbilhão que precisa ser estancado por algum elemento externo – outra música, um barulho que (re)transporte o corpo para um estado de maior conforto.

Como observo em minha clínica, o voltar-se para si, tal como aponta Feitosa, exige uma pausa, principalmente quando estamos capturados pela demanda de ações, tarefas e barulhos que nos colocam permanentemente em situações de excessiva expansão em direção ao mundo, conforme menciona Keleman.

Trata-se de viver os silêncios, como afirma Gismonti (*Apud* Perdigão, 2005), também como entusiasmo e reflexão e não como algo que atravanca o desenrolar da vida ou nos coloca em um lugar de menos valia, por estar na contramão da pressa ou daquilo que é aceitável como ritmo predominante em nossos tempos atuais.

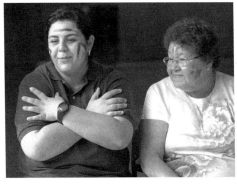
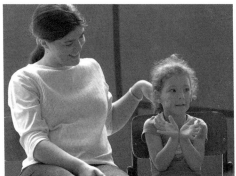
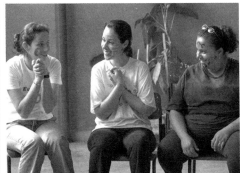

"Eu não suporto o silêncio." (Juliana)

"Estar em silêncio é muito difícil para mim. Prefiro a agitação, os barulhos, pois não sei o que fazer quando faltam as palavras." (Gabriela)

Assim, "fazer" uma pausa, esperar, deixar algo engendrar ainda no campo da invisibilidade e/ou do disforme pode, em seu tempo formativo e ambiente confiável (Keleman e Favre), produzir momentos potentes de produção e expressão de si e de mundos, seja em momentos e estados mais ou menos barulhentos, nas conversas e nos silêncios.

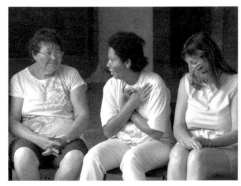 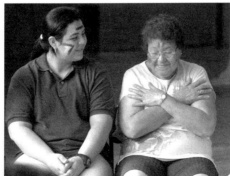 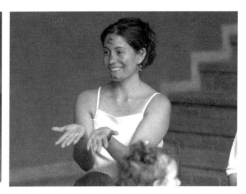

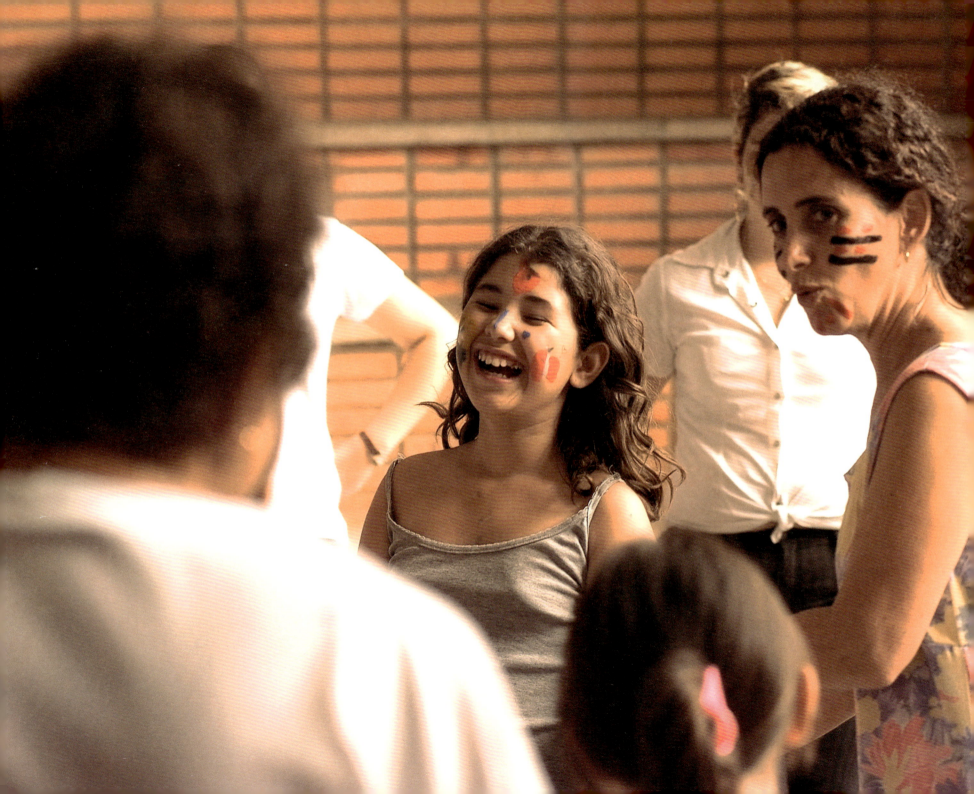

Contornos:

Para *"pessoas cultivadoras de quintais de diferenças"*.

Regina Favre
(Seminário do Laboratório do Processo Formativo, coordenado por Regina Favre, 2006)

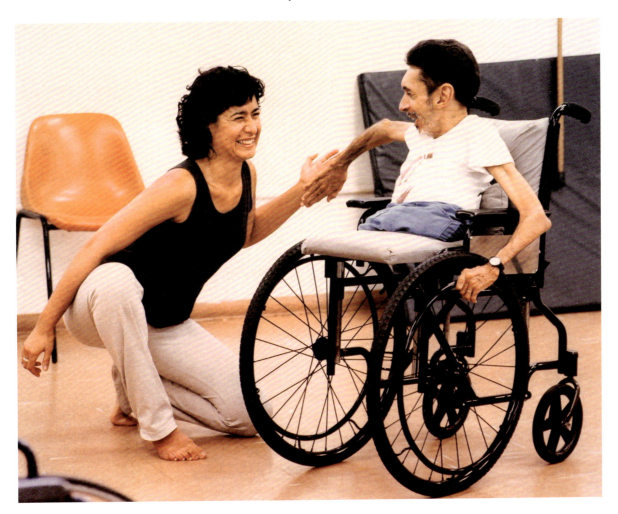

Flavia Liberman

Terminar este livro é uma tarefa bastante complexa, pois implica inquietações e afetos que me acompanharam ao longo de todo o percurso de investigação. A cada retomada, escolha de cena ou mesmo ao me debruçar sobre as fotografias, que registraram a intensidade de alguns instantes, foram mobilizados pensamentos e imaginação. Ao mesmo tempo, habitava em mim uma sensação de ter tocado e me aprofundado em muitas questões. Por isso, a opção por encerrar a última série com um *silenciar* cheio de barulhos – estes relacionados com as idéias não capturadas ou delineadas pela linguagem ou pelas problematizações que ressoam por entre as palavras e inspiram futuros estudos e investigações.

Esse encerramento é marcado pelo desejo de " lançar ao mundo" estes escritos para dialogar com estudantes e profissionais da TO e com todos que se interessam pelo corpo, pelos procedimentos da clínica e, principalmente, pelas intervenções em âmbito coletivo.

Por tudo isso, decidi finalizar este livro com a costura de alguns contornos do vasto território da clínica que desenvolvo, apontando algumas linhas que atravessaram todos os procedimentos.

Ao longo desta finalização várias imagens me acompanharam. Entre elas, a de uma célula viva, pulsante, atravessada por cores, fluxos por todos os lados, produzindo a idéia de um ambiente poroso, aberto, conectivo ao mundo, delimitado apenas por uma membrana imperceptível.

Ao conceber as células em seu caráter pulsátil, podemos dizer que os procedimentos e a clínica mostram um movimento vivo de contração e expansão (pulsos) (Keleman, 1992, p. 16).

Pudemos acompanhar cenas de trabalhos individuais que se desdobraram em propostas grupais, momentos de introspecção que deslizam por exercícios de aberturas em relação ao outro e ao grupo; procedimentos pautados pelo pequeno e mínimo gesto, resultando, às vezes, em pulos, saltos, pausas, corridas em diferentes velocidades e ritmos. Cenas que expressam nos corpos a idéia de um fluxo permanente de "ir em direção ao mundo e retornar" (Keleman, 1992, p. 29), como condição inerente ao vivo.

A estratégia para realizar esse último momento do estudo foi uma leitura atenta e contínua de cada série de procedimentos.[192]

É preciso dizer que, ao amarrar algumas das linhas presentes nas séries de procedimentos e, levando em consideração os diferentes sentidos produzidos em cada contexto, dada a diversidade e singularidade de cada momento, foram destacados alguns verbos presentes em todo o trabalho.

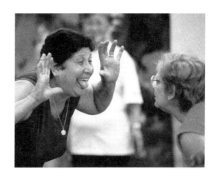

Considero que podemos aproximar os conceitos de linhas metodológicas e os verbos assinalados aqui para abordar aquilo que atravessa todas as séries, com maior ou menor intensidade, com base nas forças que se engendram em cada contexto clínico.

Convém assinalar ainda que os verbos que mais sobressaíram nesse estudo estarão demarcados, nessa finalização, em itálico, para favorecer a construção e o acompanhamento de uma rede que se compõe de acordo com as articulações construídas pelo leitor/pesquisador.

Mesmo assumindo a existência de nuanças e de variações, é possível delimitar alguns territórios clínicos em seus aspectos singulares, no que diz respeito aos modos de olhar, ler, acompanhar e tecer procedimentos com base no vivido e tendo como tema central os corpos.

Em um dos momentos de imersão para a escrita do livro, deparei com uma cena de dois insetos que se aproximavam e se afastavam no ar, num jogo de vai-e-vem que, ao mesmo tempo, repetia-se e singularizava-se.

Após algum tempo, um terceiro inseto se incorporou à brincadeira, indo e vindo. Um saiu (já não se sabe ao certo qual deles), restaram dois; depois de um tempo, nova saída, permanecendo apenas um dos insetos, ziguezagueando pelo ar para depois desaparecer. Observo que tudo são encontros: a água que corre nas pedras, a planta que esbarra no rio, a toalha que toca meu corpo, os movimentos das borboletas pelo ar, os pensamentos que ora se juntam, ora escapam para outro lugar.

Assim, posso dizer que a clínica proposta aqui é afirmativa e está fundamentalmente pautada pela potência dos encontros. Por isso, *afirmar* é um verbo que atravessa a clínica quando faço referência à potência de cada participante e/ou grupo para conhecer, inventar e principalmente *potencializar* os encontros.

Ao configurar as séries, observo que todos os procedimentos sugerem, de algum modo e de formas diferentes, um *aproximar* e *afastar* de corpos humanos ou não. *Tocar* o outro, *olhar* de modos diversos, *aproximar-se* de um álbum de fotografias, *fotografar*, permanecer em silêncio ao lado de alguém, dançar junto ou sozinho, experimentar o corpo no contato com o chão, *mover-se* pelo espaço, *conversar* ou aproximar-se de si e do próprio corpo em múltiplas cenas. Todos esses movimentos estão pautados pelo *encontrar*.

A idéia de cartografar os encontros entre corpos expressa a pluralidade e a originalidade de cada instante, desliza por aspectos objetivos e subjetivos, físicos e psíquicos, materiais e imateriais.

Neste trabalho pretendi cartografar cenas com base nas quais se possa refletir sobre uma clínica em criação permanente, que oferece oportunidades para as aproximações, para se saber um pouco mais de si, abrir e ampliar repertórios e conectividades com o mundo e para *experimentar o que o corpo pode*.

Construí, assim, uma "pequena" amostragem de acontecimentos que vivi e observei: um corpo que resvala no outro sem que aparentemente algo aconteça; um leve toque na ponta dos dedos que produz um momento de forte intensidade; um corpo que se afasta e se retrai do contato; uma pessoa que se emociona na presença de outra e tantos aspectos apresentados ao longo das séries.

Em nenhum momento das dinâmicas ressaltei a necessidade de "chegar lá", num lugar idealizado, pois ele inexiste. E manter a ilusão de sua existência tende a impedir o encontro.

Sempre que possível, assinalei que não interessavam grandes performances, saltos ou "supercoreografias". Entretanto, nas experiências com os grupos, muitas vezes recorri a uma "representação" de posturas que envolvia realizar "grandes lances" em meu corpo, ao brincar de uma forma exagerada e patética com o "desejo de uma superperformance" corporal e/ou na vida, o que provocava o riso dos participantes.

Essa preocupação está relacionada com o fato de que meu interesse está no que é pequeno, mínimo, naquilo que quase não aparece: um gesto, uma troca de olhares, um temeroso arriscar-se, certa hesitação antes que se possa inventar "algo". Daí o nome "delicadas coreografias" para falar desse universo de refinadas expressões que povoam nossas ações, nossos encontros, nossos contatos com os mundos.

Segundo Deleuze, em *A gargalhada de Nietzsche*, o filósofo diz que sob os grandes acontecimentos ruidosos há pequenos acontecimentos silenciosos, que são como a formação de novos mundos: é a presença do poético sob o histórico (1967, p. 40-41).

Testemunhei, em muitos momentos, a poesia que pode emergir de um gesto quase banal, que transforma o pequeno, ou "quase invisível", em algo artístico e singular em contraposição à adesão a um receituário qualquer de vida, pois tolhe e abafa a possibilidade de encontro (Aragon, 2008, p. 149).

Assim, falar de procedimentos expressivos nada mais é do que tentar escapar de protocolos e dos vários manuais ofertados a todo momento, principalmente para aqueles que estão implicados na clínica, para deixar claro que a expressão se dá contemporaneamente ao acontecimento, formatada e desmanchada ao ritmo e pulsação das experiências.

Muitos dos efeitos e das respostas aos procedimentos e encontros entre corpos não estão presentes nas cenas, pois sua invisibilidade, como destaquei várias vezes ao longo do livro, não nos permite acessá-los, mas é fundamental suportar o desconhecido e aquilo que ainda não se formatou, não virou gesto, nem palavra, nem partituras das existências.[193]

Seguindo a idéia de uma clínica das sutilezas, Favre tem como uma de suas frases principais, com base na perspectiva de Keleman, outra posição que também ecoa em minha clínica: *less is more*. Perspectiva minimalista que delineia olhares refinados, delicadezas nos modos de acompanhar, interagir ou apenas seguir o curso dos acontecimentos.

Assim, pode-se pensar que os bons encontros (Espinosa) puderam vingar quando a experiência teve lugar como algo assimilável, que permitiu romper automatismos, trilhas habituais, ampliar repertórios de formas somático-existenciais, mesmo que não pudessem ser nomeadas ou compartilhadas, como devires que operam em silêncio, tal como nos diz Deleuze.

Essas e muitas outras problematizações, resultantes de minhas experiências como TO, estiveram presentes em vários momentos do trabalho, como guias para reflexão e criação de procedimentos diferentes daqueles que eu criticava e questionava dentro do meu campo de atuação, ainda que não estivessem claramente nomeadas.

Arejar os corpos, *brincar*, *criar* danças, *aprofundar* o contato com as sensações, tomar o corpo como um lugar de experimentação, de pesquisa e criação, constituem princípios para alinhavar e sugerir as propostas, criando aberturas[194] para o *experimentar*.

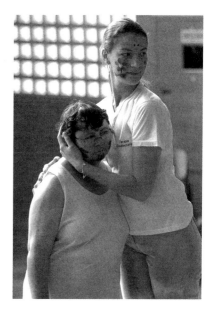

Ao reler as séries observei também um trabalho de compor e decompor o encontro entre teorias, corpos e vivências e a exigência de repensar essas articulações para dar conta daquilo que era impossível conter ou engendrar.

Em relação às teorias, minha opção foi manter alguns conceitos na tentativa de *alargar* suas fronteiras; noutros casos, *abandoná-los*, ou, ainda, *inventar* conceitos mais próximos de minhas observações e vivências.

É importante dizer que, embora alguns conceitos tenham permanecido ativos e atuantes em diferentes séries, não é possível padronizar essa trajetória, pois muitos deles fizeram apenas uma aparição e habitaram uma série em particular. Outros, no entanto, foram retomados de outros modos, com outras flagrâncias a cada nova entrada de participantes e bailados/encontros coreográficos.

Perturbar, *estranhar*, *provocar* também foram verbos que atravessaram toda a clínica e a escrita do livro, por meio de perguntas que interferiam em algumas proposições e pautavam-nos ou tornavam os participantes mais sensíveis em seus modos de funcionamento e possibilidades de deslocamentos.

Essas turbulências foram potentes em muitas situações, pois criavam um descompasso entre o estabelecido e o devir, entre as propostas, os receios e dificuldades de fazer de outro jeito e toda uma série de repercussões quando entramos no terreno da invenção.

Uma clínica, a meu ver, sempre é portadora de alguma esquisitice ou estranhamento, pois vai na contramão de forças que impõem e determinam modos predominantes de subjetivação e/ou enquadramentos e adequações sociais.

Foram muitos os momentos em que os participantes diziam sentir-se estranhos quando assumiam novos "hábitos", como tomar banho cantando, conversar ou sentir o gosto de uma comida de olhos fechados, lavar roupas dançando ou escovar os dentes movimentando o corpo todo. Alguns comentaram o estranhamento provocado em seus familiares e/ou pessoas de sua convivência – no grupo de mulheres do Bairro dos Morros foram relatadas situações em que participantes dos grupos foram consideradas "loucas".

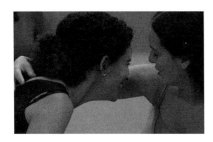

No entanto, mais do que essas mudanças nos modos de realizar algumas atividades, o que estava em questão era a possibilidade de experimentar outras sensações e criar variações nos modos de funcionar, de estar no mundo.

Essas sensações se explicitavam principalmente quando rompiam o esquema de "viver no automático" ou distante do próprio corpo, mesmo que a aproximação não fosse prazerosa ou alegre. O que estava em jogo era a possibilidade de acompanhar os próprios processos e deixar-se afetar pelas relações com outras pessoas e com os ambientes, humanos ou não.

Assim, um aspecto que acompanhou todas as proposições foi *sensibilizar* os participantes a viverem e perceberem que pelos/nos corpos adentrávamos em uma pesquisa delicada e, às vezes, muito intensa de processos de subjetivação.

Pelos corpos, podia-se saber mais sobre modos de tocar, olhar o mundo, aproximar-se de outras pessoas, sentir os efeitos dos contatos, acessar camadas de memórias que provocavam excitação, intensidades, entrar em territórios que eram a expressão de processos de subjetivação, sempre dinâmica, viva e pulsante.

Muitas problematizações que emergiam nesses trabalhos tornavam-se surpreendentes à medida que os participantes percebiam como negligenciavam alguns aspectos sobre si mesmos e, principalmente, quando se davam conta da potência de uma aproximação com o próprio corpo no encontro com outros corpos.

Experimentar outros modos, aumentar repertórios vividos e assimilados pelo corpo, permitindo enfrentamentos diversos em relação às problemáticas enfrentadas cotidianamente ou imersões em territórios subjetivos, em diferentes graus de envolvimento e intensidade, foram movimentos presentes nas mais diversas situações e contextos clínicos.

Assim, podemos dizer que *surpreender* foi outro verbo presente, tanto na realização das propostas e sugestões das vivências quanto nos *insights* que aconteceram em muitos momentos do trabalho, efetuando nos corpos outras sensibilidades, outras possibilidades de leitura dos acontecimentos, outros modos de relação com o entorno.

Podemos abordar, então, a questão do deslocar próxima ainda ao *estranhar*, *perturbar*, *diferenciar* por meio de certo deslocamento nos modos de olhar, tocar, aproximar-se, afastar, passar de uma conversa esvaziada de sentido para um lugar de afetação coletiva; enfim, transitar por diferentes territórios e pausar para aprofundar, viver ou deixar-se afetar por algum aspecto que parece importante assinalar.

Todos os procedimentos relatados e discutidos em um momento ou outro também tocaram nesse plano, pois os encontros que se engendravam na clínica tinham que ver com os efeitos produzidos nas afetações entre corpos, nos contatos entre alteridades, seja pelo toque, pelo olhar, pelo contato corporal propriamente dito, pelo criar algo junto, pelas danças de palavras, pelos momentos grupais de compartilhamento.

Intensidades rodopiaram em todos os sentidos e direções em graus singulares em cada procedimento, grupo, contexto, instante.

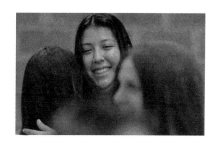

Como sou afetado pelas imagens? Como sou afetado pelo toque corporal? Como seu olhar afeta o meu? Como os ambientes me afetam? Como eu afeto o outro? E assim por diante, numa conversa também pautada pela ética que se orienta por aquilo que produz afetação.

Não basta apenas pensarmos na dimensão espaço-temporal, na fisicalidade dos corpos e dos ambientes.

Assim, nas coreografias, nas propostas e nas reflexões, eram os ossos, os músculos, as vísceras, peles, pensamentos, imaginações, palavras que secretavam dos corpos, sustentando a cada momento o conceito/experiência de um corpo complexo, aberto, multimídia (Keleman e Favre)[195]. Uma anatomia afetiva, afetos que têm anatomias, uma arquitetura tissular com suas bordas móveis (Louppe, 2006) e flutuações de fronteiras.

Desse modo, podemos dizer que a clínica também é atravessada pela idéia paradoxal que se compõe de um corpo orgânico, com a capacidade de excitar, de viver intensidades variadas, de criar corpo a cada afetação (corpos intensidades).

Ao observar as séries, é possível entrar em contato com diferentes corpos que fazem aparições de acordo com aquilo que se vive: corpos rígidos que se soltam, regiões que se endurecem quando uma proposta não pode ser assimilada; movimentações inusitadas de participantes que estavam parados e silenciosos, corpos que se fecham em determinado encontro e todas as tonalidades e gradações de contato e intensidade que povoam este livro.

Nos diferentes contextos encontramos todo tipo de corpo e, baseada em Keleman, posso dizer que há vários corpos num mesmo corpo, efeito das marcas que o construíram e que são acessadas ou inventadas a cada contato/vínculo/afetação.

Também são inumeráveis os lugares do corpo que fizeram as suas aparições, ora escondidos ora exibidos (Louppe, 2006, p. 36): um braço que sobe, uma perna que dobra, uma boca que sorri, um quadril que rebola, uma mão que se aproxima de outra expressando um tipo de conversa de que aquele corpo é capaz, a intenção de um gesto, olhos marejados, um esboço de contato, uma palavra dita em meio a uma gagueira.

Acompanhei vários momentos em que um participante do grupo sente um vigor ou uma porosidade para se abrir a novas problematizações sobre si e suas relações. Escutei diversos comentários sobre a possibilidade de atentar a algum aspecto antes não (re)conhecido ou sobre as mudanças sentidas nas leituras sobre os corpos, sobre o fazer, sobre os pensamentos e sonhos que se engendravam ao longo do trabalho, sobre as ressonâncias provocadas por aqueles encontros ou, no mínimo, as mudanças na qualidade de presença em determinado instante do trabalho.

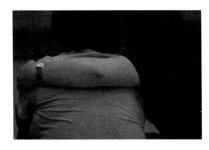

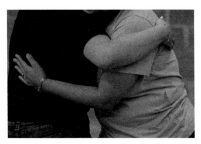

Nesses momentos, as atmosferas sofrem um tipo de mutação desorganizadora e dão ensejo a acontecimentos não lineares que emergem de outras realidades e misturam tonalidades de passados, de presentes e de devires.

Para falar desses breves e fugazes acontecimentos, a tentativa foi, no trânsito entre cenas de um contexto a outro, explicitar as pulsações que transitam em todos os contextos por trajetórias individuais e coletivas. Estar junto, mas voltado para si; conectado com o próprio corpo e em contato com outros corpos; fazer uma proposição em parceria ou procurar esquecer os limites físicos do corpo na criação de uma dança coletiva, sem se preocupar em esmiuçar ou reportar histórias de um "caso" individual, tampouco particularizar determinada experiência.

Posso dizer ainda que as circulações que acontecem correspondem a uma mistura de expressão de singularidades em meio a um espaço coletivo, seja em momentos mais solitários de pesquisa, seja em um contexto grupal que envolve um número maior de participantes.

Para Favre, as diferentes configurações e sentidos dão a impressão de que se está diante de um corpo de baile, que ora atua em solos, ora em grupos maiores e menores, criando diferentes desenhos.

Na vizinhança dessas configurações presentes nos procedimentos, a idéia de espaços mais individuais e outros em que o coletivo tem destaque, ora no compartilhar, ora nas proposições em grupos, se assinala o verbo *coletivizar* como uma referência presente mesmo em momentos de pesquisas mais intimistas.

No entanto, como a palavra sofreu um desgaste intenso nos últimos anos, cabe ressaltar que o coletivo não se inscreve como um agrupamento ou um amontoado de corpos mas, como diz Louppe (2006, p. 39), implica um ajuntamento de indivíduos propondo-se a partilhar uma experiência comum. A autora diz ainda que esse coletivo não é um conceito neutro, que trataria daquilo que chamou de um batalhão de zumbis privados de intenções ou de projetos. Mas, ao contrário, funciona como justaposição de diferentes corpos/alteridades em proximidade de afetações que produzem outros corpos nos encontros. Referindo-se aos ateliês de Lygia Clark, Louppe coloca que neles "o indivíduo integra seu corpo ao corpo grupal com a sensação de partilhar uma pele comum", o que permite o estabelecimento de verdadeiros laços, um encordoamento dos corpos" (*Ibidem*, p. 35).

A clínica proposta aqui possibilita captar também momentos de intensificação desse corpo grupal, no qual as autorias individuais dão ensejo a uma assinatura coletiva, tal como acontece nos caleidoscópios de esculturas vivas, nos exercícios de composições coreográficas, nas danças circulares, nas vivências de trocas de lugar, nos exercícios de inspirar-se nos outros para construir um bailado – efeito e resultado de vários elementos, entre eles, os corpos, os passos e os modos de funcionar de cada participante e/ou grupo.

Ainda de acordo com Louppe,

o corpo coletivo ajuda a restabelecer a confiança no outro, a pacificar, a amenizar as feridas narcísicas, a dar coragem e, através disso, a intensificar a presença de cada um no mundo, a reatar diálogos. Pois o corpo coletivo é eloqüente: sua palavra singular emana de um estado de corpo em proximidade com a pele do outro. (*Ibidem*)

Tais estados mutantes de formas e afetos se desdobram na idéia de *alterar* fronteiras, *dissolver*, *(re)configurar* formas e modos presentes em vários procedimentos utilizados nesta clínica.

Aliados a esses aspectos, os procedimentos em duos e/ou coletivos colocam em confronto corpos muito diversos que, no encontro, fazem-se e se percebem não mais como de um ou do outro, mas como um terceiro resultado daquela composição. Tudo sem estardalhaço, na intimidade que aproxima corpos, subjetividades e alteridades numa linha tênue, arriscada e potente de contatos.

As fronteiras dos corpos se misturam às fronteiras dos modos de funcionamento, criam frestas, arejamentos ou, ao contrário, enrijecimentos, repulsas, afastamentos.

Em todas as cenas, as fronteiras flutuam, pois não há como fugir das afetações e do permanente *desmanchar* e *construir* formas.

Pelos jogos entre corpos, afetos, deslocamentos e experimentações variadas podemos retomar ainda os conceitos/verbos *pulsar*, *expandir* e *contrair*.

Nesses verbos, os ritmos estão presentes em todas as suas modalidades, mas principalmente evocam o *lentificar* de um gesto, de uma coreografia, de uma proposição (trabalhando sempre em graus de experimentações). Com base em algumas lentificações, é possível acessar camadas dos acontecimentos que provocam afetações, identificações e sensações que a pressa muitas vezes não permite.

Trata-se de uma clínica que pulsa em seus procedimentos expressivos, nos corpos, nas cenas, ora mais ora menos longas, momentos mais ou menos acelerados, regiões com pulsos diversos, momentos de lentificação voluntária, ou de descontrole.

Nas orientações e nos cuidados, ao oferecer modos de trabalhar, investigar e pesquisar os encontros, observo uma preocupação constante com o lugar do terapeuta como alguém que atua com um olhar referendado por modos de *observar*, *coordenar*, *participar* e *acompanhar* os processos de cada participante e do grupo, para instaurar e exercitar sua capacidade de *conectar-se*. Também aí se inscreve um *olhar* atento aos tempos, às dosagens e intensidades produzidas pelas propostas.

O desafio de *conectar* esteve sempre presente, seja na relação com outros corpos, com e nos ambientes, num abrir e fechar de olhos, nas trajetórias pelo espaço, no roçar de corpos em paredes, chão ou outro corpo.

Atrelado à idéia de afetar e ser afetado pelos mundos, o *conectar* apresentou-se permanentemente nas intervenções, uma vez que as ligações, desligamentos, composições e decomposições eram configurações/

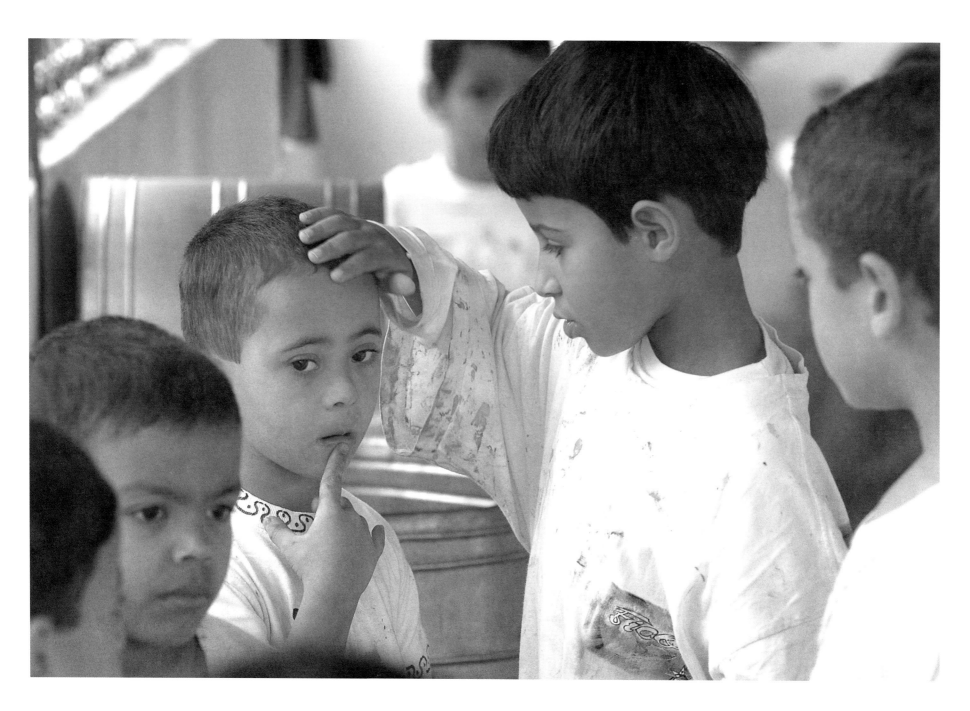

estados em pauta a todo momento, tanto na relação do sujeito com seu corpo como nas interações com os mundos. Podemos dizer ainda que a questão vincular e emocional permeou cada procedimento proposto nas vivências corporais, bem como as conversas e compartilhamentos realizados ao longo dos processos.

Assim, *cuidar* é outro traço fundamental que atravessou todo o trabalho, incorporando muitas vezes deslizes, descompassos e desconhecimento acerca de como prosseguir ou saber exatamente quais os desdobramentos e expressões dos processos. Em muitos momentos da clínica experimentei a sensação de ser atravessada por fluxos brincalhões quando sugeria algumas propostas: brincadeiras com o ridículo, gradações de risos, gargalhadas ou discretos sorrisos, choros, lágrimas discretas ou não, fazendo emergir as mais variadas emoções quando os participantes eram tocados por palavras, lembranças e conexões que aconteceram ao longo das vivências.

Em meio a vários acontecimentos observo que, nas oficinas, é possível rir, brincar, e inventar. Por isso, os modos bebê (Stern)[196] e devir-criança [197] foram evocados em várias dinâmicas para sugerir a idéia de pesquisar, *investigar* e *explorar* presentes nas diferentes séries de procedimentos.

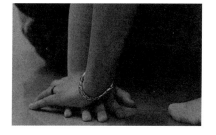

Ao focalizar a atenção nesses aspectos, posso dizer que acontecimentos engraçados foram freqüentes tanto quanto momentos de conteúdos de difícil absorção.

Muitas vezes observei que apenas fazer parte de uma experimentação causava uma vibração – leve, forte, contínua ou fugaz, não importa. Mexer com o corpo, tocá-lo, conversar de vários jeitos eram acontecimentos que criavam sentidos e, portanto, produziam vida.

No território corporal, como vimos, ficam muitas vezes transparentes as dificuldades para a expressão dos afetos e dos fluxos de desejo corporificados pelos atos, pelo *fazer, pensar, mover, pausar, conversar* e *silenciar*, entre tantos outros modos de se presentificar nos mundos, conforme delineado ao longo deste livro.

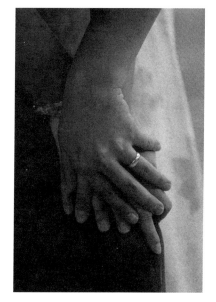

É possível dizer, então, que, nesta clínica encarnada, *corpar* (Keleman)[198] é sinônimo de fazer-se presente nos encontros diante da alteridade que se constrói com base na produção das diferenças e daquilo que nos une: a vontade do encontro, de talvez dançar junto, do desejo de criação.

Assim, para encerrar, remeto-me a uma cena mencionada no início deste capítulo, ao final do percurso,

"...*quando olho novamente para o lado, os três insetos se juntam de novo e o bailado continua...*"

Notas

1 "A capacidade de estar no mundo é um ato corporal", comentário proferido por Stanley Keleman em *workshop* (2003). Algumas de suas idéias serão apresentadas no capítulo Corpo como pulso.

2 Tratando da prática do cartógrafo, Suely Rolnik menciona a atenção que este profissional deve ter com relação às estratégias das formações do desejo no campo social "[...] desde os movimentos sociais, formalizados ou não, as mutações da sensibilidade coletiva, a violência, a delinqüência até os fantasmas inconscientes e os quadros clínicos de indivíduos, grupos e massas institucionalizados ou não" (ROLNIK, 2006a, p. 65).

3 Para Rolnik (2006a), a linguagem favorece a passagem das intensidades que percorrem o corpo no encontro com outros corpos. Segundo ela, "o que há em cima, embaixo e por todos os lados são intensidades buscando expressão" (p. 66).

4 Optei por utilizar o conceito de guia em vez de direção, tomando como referência o texto de Benevides e Passos, *Método na experiência clínico-política: reversão e desmontagem* (Mimeo). Segundo os autores, falamos de "guia e não de direção, como se diz de um guia de cego que não define para onde ele vai, que não dá o sentido que é sempre do cego, mas faz realizar a direção já em curso às cegas..." (2006, p. 2).

5 A partir daqui refiro-me à terapia ocupacional como TO.

6 Referência ao abecedário de Deleuze, quando o autor aproxima o escritor e o filósofo do animal. Diz Deleuze: "Se me perguntassem o que é um animal, eu responderia: é o ser à espreita, um ser, fundamentalmente, à espreita. [...] "O animal... observe as orelhas de um animal, ele não faz nada sem estar à espreita, nunca está tranqüilo. Ele come, deve vigiar se não há alguém atrás dele, se acontece algo atrás dele, a seu lado. É terrível essa existência à espreita. Você faz a aproximação entre o escritor e o animal". In: BOUTANG, Pierre-André. "A comme animal". *L'abécédaire de Gilles Deleuze avec Claire Parnet*. Paris: Montparnasse, 1996.

7 Algumas das idéias de Regina Favre serão expostas e discutidas ao longo do livro. Essas idéias redimensionam a concepção proposta por Keleman.

8 No capítulo Aberturas aos procedimentos farei indicações mais precisas a respeito do trabalho com as imagens que compõem este livro. Além disso, um capítulo específico é dedicado ao tema da fotografia e alguns de seus sentidos na clínica.

9 Os rizomas arquitetados por meio de fios, palavras, papéis, conexões e intervenções realizadas pelos participantes serão apresentados na série Conversar e silenciar.

10 A idéia do dueto de olhares tratada por Daniel Stern e apresentada na série Olhar serviu como referência a muitas experimentações relacionadas com o encontro entre olhares em diversos exercícios de contato entre corpos.

11 Por meio da intensificação, lentificação e gradações do tônus muscular é possível acessar a forma e intervir voluntariamente na produção de outras experiências, como no momento aqui narrado.

12 Regina Favre é filósofa e terapeuta da primeira geração no campo das psicoterapias corporais no Brasil e introdutora do pensamento filosófico, biológico e clínico de Stanley Keleman no país. Atualmente prossegue independente seu trabalho clínico e de ensino, com grupos de profissionais, investindo no aprofundamento da abrangência do conceito kelemaniano de formatividade.

13 O reconhecimento desses estados acontece, muitas vezes, no mesmo instante em que se experimenta a cena. Ao entrar em contato com o corpo presentificado, os acontecimentos vão permitindo o conhecimento e, portanto, a possibilidade de intervir nas situações vivenciadas.

14 Os seminários aqui referidos são coordenados por Regina Favre e realizados em grupos compostos por profissionais de diversas áreas ligadas à saúde e às artes e também por pessoas interessadas em vivenciar a perspectiva proposta por Keleman. Os seminários semanais duram em média quatro semestres e têm como eixo central a leitura do livro *Anatomia emocional: a estrutura da experiência*.

15 A minha entrada nos assim chamados seminários vivenciados foi sugestão de minha orientadora Suely Rolnik, que intuía que eu poderia encontrar ali uma nomeação para aquilo que há muitos anos eu já observava em minha prática clínica nas abordagens corporais e na dança em terapia ocupacional.

16 Muitos *workshops* e cursos que realizo são voltados para estudantes e profissionais de TO, mas também realizo muitas intervenções abertas a profissionais de outras áreas, preocupados em exercitar e pensar as tonalidades do encontro com o outro.

17 O conceito de aprendizagem experimental foi levantado pelo professor Luis Benedicto Lacerda Orlandi em uma de suas aulas ministradas no Núcleo de Estudos da Subjetividade no Programa de Psicologia Clínica da PUC-SP.

18 Nesses seminários a leitura é articulada ao uso de recursos tecnológicos: gravações simultâneas, projeção ampliada de desenhos extraídos de obras; eventualmente são mobilizados também vídeos com temáticas próximas ao material discutido – a vida e a criação do universo e do homem, diferentes momentos do bebê e suas relações com o mundo, por exemplo –, além da exibição de vídeos gravados em encontros anteriores. Os comentários referem-se a um momento em que apresento uma reflexão sobre como a obra me mobilizava, texto embrião do presente capítulo.

19 SAFRA, Gilberto, 2004. Esta obra traz aspectos relacionados com questões da existência, dos sofrimentos no mundo contemporâneo, apresentando ainda modos de intervir em uma clínica na atualidade. Assim sendo, várias idéias do autor permearão este livro.

20 Seu pensamento foi norteado pela observação e análise do que seria a força de vontade e o papel da sociedade no desenvolvimento da personalidade, estudo de padrões, entendidos como modos de funcionamento, de movimento, de sentimento e excitação, da forma somática, componentes importantes e determinantes para a leitura dos corpos. Membro do Instituto de análise Bioenergética de Alexander Lowen (1957), estudou no Instituto Alfred Adler e realizou treinamento em neurociências com Nina Bull, no Hospital da Universidade de Columbia, além de receber influência da filosofia social de Adler que dá as coordenadas para o seu modelo somático neurológico.

21 Não se trata de idealizar o corpo como expressão e "revelação" do sujeito, mas o homem se reconhecer como um corpo vivo – entre outros seres vivos – que conta e produz a sua existência.

22 Quando mencionamos outro estado de ser, estamos tratando do devir que corresponde à idéia do corpo em um estado de metaequilíbrio, ou seja, um equilíbrio instável. Nesse contexto, podemos dizer que o vivo possui uma ordem não estável de organização, mas ainda assim uma ordem.

23   Trata-se, nesses casos, de um processo em desenvolvimento, não patológico, que pressupõe condições mínimas de afetividade e vínculo com o adulto para que o processo aconteça de maneira suficientemente satisfatória. Essas etapas sensório-motoras revelam um mecanismo de absorção, assimilação e expressão para o mundo e não apenas uma interpretação do corpo "motor", mas também como revelador de acontecimentos ao longo de uma existência em particular.

24   Relaciono o que Keleman chama de bomba pulsátil com o que Guattari denomina "maquínica da existência": um mundo constituído por cartografias, construído em redes abertas a conexões e interligações entendidas como um campo de forças (Liberman e Samea, 1998, p. 16). No corpo acontece o mesmo processo, ou seja, um tecido ligado a outro cria tubos, bolsas e espaços que se comunicam por meio de membranas e camadas também abertas a conexões, pois são construídas em uma arquitetura rizomática.

25   Grifo meu, pela relevância do conceito.

26   Os sintomas psíquicos são acompanhados por alterações somáticas. Não é possível compartimentalizar o corpo com base na abordagem kelemaniana.

27   Algumas dessas psicopatologias são analisadas por Rolnik, principalmente aquelas referentes à síndrome do pânico, depressão e estresse. A autora analisa esses sintomas observados na vida contemporânea com base na relação do sujeito com a alteridade, tomando como apoio as políticas da sensibilidade e apreensão do mundo dominantes neste contexto, entendido no sentido amplo de sua complexidade social, econômica, política, cultural etc.

28   Serão abordados, em capítulo específico, os sintomas produzidos na subjetividade contemporânea com o objetivo de situar o leitor acerca de que corpos são acompanhados nesta pesquisa.

29   Suely Rolnik aponta – em seu "Comentário sobre o vídeo da pulsão", apresentado no Simpósio sobre pulsão (1992) – que para Guattari não existe o dualismo morte/vida (pulsão de morte como destruição *versus* pulsão de vida como construção): pulsão é sempre vontade de potência. Mas essa vontade pode vingar em diferentes graus, podendo mesmo chegar ao grau zero (morte). Pode acontecer, assim, uma fraca potência de atualização em território existencial, fraca potência de agenciamento e conexão entre fluxos. (Ver Liberman e Samea, 1998).

30   Atuo como supervisora de estágios curriculares, acompanhando alunos do 7º e 8º semestres do curso de terapia ocupacional do Centro Universitário São Camilo.

31   Nesse trabalho tomamos como base os exercícios do livro *O bebê a a coordenação motora: os gestos apropriados para lidar com a criança*, que abordam o enrolamento nas diferentes atividades cotidianas do bebê como fundamentais para suas relações com o mundo.

32   Favre em seus seminários freqüentemente se remete ao vivo e, portanto, ao homem como parte de algo maior que é a biosfera.

33   Inspirados em L. Orlandi, com base na aula ministrada no Programa de Pós-graduação em Psicologia Clínica da PUC-SP, podemos mencionar sentidos diversos que emergem em cada composição, ou seja, a leitura de sentidos dos procedimentos está implicada em composições singulares e linhas de força que compõem cada instante das experimentações, portanto, são múltiplos também os sentidos de suas análises.

34   Uma discussão aprofundada sobre estas questões será realizada na série Fotografar.

35   Aqui o conceito de a-paralelo refere-se à descrição de encontro no livro *Diálogos*, de Deleuze e Parnet (1998, p. 15). Os autores escrevem sobre o conceito de encontro entre dois, que não acontece nem em um, nem em outro, mas no entre ou fora. No caso da composição entre textos e fotografias, a idéia não é criar fotos legendadas, mas dois movimentos de apresentação e registro que aparecem como linguagens diferentes, procurando, de alguma forma, corporificar os processos assinalados neste trabalho.

36   Considerações sobre o *punctum* serão realizadas na série de procedimentos do Fotografar. Aqui basta dizer que existem dois tipos de fotografia: aquelas que nada dizem, não tocam a sensibilidade daquele que as vê, e aquelas que, colocadas diante dos olhos, criam existência. Neste último caso, o olhar se fixa e pode viver o acontecimento que ali se opera.

37   Aqui esta hierarquização acontece, pois o pensamento que voa e se expande para todos os lados exige também uma organização possível para se tornar linguagem. Além disso, exige-se um rigor acadêmico comunicável e necessário para a elaboração do pensado e do vivido.

38   O termo "maquínica" foi criado por Felix Guattari e foi apontado em minha dissertação de mestrado, publicada sob o título *Danças em terapia ocupacional*, 1995. Não é objetivo discutir e aprofundar o conceito aqui, mas afirmá-lo como construção da existência. "É vontade de perseverança no ser (conatus), vontade de efetuação da vida, vontade de afetar e ser afetado" (Ver Comentário sobre o vídeo a pulsão (Liberman, 1995)).

39   Aqui me inspiro em algumas questões formuladas por Espinosa sobre a ética, tratadas em aula ministrada por Orlandi em disciplina do Núcleo de Estudos de Subjetividade do Programa de Pós-Graduação em Psicologia Clínica da PUC-SP: "Produção de sentido, produção de si. Procedimentos expressivos", segundo semestre de 2005.

40   A EEL, segundo documentos institucionais, é um centro de convivência e desenvolvimento humano que atende prioritariamente pessoas portadoras de deficiência maiores de 14 anos. A instituição é mantida pelo Fundo Social de Solidariedade do Estado de São Paulo e por meio de contribuições da iniciativa privada.

41   Bárbara é cadeirante. Realizou também o treino em *danceability* no Oregon.

42   Ver Liberman e Samea, 1998. Neste artigo apresentamos e analisamos especificamente a experiência do *workshop* realizado em 1997, no curso de terapia ocupacional da Universidade de São Paulo.

43   O foco desta disciplina é o vínculo terapêutico e a análise de procedimentos em TO.

44   Este aspecto ficará mais claro quando apresentarmos as dinâmicas e os exercícios que se fundamentam no interjogo entre o coletivo, o singular, os momentos individuais e/ou em grupo. A variação permite o enriquecimento das propostas e de seus efeitos.

45   Lisa Nelson nasceu em Nova York. Estudou na Julliard School nos anos 1960 e, na década seguinte, passou a integrar o Workgroup, companhia de Daniel Nagrin. É coreógrafa, improvisadora e professora. Realiza trabalhos em parceria com Steve Paxton, criador do *contact improvisation*, uma técnica de improvisação na dança que implica a comunicação entre dois ou mais corpos pelo toque e pelo peso do corpo, considerando a relação com a gravidade.

46   Este grupo será mencionado com mais detalhes ao longo da apresentação e da discussão de cenas vivenciadas durante os seminários.

47   As atmosferas serão abordadas na série Olhar.

48   Em alguns exercícios do Aquecer o encontro entre a fisicalidade dos corpos e dos ambientes será problematizado.

49   Alguns exercícios de aquecimento serão explicitados ao longo deste capítulo. A idéia, no entanto, é desconstruir e ampliar tal conceito, processo similar acontecerá com relação a outros procedimentos.

50   Devir (Devenir) – "Devir é nunca imitar, nem fazer como, nem se conformar a um modelo, seja de justiça ou de verdade. Não há um termo ao qual se porta, nem um ao qual se chegue ou a qual se deva chegar [...] Pois a medida que alguém se transforma muda tanto quanto ele próprio" (Deleuze e Parnet, 1998).

51 Trata-se também de romper a dicotomia existente entre teoria e prática através do conceito de encontro inspirada em Deleuze (com Parnet, 1998) que sugere neste conceito, processos de delineamentos a-paralelos, com intersecções possíveis, afastamentos, aberturas ao devir e à invenção.

52 Esta idéia será abordada mais à frente.

53 No texto "Corpo e história" de Denise Sant 'Anna é possível acompanhar diferentes relações estabelecidas com o corpo ao longo da história. O corpo sempre esteve presente ora como território intocável, sagrado e imaculado, ora como amplo lugar de nossa atenção e ação, sofrendo todo tipo de investimento.

54 Um dos riscos possíveis é criar uma nova clínica adaptacionista, utilitária e ortopédica, tal como aponta Eduardo Passos em prefácio do livro *Corpo e arte em terapia ocupacional* (Almeida, 2004).

55 Estas foram discutidas nos seminários sobre procedimentos expressivos ministrados por Luiz Benedicto Lacerda Orlandi no Núcleo de Subjetividades do Programa de Psicologia Clínica da PUC-SP, segundo semestre de 2005.

56 Aprender no sentido de ampliar repertórios possíveis de respostas e ações no enfrentamento das mais diversas situações da vida.

57 Aqui podemos dizer que a experiência está relacionada com o conceito de acontecimento (Deleuze, 2002), que envolve o corpo como um campo de intensidades, aberto ao devir.

58 No caso aqui descrito, avaliamos e julgamos se um participante está ou não participando da proposta/atividade. Em TO é comum considerarmos a participação do sujeito apenas quando ele está realizando fisicamente a dinâmica sugerida ou alguma atividade que pode ser vista, tocada e avaliada. O nosso trabalho é procurar desorganizar esse modo de olhar para o outro somente na dimensão daquilo que pode ser acessado por nossos órgãos dos sentidos, procurando incluir em nossa sensibilidade o campo das intensidades e afetações presentes em todo o acontecer.

59 A metodologia e concepção de Naiza de França é abordada no livro *Danças em terapia ocupacional* (1995), resultado de minha tese de mestrado defendida no Programa de Psicologia Social, PUC-SP.

60 Falas retiradas de depoimentos de participantes do grupo de estudos do corpo, abordagens corporais e dança na prática profissional, no qual são realizadas vivências e reflexões com base nos acontecimentos. A título de exemplo, foram selecionadas falas que expressam singularidades nas experimentações. São verificadas inúmeras variações nas respostas e trajetos vivenciados pelos sujeitos e grupos.

61 Tal como visto no capítulo O corpo como pulso, rompemos à dicotomia mente-corpo ou qualquer tipo de hierarquização ante os diferentes modos de funcionamento corporal.

62 Compreender funcionar como vincular, presentificar-se nas experiências, ampliar o repertório de respostas as diferentes situações.

63 No trabalho, acessamos e entramos em contato com muitos desses estados, modos, reações e afetações quando no encontro com outros. Os laboratórios e vivências são lugares privilegiados para experimentar e tocar essas questões.

64 No livro *Danças em terapia ocupacional* (1995), resultado de minha tese de mestrado, há um capítulo que trata de minha história com a dança e outras influências importantes para a construção de minha clínica atual. Deve-se considerar ainda que, desde a escritura daquele trabalho, venho me aproximando de muitos estudos teóricos e práticos que têm ampliado permanentemente meu olhar e a clínica do corpo.

65 Este foi um aquecimento proposto pela bailarina Lisa Nelson em *workshop* realizado no Brasil em 2000.

66 Trato aqui de corpos humanos ou não. No caso, o chão é corpo, além do ar, do calor e da luminosidade que atravessa a sala e meu corpo.

67 Aqui poderíamos dizer que se presentificar tem que ver com presença somática.

68 Essa discussão é realizada de forma mais profunda na série Tocar.

69 Veremos nas diferentes séries de procedimentos como são privilegiadas as dinâmicas que envolvem estas camadas referidas por Keleman acerca de um possível "projeto do corpo". Será dada singular atenção aos procedimentos que envolvem o *tocar* e o *olhar*.

70 Veremos em outras séries os modos de acolher, trabalhar e acompanhar os processos, dando formatação sustentada às experiências e produzindo artefatos que permitem a elaboração e expressões possíveis nesses processos que envolvem o real e o devir permanentemente.

71 Lucia Navarro é psicanalista e bailarina, tem atuado nos últimos anos como professora colaboradora no grupo de estudos Corpo, abordagens corporais e terapia ocupacional.

72 Este grupo de estudos sobre corpo e abordagens corporais e dança na prática profissional é um grupo aberto a vivenciar propostas corporais, diferente de uma situação acadêmica, em que cabe ao aluno salientar que o grupo referido aqui tem em sua maioria um conhecimento prévio em diferentes técnicas e abordagens corporais.

73 Não existia uma orientação precisa e única para a apresentação de participante, apenas a possibilidade do uso do corpo, da produção de gestos nas transformações corporais.

74 Na série Fotografar estes procedimentos serão abordados mais profundamente.

75 A palavra resistência é utilizada aqui como um movimento do sujeito ao viver algo diverso do estabelecido ou previamente dado. Compreendemos que muitas propostas não agradam aos participantes. Há uma abertura para que o sujeito não participe independentemente dos motivos que o levaram a tomar a decisão. Muitas vezes, no entanto, observo um desejo em fazer parte, mas uma dificuldade em "dar um passo" nesta direção. Quando possível, facilitamos esta entrada.

76 Estamos interessados em criar a partir daquilo que nos afeta e pede passagem, diferente de fazer uma narração de uma história de vida. É nessa direção que os procedimentos do fotografar se inscrevem na clínica. Esta discussão será mais aprofundada na série Fotografar.

77 Criamos um espaço com duas cadeiras para facilitar a imaginação. Em outra situação trabalhamos com perguntas sobre o corpo, cada participante respondia aquela que quisesse. Ao final, alguns participantes sentiram que abriram um pouco as suas janelas. Referências a aberturas de portas e janelas são freqüentes nesse tipo de trabalho corporal.

78 Os jogos cooperativos são amplamente discutidos em várias obras. Fabio Brotto é uma das principais referências na área. Para saber mais ler: Brotto (2001); Brown (2001); Fausto (2001).

79 Com relação às danças circulares, sugiro a obra *Danças circulares sagradas: uma proposta de educação e cura*, organizada por Renata Carvalho Lima Ramos (1998).

80 Vaneri de Oliveira é focalizadora de danças circulares. Realizamos alguns treinos juntas, o que permitiu nossa aproximação. Há alguns anos temos trabalhado em parceria por meio da visita de grupos de alunos a unidades da Febem, onde Vaneri atua profissionalmente. Essas experiências têm sido muito importantes para a formação dos alunos, para desmistificar o enorme preconceito com relação à população atendida pela instituição e como espaço de encontro entre realidades tão diversas.

81   Usualmente proponho uma dança circular em momentos do processo: ao início de um grupo, para compor com outros procedimentos ou finalizar um trabalho.
82   Obviamente esta leitura é restrita, pois não pudemos nos aproximar o suficiente para aprofundar a convivência, mas ficou claro o desejo de encontro do grupo e nessa discussão esse é o aspecto central a ser nomeado.
83   Dois artistas que realizavam vivências e utilizavam o conceito de impregnar para falar sobre o que acontece no encontro entre as subjetividades dos artistas e dos sujeitos que participam das proposições. Suely Rolnik abordou, durante um semestre, as obras, procedimentos e estratégias utilizados por esses artistas. Muitos de seus trabalhos podem ser relacionados com procedimentos clínicos, pelo modo de realizar as aproximações.
84   Em várias ocasiões, as oficinas são fotografadas para que, ao final do processo, o grupo tenha oportunidade de fazer um rastreamento do vivido por meio das imagens. Na experiência com mulheres da zona leste, cujo resultado pode ser observado em minha dissertação de mestrado (Liberman, 1995), a fotografia foi utilizada como forma de retorno para as participantes. Ao final da pesquisa presenteei cada uma com um texto e uma fotografia que captava algum traço ou acontecimento importante de toda a experiência. No livro, resultado deste estudo, é possível saber mais sobre esse procedimento.
85   Hubert Godard, bailarino, fala de dois tipos de olhar que acontecem simultaneamente: um olhar objetivo (cortical), que absorve a forma de um modo mais global, e um olhar subjetivo (subcortical), que se inscreve no campo das afetações.
86   Um estudo mais detalhado sobre a vida como formas e realidades somáticas é realizado no capítulo O corpo como pulso, que aborda minuciosamente a perspectiva de Stanley Keleman, referência importante para este trabalho.
87   A utilização do diário e alguns dos sentidos e dificuldades em sua elaboração serão retomados na série Conversar e silenciar.
88   Segundo Sontag, acrescentaríamos hoje a tecnologia digital que construiu novos modos de relação com a imagem e com o ato de fotografar.
89   Cada participante tem um tempo para contar como foi a sua busca, suas sensações, o que foi observado e como este tipo de trabalho produz ressonâncias.
90   Barthes quando diz que o corpo jamais encontra seu grau zero, trata de evidenciar o dinamismo dos processos em que as fotos apenas registram alguns de seus instantâneos.
91   Para Sontag, a materialidade do papel fotográfico (pensemos hoje na fotografia digital e os inumeráveis recursos do Photoshop) nos permite ter um certo controle sobre o que foi fotografado. Podemos ampliar, diminuir, detalhar, recortar, deletar.
92   Termo utilizado pelo autor para falar sobre as fotos que não provocam uma afetação e que para ele constituem o campo vasto do desejo indolente.
93   A idéia de forma como borda do acontecimento foi formulada por Regina Favre e já apresentada na concepção do corpo como pulso e na série Aquecer. Adotando a perspectiva de Keleman do corpo como pulso, que se desmancha e se constrói permanentemente em camadas, as formas do corpo expressam séries de acontecimentos de toda ordem: orgânicas, vinculares, sociais, conectivas, culturais. As formas do corpo, que são emocionais, constituem a borda dessas séries de acontecimentos que atravessam os corpos. Retomamos esse conceito em muitos momentos da tese, explicitando seu alargamento e complexidade.
94   A idéia de um devir-criança aparece na série Improvisar, mas também em outros estudos que balizam a clínica.
95   Para saber sobre o reflexo do susto, ler *Anatomia emocional: a estrutura da experiência* (1992). Não nos deteremos profundamente nessa questão, mas nos interessa explicitar a dificuldade e as respostas a um trabalho com o criar.
96   Para Regina Favre a excitação é o correspondente somático da intensidade.
97   Na série Olhar aprofundo esta discussão.
98   Esta mesma dinâmica será retomada na série Olhar, com maior ênfase no exercício de olhar e ser olhado.
99   Este mesmo procedimento será apresentado na série Olhar com enfoque em outros aspectos.
100   Estes procedimentos serão aprofundados na série Tocar.
101   Em outro procedimento, que acontece em um trabalho entre olhares, apresentado na série Olhar, podemos testemunhar novamente as marcas das afetações nos corpos.
102   Inspiro-me aqui na etimologia da palavra fotografia: *photos* = luz, *graphein* = traçar, encontrada em *Proust e a fotografia* (Brassaï, 2004, p. 96).
103   *Janela da alma* (documentário). Direção de João Jardim e Walter Carvalho. Rio de Janeiro : Copacabana Filmes, 2001. 73 min, son.
104   Grifo da autora.
105   Lembre que estamos sempre tratando de corpos humanos ou não.
106   Grifo da autora.
107   Grifo da autora. Esse termo será utilizado em muitos textos como referência ao conceito de atmosfera.
108   Baseando-se na observação dos próprios filhos – particularmente de seu filho Joey e de outras fontes –, Stern traz pesquisas científicas principalmente referentes aos dois primeiros anos de vida, informações e convivência com pais e bebês, com os quais pode colaborar como terapeuta.
109   Esta dinâmica foi realizada em um dos encontros do grupo de estudos de corpo e clínica.
110   Este é um desdobramento da dinâmica apresentada no início desta série, após uma captação dos climas que acontecem simultaneamente ao sentido da visão no encontro entre os corpos. Os participantes, em sua maioria, estavam aquecidos o suficiente para viver e resistir a uma limitada aproximação com o outro, com o grupo e com a proposta.
111   Em algumas oficinas, o próprio grupo define o tempo de finalização da proposta. Como este grupo tem como objetivo também refletir sobre os procedimentos na clínica, sugiro experimentações que propiciem a vivência corporal, mas que não se aprofundem necessariamente como seria em um grupo terapêutico.
112   Como já dissemos anteriormente, a fotografia permite o acesso a outros aspectos impossíveis de captar quando se está implicado na experiência. Por meio de algum distanciamento, é possível saber mais sobre os acontecimentos. Cabe ressaltar que não estamos privilegiando uma distância, mas experimentando lentes.
113   Como já discutido, o termo pequenas percepções é utilizado por José Gil (1996, p. 52) para tratar das percepções sutis que não podem ser nomeadas. "São unidades infinitesimais de articulação [...], sinais ínfimos e invisíveis que povoam a claridade do espaço em busca de linguagem".
114   Grifo da autora.
115   "A *linha de fuga* é uma desterritorialização [...]. Esse conceito define a orientação prática da filosofia de Deleuze. Observa-se, em primeiro lugar, uma dupla igualdade: linha = fuga, fugir= fazer fugir. O que define uma situação é uma certa distribuição de possíveis, o recorte espaço-temporal da existência (papéis, funções, atividades, desejos, gostos, tipos de alegrias e dores etc.). Não se trata tanto de ritual de repetição morna, de alternância demasiado

regulada, de exigüidade excessiva do campo das opções, mas da forma dicotômica, da possibilidade disto ou daquilo, de disjunções de toda ordem (masculino/ feminino, branco/preto etc.) que estriam a percepção, a afetividade, encerrando as experiências" (Boutarg, 1996, p. 56).

116   Grifo da autora.
117   Termo cunhado pelo etólogo Jacob von Uexküll que corresponde "ao mundo experimentado, com suas cores e formas, seus sons e aromas, as suas dores e seus prazeres" (1933, p. 9).
118   Paradoxalmente, não é possível dizer sobre procedimentos do olhar com os olhos, mas é o corpo todo que olha, por isso é possível falar de um "olhar com um corpo". Eu não olho só com os olhos. É aí que reside toda a questão. É todo o corpo que se põe em ação: produção de gestos, emoções, pensamentos, imagens, posturas etc.
119   Compreender sempre olhar como afetação.
120   Lembrar do conceito de forma como borda do acontecimento.
121   As falas aqui apresentadas foram retiradas das oficinas que ministrei, pois no *workshop* coordenado por Lisa não havia a proposta de conversar sobre os efeitos dos exercícios.
122   Como em outras situações, esses comentários sugerem interpretações sobre o acontecimento. Independente da "veracidade", tomamos esta fala como um fluxo de sensação nomeado, que exprime um território para o nosso pensar.
123   A figura do tradutor também esta presente em outras séries.
124   O tradutor seria um (re)alimentador da produção. Muitos trabalhos se desdobram em outras composições realizadas após o retorno do olhar do tradutor.
125   *Workshop* realizado pelo grupo que participa dos laboratórios de Formatividade, coordenado por Regina Favre, em julho de 2006.
126   Estas imagens eram apresentadas em transparência durante as apresentações.
127   Este procedimento poderia ser analisado também na série Fotografar. No entanto, aqui daremos enfoque à questão do olhar afetado pelas imagens.
128   Volto a reforçar que estas falas foram impressões colocadas pelos participantes acerca de seu trabalho. Este material, como todos os outros, é fonte de conversas, trocas de impressões, exercícios do olhar.
129   Não é intenção analisar estes procedimentos, mas apontar um uso da imagem que vai além de um olhar que se restringe ao sentido da visão ou à apreensão do mundo como cognição, mesmo que tal processamento aconteça e constitua uma dimensão fundamental dos corpos. Cabe ainda ressaltar que tais dimensões estão sempre presentes sem qualquer hierarquização.
130   Não pretendo me debruçar sobre este trabalho em particular, mas apontar uma proposta do exercício do olhar como produção de acontecimento.
131   Sobre a ética que busca os bons encontros em Espinosa, sugiro a leitura de Deleuze (2002), Capítulo II – Sobre a diferença entre a Ética e a Moral.
132   Utilizaremos neste texto o verbo tocar para o toque corporal e o conceito de afetar para o toque que provoca algo, mobiliza os protagonistas e incide sobre o ambiente. Essa diferenciação ficará mais clara no decorrer do texto, quando abordaremos as diferentes dimensões desse ato.
133   Tal como o olhar, o tocar está "envolto" em atmosferas que não se referem ao olho em si, ou às mãos, ou à parte do corpo que toca, mas a um corpo que exala, produz e é poroso às aproximações.
134   Este conceito utilizado por Gil, com base em sua leitura de Leibniz, é apresentado na série Olhar mais detalhadamente. O que importa aqui é tratar dos corpos que emanam atmosferas "um não sei o que" que pode ser captado a certa distância independente do toque corporal.

135   Steve Paxton é criador da técnica de *contact improvisation* que implica, como já dissemos em outras séries, a comunicação entre dois corpos por meio do toque e de outros elementos. Nesta série nos deteremos particularmente nas questões do tocar. Lisa Nelson, como já dissemos, trabalha freqüentemente em parceria com Steve Paxton; sua pesquisa e atuação também têm como base a técnica e os princípios do *contact improvisation*.
136   Para Guattari e Rolnik (1986), a subjetividade dominante da ordem capitalística produz os modos de relação humana até em suas representações inconscientes: os modos como se é ensinado, como se trabalha, se trepa, como se ama, se fala. Incluímos nessa relação os modos como se toca e como se vivencia o tocar nos corpos. In: Liberman, 1995, p.17.
137   Inicio de modo bastante diverso as propostas que envolvem o tocar. Às vezes utilizo textos que abordam a questão, como "alguns toques sobre o tocar", de Farah (1995), que aborda justamente o automatismo presente nos contatos corporais com base na discussão sobre os chamados *toques sociais*.
138   Não esquecer que em Keleman e Favre os padrões são vinculares e emocionais sempre compreendidos em sua metaestabilidade. Rever o capítulo O corpo como pulso.
139   Ao utilizar a expressão "tatuado" não quero me reportar a algo que está impresso em determinado lugar, mas sim a uma marca que se inscreve em uma forma emocional com intensidade.
140   Participante do grupo de mulheres do Bairro dos Morros, em Sorocaba.
141   Lembrar que na concepção de Keleman e Favre não podemos falar de partes do corpo ou órgãos, uma vez que tratamos de formas emocionais compostas de diferentes camadas e pulsos.
142   Várias cenas foram fotografadas neste dia, e, ao olhar para as fotografias, são vários os momentos em que se percebe a presença das mãos, seja nas improvisações, nos exercícios em duplas ou nos momentos coletivos.
143   A idéia de corpo inteiro foi inspirada no capítulo "Terapia ocupacional de corpo inteiro" (Almeida, 2004). Neste texto, o autor ironiza uma idéia predominante, principalmente em trabalhos que envolvem algumas terapias de mão. Segundo ele, essa " insistência na mão como figura "sacralizada" em nossa profissão nos leva a perguntar: Não estaríamos recaindo na visão de um corpo partido, reduzido, especializado que tão arduamente criticamos?"(p. 2).
144   Cena da oficina de corpo e abordagens corporais realizada no Centro de Convivência Bacuri, da Prefeitura de São Paulo.
145   Alguns dos procedimentos apresentados em outras séries, com ênfase em outros aspectos, são retomados com foco para o *mover* e o *pausar*.
146   "A motilidade e a pulsação estão intimamente ligadas ao estado dos tubos, camadas, bolsas e diafragmas. Quando estes têm um bom tônus, isto é, uma motilidade ininterrupta, isso se reflete na vitalidade física e emocional" (Keleman, 1992, p. 90)
147   Grifo da autora.
148   Lembrar da discussão realizada no primeiro capítulo, que aborda o corpo como parte da biosfera, como um ambiente em redes de comunicação.
149   A respeito dos pensamentos e sentimentos, ver Keleman, 1992, p. 70.
150   Para saber mais, rever a concepção de corpo como pulso; esta idéia é discutida no capítulo I de Keleman, 1992, p. 16.
151   Grifo da autora.
152   Para saber mais, ler o livro *Danças em terapia ocupacional* (1995). No capítulo sobre o método, proposto por Naiza de França, apresento a característica mutante daquela proposta: na sala os objetos estão sempre mudando de lugar, como na vida, em que os processos não param, apenas entram em gradações diversas.

153 Lembrar que somente se configura uma experiência quando o corpo pode assimilar a afetação produzida no encontro, responder de modo vincular ao acontecimento, de modo diverso ao reflexo do susto, conforme Keleman, ao tratar das respostas reflexas e automáticas que não criam repertório. Para saber mais sobre o reflexo do susto, consultar Keleman, 1992, Capítulo III : Agressões à forma.

154 Quando trato do ambiente, refiro-me a todos os elementos que constroem os ambientes humanos ou não.

155 Esta atitude é bastante presente principalmente nas disciplinas que ministro na faculdade, em que é "obrigatória" a participação nas aulas. No entanto, no desenrolar dos trabalhos, muitos alunos ficam de tal modo implicados que seu interesse é despertado ou inventado a cada vivência e discussão.

156 A proposta foi realizada com vários grupos que vivenciam e estudam o livro *Anatomia emocional: a estrutura da experiência* (Keleman, 1992) com Regina Favre. Os grupos eram compostos por profissionais de várias áreas, a maioria com experiências ligadas ao corpo, não somente pelos laboratórios de formatividade, mas na atuação profissional. Por essas condições foi possível um tipo de aprofundamento particular proposto com base na consigna de aproximar e afastar.

157 A idéia de pouso vem do texto "Do aprendizado da atenção na formação do cartógrafo", de Virginia Kastrup (2007, p. 15-22), ao tratar do funcionamento da atenção no trabalho de campo. É preciso mencionar também a afirmação de W. James sobre o conceito de fluxo do pensamento; o pouso da atenção não seria concebido como uma parada do movimento, mas como uma parada no movimento. Nessa direção, penso a pausa também como um pouso no movimento.

158 Sugiro relembrar alguns dos chamados momentos clínicos que acontecem nos seminários coordenados por Regina Favre, brevemente mencionados na concepção de corpo como pulso no presente livro.

159 Rever a noção de *small dance* na série Tocar.

160 Lembrar da idéia de mutualidade nos encontros que remete ao afetar e ser afetado. São os dois (ou mais) corpos que sofrem e produzem os acontecimentos e (se) reconfiguram nos contatos. Corpos são entendidos aqui como elementos humanos ou não humanos, tal como assinalado em outros momentos deste trabalho.

161 Grifo meu.

162 As danças circulares fazem parte de meu "menu" de possibilidades, porém não serão aprofundadas no presente trabalho. Para saber mais, ler Ramos, 1998.

163 Em muitos exercícios sugiro a um grupo assistir ao que se desdobra nos processos. Tal como no *contact*, o que interessa são os processos e não o produto.

164 Não é nosso objetivo analisar a obra de Grotowski, mas utilizar alguns de seus conceitos usados em trabalhos de improvisação como acontece na clínica.

165 Esta proposta pertence ao tempo da fotografia, conforme discutido nas séries Fotografar e Olhar. Aqui o foco está na capacidade de "criar" uma forma pouco habitual e nas dificuldades e potencialidades desta dinâmica.

166 Na série Tocar também abordamos este tema quando fizemos uma distinção entre um tocar automatizado, mecanizado, em contraposição a um tocar produzido e atravessado por uma afetação. Parece-me que aqui estamos margeando o mesmo tema, mas com base em improvisar um gesto ou colocar o corpo num estado de prontidão para a invenção.

167 Grifo da autora.

168 Nas técnicas do *danceability* mantenho a tradução exata do conceito utilizado: *moviment* – movimento

169 Este conceito é utilizado no *danceability* e diz respeito às sensações provocadas pelos músculos, articulações e ossos quando efetuamos qualquer gesto corporal. Vale ressaltar que optei por manter os conceitos utilizados nas técnicas mencionadas.

170 No livro *Danças em terapia ocupacional* (Liberman, 1995) apresento o método de Naiza de França. Neste capítulo narro as minhas vivências com esta profissional e especificamente abordo a questão da tirania presente nos trabalhos de criação.

171 Optei por manter o conceito *interpretation* (interpretação) utilizado nesta técnica, explicitando, ao longo do texto, alguns de seus sentidos.

172 O termo "livre" empregado aqui é um modo de falar de um gesto mais solto, que não siga tantas ordens já estabelecidas pelo externo, sabendo-se que as ordenações fazem parte de qualquer gesto, ou expressão, pois são veiculadas por processos de subjetivação que instauram modos de pensar, agir, sentir, dançar, transar, tal como dito por Guattari. Abordo este tema em meu livro (Liberman, 1995).

173 A imitação está aqui circunscrita aos exercícios que acontecem nos trabalhos corporais e na dança que sugere vivências envolvendo o "fazer junto" com o outro ou inventar uma conversa coreográfica entre os corpos. Em vários momentos observo a dificuldade de não idealizar ou "tentar fazer igual" ao outro, impedindo canais mais ricos e potentes no campo da gestualidade e expressão.

174 Mantemos o conceito proposto por Paxton, mas seria mais apropriado falar de potencialidades, uma vez que os acontecimentos expressam, em algumas situações, o inédito, aquilo que não estava previsto na gama de combinações possíveis.

175 Barulho foi uma palavra dita em uma das aulas de Luiz Benedicto Lacerda Orlandi, no Núcleo de Estudos de Subjetividade do Programa de Psicologia Clínica – PUC-SP, em referência às linhas de fuga, conforme Deleuze. Algo que escapa, que resiste à subjetividade dominante, modelizadora. Não pretendo aqui me aprofundar no conceito de linhas de fuga, mas demarcar a importância da resistência às capturas impostas pela subjetividade que se quer padronizante e, portanto, empobrecida como possibilidade.

176 Conforme já foi dito, optei por manter o conceito de movimento proposto pela técnica do *danceability*. Entretanto, na discussão, realizo uma ampliação tanto do conceito quanto da utilização desse elemento na clínica. Ver a série Mover e pausar.

177 Como já foi dito, não pratico o *contact improvisation*, mas me inspiro e absorvo elementos típicos desta técnica.

178 Na série Conversar e silenciar abordaremos mais profundamente os sentidos do silêncio no trabalho clínico.

179 Esta dinâmica foi tratada na série Mover e pausar com foco na movimentação a partir de um "comando" do parceiro. Aqui o foco está na conversa corporal criada pelo duo.

180 Baseado em uma proposta do *danceability*.

181 Muitos terapeutas ocupacionais têm pensado sobre os sentidos, ressonâncias e repercussões do fazer e das atividades na prática clínica. Deixo a eles a tarefa desse aprofundamento, afirmando apenas que as práticas e as linguagens podem compor, não sendo necessário especializar-se em um ou outro modo de expressão e atuação clínica, pois tudo é matéria viva a pulsar.

182 A imagem da árvore serve para pensar sobre a sucessão, a hierarquia, os sistemas organizados com centro definido: tempo da representação e da unidade. O rizoma não se remete ao Uno, nem dele deriva; não há início nem fim, mas um "entre", configurando-se numa rede complexa e sem centro. Em vez de um rio correndo, o rizoma assemelha-se a uma terra, com seus estratos em constante movimento em direções movediças. (Moehlecke, 2005).

183   Para saber mais sobre *tsurus* e a utilização do origami em TO sugiro a leitura de Won, 2006.
184   Grifo da autora.
185   Lembrar a idéia de ambiente, dentro de ambiente, dentro de outro ambiente proposta por Keleman em sua concepção de corpo. (Ver o capítulo Corpo como pulso neste livro).
186   No livro *Danças em terapia ocupacional* (Liberman, 1995), uso como epígrafe uma afirmação de Marilena Chauí a respeito da alegria e da tristeza em Espinosa. Na alegria está um aumento da potência de pensar, agir e sentir, própria de um bom encontro.
187   Aqui estou tratando do desejo de conversar com o outro na sua impossibilidade, e não como potência própria dos momentos silenciosos que serão tratados adiante.
188   Este termo foi inspirado na música de Marisa Monte, "Infinito particular" (Arnaldo Antunes, Marisa Monte, Carlinhos Brown, 2006).
189   Freqüentemente, o trabalho consiste em uma pessoa ser tocada por três, quatro, cinco ou seis participantes ao mesmo tempo. Não se segue um protocolo e cada um tocará segundo suas disposições, conhecimentos, desejos relacionados com aquilo que o afeta naquele encontro composto por tantas pessoas. Este trabalho discutido na série Tocar mostra a complexidade das relações mediadas pelo toque e aproximação corporal. Há um revezamento entre os membros do grupo.
190   Este aceno para a finalização da conversa de palavras também acontece no grupo como uma atmosfera que, aos poucos, é tomada por um silêncio de palavras. Cabe ao coordenador, ou mesmo a algum participante, acolher o sinal e deixar morrer esse tipo de contato.
191   No entanto, deve ficar claro que também atuo com as músicas selecionadas por mim e por participantes do grupo quando me detenho na experimentação de outras potencialidades corporais.
192   Gostaria de destacar que a busca das vizinhanças e de sentidos nessa clínica orientou a escrita deste livro e revelou que os exercícios, propostas e experiências nada mais eram do que a expressão daquilo que me inquietava, animava e pedia maior aprofundamento e elaboração.
193   Crio o conceito de partituras das existências, pois estamos tratando de corpos que produzem coreografias que não são apenas composições na dimensão espaço-tempo, mas sujeitos em suas relações com os mundos. As partituras produzidas nos/pelos corpos são expressões de modos de funcionamento e de existência.
194   A expressão aberturas dos corpos remete à idéia da porosidade às afetações de modo a assimilar as experiências, conforme dissemos em outros momentos deste livro.
195   Referência a várias idéias e conceitos abordados por Keleman e Favre no livro *Anatomia emocional: a estrutura da experiência* (1992) e nos escritos realizados com base em vivências e reflexões nos seminários do Laboratório de Processos Formativos coordenados por Regina Favre. Corpar: "Capacidade de estar no mundo é um ato corporal. Para entender uma pessoa é preciso saber como ela está presente, como ela perpetua o estar presente e como ela antecipa um futuro" (Keleman em *workshop*, 2001).
196   Referência aos estudos sobre bebês realizados por Stern.
197   Referência à presença de conceitos ligados à criança em vários textos. Podemos destacar particularmente: Aragon, 2000; Katz, 1996.
198   Referência à idéia de corpar, proposta por Keleman (1992), e às vivências e reflexões realizadas nos seminários dos Laboratórios de Processos Formativos coordenados por Regina Favre. A importância está em pensar o vivo como processo encarnado, como sujeito somático (Favre em um dos seminários), como acontecimento que tem uma anatomia emocional, vincular, somática.

Bibliografia

ABOUT JFDC & DANCEABILITY. Disponível em <http://www.danceability.com/about.html>. Último acesso em 29 mar. 2008.

ALMEIDA, Marcus Vinicius M. *Corpo e arte em terapia ocupacional*. Rio de Janeiro: Enelivros, 2004.

ALMEIDA, Renata Célia; MANAIA, Marilia de Vito; SILVA, Mariana C.; STRAZZER, Beatriz; LIBERMAN, Flavia. "Atuação da terapia ocupacional em espaco-socioeducativo". In: IX ENCONTRO DE PESQUISADORES E INICIAÇÃO CIENTÍFICA, IV ENCONTRO DE EXTENSÃO UNISO. *Rev. Estudos Universitários* (Resumos), Sorocaba, v. 32, n. 2, 2006.

ALVES, Rubem; DIMENSTEIN, Gilberto. *Fomos maus alunos*. Campinas: Papirus, 2003.

ARAGON, Luis Eduardo P. "Criança: ensaio sobre a subjetivação". *Boletim de Formação em Psicanálise*. Instituto Sedes Sapientiae, São Paulo, v. 9, n. 2, p. 23-30, jul./dez. 2000.

_____. "A espessura do encontro". *Rev. Interface-comunic, saúde, educ.*, Fundação UNI e UNESP, v. 7, n. 12, p. 11-22, 2003. (Disponível no em http//www.interface.org.br/revista12/ensaio 1.pdf)

_____. *O impensável na clínica: virtualidades nos encontros clínicos*. Porto Alegre: UFRGS/Sulinas, 2008. (Coleção Cartografias).

BANFE, Laura; ROVERATO, Júri. "Danceability". Disponível em <http://guide.supereva.com/danza_moderna/interventi/ 2005/09/226833.shtml>. Último acesso em 29 mar. 2008.

BAREMBLITT, Gregorio. *Compêndio de análise institucional e outras correntes: teoria e prática*. Rio de Janeiro: Rosa dos Ventos, 1992.

BARTHES, Roland. *A câmara clara*. Trad. Júlio Castañon Guimarães. Rio de Janeiro: Nova Fronteira, 1980.

BENEVIDES, Regina. "Dispositivos em ação: o grupo". In: PELBART, Peter Pál; ROLNIK, Suely (orgs.). *Cadernos de Subjetividade*. Dossiê: Gilles Deleuze. Núcleo de Estudos da Subjetividade do Programa de Estudos Pós-Graduados em Psicologia Clínica da PUC-SP, São Paulo, v. 4, n. 1, p. 97-106, 1996.

_____; PASSOS, Eduardo. *Método na experiência clínico-política: reversão e desmontagem*. Rio de Janeiro: Universidade Federal Fluminense, 2006. (Mimeo).

_____. *Por uma política da narrativa*. Rio de Janeiro: Universidade Federal Fluminense, 2007. (Mimeo).

BERTAZZO, Ivaldo. *Espaço e corpo: guia de reeducação do movimento*. São Paulo: Sesc, 2004.

BÉZIERS, Marie-Madeleine; HUNSINGER, Yva. *O bebê e a coordenação motora: os gestos apropriados para lidar com a criança*. São Paulo: Summus, 1994.

BOUTANG, Pierre-André. "A comme animal". *L'abécédaire de Gilles Deleuze avec Claire Parnet*. Paris: Montparnasse, 1996.

BRASSAÏ, Gilberte. *Proust e a fotografia*. Trad. André Telles. Rio de Janeiro: Jorge Zahar, 2004.

BROTTO, Fábio Otuzi. *Jogos cooperativos: o jogo e o esporte como exercício de convivência*. Santos: Projeto Cooperação, 2001.

BROWN, Guillermo. *Jogos Cooperativos: teoria e prática*. Trad. Rui Bender. São Leopoldo: Sinodal, 2001.

CENTRO DE PARÁLISIS CEREBRAL. "Taller de Danceability". Disponível em <http://www.cpc.org.ar/DanceAbility.php>. Último acesso em 29 mar. 2008.

COSTA, Rogério da; GONDAR, Josaida. "Vídeo entrevista com Felix Guattari". In: HYPPÓLITO, Artur de M. (org.). *As pulsões*. São Paulo: Educ, 1995, p. 97-107.

DANCESCAPE. "Alito Alessi". Disponível em <http://www.dancescape.org/ezine/authors/20/Alito-Alessi>. Último acesso em 29 mar. 2008.

DARWIN, Charles. *A expressão das emoções no homem e nos animais*. Trad. Leon de Souza Lobo Garcia. São Paulo: Companhia das Letras, 2000.

DELEUZE, Gilles. "A gargalhada de Nietzsche". *Le Nouvel Observateur*, Paris, p. 40-41, 5 abr. 1967.

_____. *Conversações*. Trad. Peter Pál Pelbart. São Paulo: 34, 1992.

_____. *Espinosa: filosofia prática*. Trad. Daniel Lins e Fabian P. Lins. São Paulo: Escuta, 2002.

DELEUZE, Gilles; PARNET, Claire. *Diálogos*. Trad. Eloisa Araújo Ribeiro. São Paulo: Escuta, 1998.

DRUMMOND, Adriana de F. "O incentivo à produção: desafios da formação do terapeuta ocupacional". *Rev. Ter. Ocup. USP*, São Paulo, v. 11, n. 1, 2000.

ESPINOSA, Baruch. *Ética*. Os Pensadores. 3. ed. São Paulo: Abril Cultural, 1983.

FARAH, Rosa M. *Integração psicofísica: o trabalho corporal e a psicologia de C.G.Jung*. São Paulo: Companhia Ilimitada/Robe, 1995.

FARINA, Cynthia. "Arte, corpo e subjetividade". *Revista Digital Art &*, ano IV, n. 5, abr. 2006. Disponível em <http://www.revista.art.br/site-numero-05/trabalhos/05.htm>. Último acesso em 29 de mar. 2008.

FAUSTO, E. R. *Se a criança aprende a competir, por que não ensiná-la a cooperar*. 2001. Monografia (Especialização em Educação Física) – Unimour, Centro Universitário Monte Serrat, Santos, São Paulo.

FAVRE, Regina. "A conceptual device for honoring and enhancing subjective biodiversity a political way of teaching and experienng Stanley Keleman's emotion anatomy". *Rev. Sabama*, v. 12, n.1, suplemento xx- xx, dez. 2007.

_____. "As práticas corporais não caíram do céu: são produções históricas como tudo mais". *Rev. Reichiana*. Instituto Sedes Sapientae, São Paulo, n. 13, 2004a.

_____. "Pesquisando a aplicabilidade do método do Grupo de Movimento Somático Existencial a um pequeno grupo de pacientes psicóticos do Hospital Dia da Faculdade Paulista de Medicina". *Rev. Reichiana*. Instituto Sedes Sapientae, São Paulo, n. 10, p. 67-87, 2001.

_____. "Processo formativo do sujeito corporificado". *Rev. Reichiana*. Instituto Sedes Sapientae, São Paulo, n. 9, p. 89-96, 2000.

_____. "Viver, pensar e trabalhar o corpo como processo de existencialização contínua". *Rev. Reichiana*. Instituto Sedes Sapientae, São Paulo, n. 13, 2004b.

FÉDIDA, Pierre. "Não estar em repouso com as palavras". *Catálogo da exposição Lygia Clark: da obra ao acontecimento*. Somos o molde a você cabe o sopro. Curadoria de Suely Rolnik e Corinne Diserens, pelo Musée de Beaux – Arts de Nantes, França (08 out. a 31 dez. 2005), e Pinacoteca do Estado de São Paulo, Brasil (25 jan. a 26 mar. de 2006).

FERIOTTI, Maria de Lourdes. "Atuação da terapia ocupacional no corpo sujeitado". *Rev. O Mundo da Saúde*. São Paulo, ano 25, v. 25, n. 4, p. 389-393, out./dez. 2001.

FOUCAULT, Michel. "Os corpos dóceis". In: *Vigiar e punir: nascimento da prisão*. Petrópolis: Vozes, 1984.

_____. *Microfísica do poder*. Rio de Janeiro: Graal, 1986.

FREIRE, Ida Mara. "Dança-educação; o corpo e o movimento no espaço do conhecimento". *Caderno CEDES*, Campinas, v. 21, n. 53, p. 31-55, abr. 2001.

GALLETTI, Maria C. *Oficina em saúde mental: instrumento terapêutico ou intercessor clínico?*. Goiânia: Editora da UCG, 2004.

GIL, José. *A imagem nua e as pequenas percepções: estética e metafenomenologia*. Lisboa: Relógio d'Água, 1996.

_____. *Movimento total: o corpo e a dança*. São Paulo: Iluminuras, 2004.

_____. "O corpo paradoxal". In: LINS, Daniel; GADELHA, Sylvio (orgs.). *Nietzsche e Deleuze: que pode o corpo?*. Rio de Janeiro: Relume Dumará; Fortaleza: Secretaria da Cultura e Desporto, 2002, p. 131-147.

GODARD, Hubert. "Gesto e percepção". In: PEREIRA, R.; SOTER, S. (orgs.). *Lições de dança*. Rio de Janeiro: Univercidade, 2004.

_____. "Olhar Cego". *Catálogo da exposição Lygia Clark: da obra ao acontecimento*. Somos o molde a você cabe o sopro. Curadoria de Suely Rolnik e Corinne Diserens, pelo Musée de Beaux – Arts de Nantes, França (08 out. a 31 de dez. 2005), e Pinacoteca do Estado de São Paulo, Brasil (25 jan. a 26 de mar. 2006).

GUATTARI, Felix; ROLNIK, Suely. *Micropolítica: cartografias do desejo*. Petrópolis: Vozes, 1986.

HOLANDA, Aurélio B. *Novo dicionário da língua portuguesa*. Rio de Janeiro: Nova Fronteira, 1986.

KAFKA, Franz. *O artista da fome*. São Paulo: Companhia das Letras, 1998a.

_____. *O veredicto na colônia penal*. São Paulo: Companhia das Letras, 1998b.

KASTRUP, Virginia. "O funcionamento da atenção no trabalho do cartógrafo". *Psicologia e Sociedade, Revista da Associação Brasileira de Psicologia Social* – ABRAPSO, Porto Alegre, v. 19, n. 1, p. 15-22, 2007.

KATZ, Chaim Samuel. "Crianceria". In: PELBART, Peter Pál; ROLNIK, Suely (orgs.). *Cadernos de Subjetividade*. Dossiê: Gilles Deleuze. Núcleo de Estudos da Subjetividade do Programa de Estudos Pós-graduados em Psicologia Clínica da PUC-SP, São Paulo, v. 4, n. 1, p. 90-96, 1996.

KELEMAN, Stanley. *Anatomia emocional: a estrutura da experiência*. São Paulo: Summus, 1992.

_____. *Realidade somática: experiência corporal e verdade emocional*. São Paulo: Summus, 1994.

LEAL, Luiz Gonzaga Pereira. *Terapia ocupacional: guardados de gavetas e outros guardados*. Recife: Editora do Autor, 2005.

LIBERMAN, Flavia. *Danças em terapia ocupacional*. São Paulo: Summus, 1995.

_____. "O corpo como produção de subjetividade". *Cadernos de Subjetividade*. Dossiê: Corpo. Núcleo de Estudos da Subjetividade do Programa de Estudos Pós-Graduados em Psicologia Clínica da PUC-SP, São Paulo, v. 5, n. 2, p. 371-383, 1997.

_____. "Trabalho corporal, música, teatro e dança em terapia ocupacional: clínica e formação". *Cadernos terapia ocupacional do Centro Universitário São Camilo, São Paulo*, v. 8, jul./set. 2002.

LIBERMAN, Flavia; SAMEA, Marisa. Uma pesquisa do corpo em terapia ocupacional: o método de *danceability*". *Rev. Ter. Ocup. USP*. São Paulo, v. 9, n. 3, p. 125-132, 1998.

LIBERMAN, Flavia; TEDESCO, Solange. "Habilitando a reabilitação – As ações da terapia ocupacional na sua integralidade: a necessidade de discussão conceitual sobre os processos em reabilitação". *Rev. Mundo da Saúde,* São Paulo, v. 30, n. 1, p. 146-150, 2006.

LIBERMAN, Flavia; TEDESCO, Solange. "Observação clínica, análise e diagnóstico de contexto". In: CALDERONI, David. *Psicopatologia: clínicas hoje*. São Paulo: Via Lettera, 2006, p. 165-172.

LIBERMAN, Flavia; VOGEL, Beatriz. "Trabalho corporal e dança em terapia ocupacional: grupo de mães e familiares". *Rev. Ter. Ocup. USP*, São Paulo, v. 11, n. 2/3, p. 63-67, 2000.

LIMA, Elizabeth M. F. A. "A análise de atividades e a construção do olhar do terapeuta ocupacional". *Rev. Ter. Ocup. USP,* São Paulo, v. 15, n. 2, p. 42-48, 2004.

LIMA, Tatiana Motta. "Conter o incontível: apontamentos sobre os conceitos de 'estrutura' e 'espontaneidade' em Grotowski". *Sala Preta. Rev. do Departamento de Artes Cênicas*. Escola de Comunicações e Artes, Universidade de São Paulo, São Paulo, n. 5, p. 47-67, 2005.

LOUPPE, Laurence. "Corpos híbridos". In: PEREIRA, R.; SOTER, S. (orgs.). *Lições de dança*. Rio de Janeiro: Univercidade 2004.

_____. "Lygia Clark não pára de atravessar nossos corpos". *Catálogo da exposição Lygia Clark: da obra ao acontecimento*. Somos o molde a você cabe o sopro. Curadoria de Suely Rolnik e Corinne Diserens, pelo Musée de Beaux – Arts de Nantes, França (08 out. a 31 de dez. 2005), e Pinacoteca do Estado de São Paulo, Brasil (25 jan. a 26 de mar. 2006).

MAMEDE, Margarida Calligaris. *Cartas e retratos: uma clínica em direção à ética*. São Paulo: Altamira, 2006.

MAXIMINO, Viviane S. *Grupos de atividade com pacientes psicóticos*. São José dos Campos: Univap, 2001.

MOEHLECKE, Vilene; GALLI FONSECA, Tânia M. "Da dança e do devir: o corpo no regime do sutil". *Rev. Dep. Psicol. UFF*, Niterói, v. 17, n. 1, jan./jun. 2005. Disponível em <http://www.scielo.br/pdf/rdpsi/v17m1a04.pdf>. Último acesso em 21 abr. 2008.

NAJMANOVITC, Denise. "O sujeito encarnado: limites, devir e incompletude". *Cadernos de Subjetividade*. Dossiê: Corpo. Núcleo de Estudos da Subjetividade do Programa de Estudos Pós-graduados em Psicologia Clínica da PUC-SP, São Paulo, v. 5, n. 2, p. 309-328, 1997.

NIETZSCHE, Friedrich. *Os pensadores*. 3. ed. São Paulo: Abril Cultural, 1983. (Obras incompletas).

ORLANDI, Luiz Benedicto L. "Corporeidades em minidesfile". In: GALLI FONSECA, Tânia; ENGELMAN, Selda (orgs.). *Corpo, arte e clínica*. Porto Alegre: UFRGS, 2004, p 65-87.

_____. "Anotar e nomadizar". In: LINS, Daniel (org.). *Razão nômade*. Rio de Janeiro : Forense, 2005, p. 33-75.

OZ, Amós. *De amor e trevas*. São Paulo: Companhia das Letras, 2002.

PAVLOVSKY, Eduardo. "Criatividade nos grupos terapêuticos". In: VOLNOVIK, J.; HUGUET, D. (orgs.). *Grupos, infância e subjetividade*. Rio de Janeiro: Relume Dumará, 1995.

PELBART, Peter Pál. "Um mundo no qual acreditar". *Cadernos de Subjetividade*. Núcleo de Estudos da Subjetividade do Programa de Estudos Pós-graduados em Psicologia Clínica da PUC-SP, São Paulo, v. 4, p. 59-63, 1996.

PERDIGÃO, Andréa Bomfim. *Sobre o silêncio: entrevistas*. São Paulo: Pulso, 2005.

PEREIRA, João-Frayze. "Psicologia e fotografia: revelações". In: LANCETTI, S. (org.). *Saúde e loucura*. v. 1. São Paulo: Hucitec, 1990, p. 121-229.

PIRAGINO, Maria Evangelina Jorge. *Folguedos e clínica: cenas de uma clínica dançante*. Dissertação (Mestrado em Psicologia) – Instituto de Psicologia, Núcleo de Estudos da Subjetividade, Pontifícia Universidade Católica de São Paulo, São Paulo, 2003.

QUARENTEI, Mariângela Scaglione. "Atividades: territórios para a expressão e criação de afetos". In: IV JORNADA DE PSIQUIATRIA DA REGIÃO SUL, ESCOLA PAULISTA DE MEDICINA. *Boletim de Psiquiatria*, São Paulo, v. 27, n. 1, p. 26-27,1994.

_____. "Terapia ocupacional e produção de vida". In: VII CONGRESSO BRASILEIRO DE TERAPIA OCUPACIONAL. Porto Alegre, 2001. (Conferência).

Ramos, Renata Carvalho Lima (org.). *Danças circulares sagradas: uma proposta de educação e cura*. São Paulo: Triom, 1998.
Rebouças, Ana Maria; Xavier, Renata Ferreira."Lisa Nelson e Steve Paxton". *Revista D'Art*. Centro Cultural de São Paulo, São Paulo, n. 8, p. 24-31, 2001.
Reis, Eliana Schueler. *De corpos e afetos: transferências e clínica psicanalítica*. Rio de Janeiro: Contra Capa, 2004.
Rolnik, Suely. "A vida na berlinda". In: Arán, Márcia (org.). *Soberanias*. Rio de Janeiro: Contracapa, 2003, p. 259-267.
_____. "Alteridade a cielo abierto: los dispositivos poético-políticos de Maurício Dias e Walter Riedweg/Otherness beneath na Open Sky. The political-poetic laboratory of Maurício Dias e Walter Riedweg". In: Dávilla, Mela; Dias, M.; Riedweg, W. (orgs.). *Possibilmente hablemos de lo mismo*. Barcelona: MacBa e Actar, 2003, p. 210-45. (Catálogo de exposição).
_____. *Cartografia sentimental: transformações contemporâneas do desejo*. Porto Alegre: Sulina/UFRGS, 2006a.
_____. "Cidadania e alteridade". *Boletim de Novidades*. São Paulo, Pulsional, Centro de Psicanálise, ano V, n. 41, p. 35-44, 1992a.
_____. "Comentário sobre o vídeo da pulsão". In: SIMPÓSIO A PULSÃO E SEUS CONCEITOS, Núcleo de Estudos de Subjetividade da Pontifícia Universidade Católica, São Paulo, 1992b.
_____. *Corpo vibrátil: arte, política e subjetividade*. São Paulo: Iluminuras, 2005.
_____. "Fale com ele ou como tratar o corpo vibrátil em coma". In: Galli Fonseca, Tânia; Engelman, Selda (orgs.). *Corpo, arte e clínica*. Porto Alegre: UFRGS, 2004.
_____. *Micropolítica: cartografias do desejo*. 7. ed. Petrópolis: Rio de Janeiro, 2005.
_____. "O acaso da vítima. Para além da cafetinagem da criação e de sua separação da resistência". *Rev. Cult. Vozes.* Rio de Janeiro, v. 97, n. 1, p. 60-69, 2003.
_____. "O mal-estar na diferença". In: ANUÁRIO BRASILEIRO DE PSICANÁLISE, n. 3. Rio de Janeiro: Relume Dumará, 1995, p. 97-103.
_____. "Pensamento, corpo e devir: uma perspectiva ético/estético/política no trabalho acadêmico". *Cadernos de Subjetividade*. Núcleo de Estudos da Subjetividade, PUC-SP, São Paulo, v. 1, n. 2, p. 241-51, 1993. Disponível em <http://blogdafla.vilabol.uol.com.br/pensamentosuelyrolnik.pdf>. Último acesso em 29 abr. 2008.
_____. "Políticas da subjetividade flexível. A obra acontecimento da Lygia Clark". In: Engelman, Selda; Kastrup Virgínia (orgs.). *Subjetividades coletivas*. São Paulo: Hucitec, 2005.
_____."Subjetividade e história". *Revista do Nudecri*. Campinas: Unicamp, n. 1, p. 49-61, 1995.
_____."Subjetividade, ética e cultura nas práticas clínicas". *Cadernos de Subjetividade*. Núcleo de Estudos da Subjetividade do Programa de Estudos Pós-graduados em Psicologia Clínica da PUC-SP, São Paulo, v. 3, n. 2, p. 305-314. 1995.
_____. "Toxicômanos de identidade. Subjetividade em tempo de globalização". In: Lins, Daniel (org.). *Cultura e subjetividade: saberes nômades*. Campinas: Papirus, 1997, p. 19-24.
_____. "Uma terapêutica para tempos desprovidos de poesia". *Catálogo da exposição Lygia Clark: da obra ao acontecimento*. Somos o molde a você cabe o sopro. Curadoria de Suely Rolnik e Corinne Diserens, pelo Musée de Beaux-Arts de Nantes, França (08 out. a 31 dez. 2005), e Pinacoteca do Estado de São Paulo, Brasil (25 jan. a 26 mar. 2006b).
_____. "Viciados em identidade". *Elipse Gazeta Improvável*, Lisboa, n. 2, p. 18-21, out. 1998.
_____. "Vida à venda: curar, criar e resistir". In: Lins, Daniel. *Arte e resistência*. Rio de Janeiro: Relume Dumará, 2005.
Safra, Gilberto. *A pó-ética na clínica contemporânea*. Aparecida: Idéias e Letras, 2004.
Samea. Marisa.*Terapia ocupacional e grupos: em busca de espaços de subjetivação*. 2002 Dissertação (Mestrado em Psicologia Social) – Instituto de Psicologia, Universidade de São Paulo, São Paulo.
Sant'ana, Denise Bernuzzi. "Corpo e história". *Cadernos de Subjetividade*. Núcleo de Estudos da Subjetividade do Programa de Estudos Pós-graduados em Psicologia Clínica da PUC-SP, São Paulo, v. 3, n. 2, 1995b.
_____. "Corporificando o mundo: enredos e percalços de uma subjetividade à flor da pele". In: Castilho, Kathia; Galvão, Diana (orgs.). *A moda do corpo, o corpo da moda*. São Paulo: Esfera, 2003, p.105-110.
_____. "É possível realizar uma história sobre o corpo?". In: Soares, Carmen Lúcia (org.). *Corpo e história*. Campinas: Autores associados, 2001, p. 3-23.
_____. (org.). *Políticas do corpo: elementos para uma história das práticas corporais*. São Paulo: Estação Liberdade, 1995a.
_____. "Vertigens do corpo e da clínica". In: Galli Fonseca, Tânia Mara; Engelman, Selda (orgs.). *Corpo, arte e clínica*. Porto Alegre : UFRGS, 2004, p 24-39.
Santos, Laymert Garcia. *Tempo de ensaio*. São Paulo: Companhia das Letras, 1989.
Sacks, Oliver. *Com uma perna só*. São Paulo: Companhia das Letras, 2003.
Scarpato, Artur Thiago S. "Transferência somática: A dinâmica formativa do vínculo terapêutico". *Rev. Hermes*. Instituto Sedes Sapientae, São Paulo, n. 6, p. 107-123, 2001.
Serres, Michel. *Variações sobre o corpo*. Rio de Janeiro: Bertrand Brasil, 2004.
Siqueira, Denise C. O. *Corpo, comunicação e cultura: a dança contemporânea em cena*. Campinas: Autores Associados, 2006.
Soares, Carmen Lúcia (org.). *Corpo e história*. Campinas: Autores Associados, 2001.
_____ (org.). *Imagens da educação no corpo*. Campinas: Autores Associados, 2002.
Sontag, Susan. "Na caverna de Platão". In: *Ensaios sobre a fotografia*. Rio de Janeiro: Arbor, 1981.
Stern, Daniel. *Diário de um bebê: o que seu filho vê, sente e vivencia*. Porto Alegre: Artes Médicas, 1991.
_____. *O mundo interpessoal do bebê*. Porto Alegre: Artes Médicas, 1992.
Uexküll, Jakob von. *Dos animais e dos homens – Digressões pelos seus próprios mundos: doutrinas dos significados*. Lisboa: Livros do Brasil Editora, 1933.
Vargas, Eliane Portes. "Os sentidos do corpo na relação saúde – doença". *Rev. História, Ciências, Saúde – Manguinhos*, Rio de Janeiro, v.6, n.2, jul./out. 1999.
Vasconcelos, Cleido Roberto F.; Amorim, Katia de S.; Anjos, Adriana Mara dos *et al*. "A incompletude como virtude: interação de bebês na creche". *Rev. Psicologia: reflexão e crítica*, Porto Alegre, v. 16, n. 2, p. 293-301, 2003.
Virilio, Paul. *A arte do motor*. São Paulo: Estação Liberdade, 1996.
Winnicott, Donald W. *O brincar e a realidade*. Rio de Janeiro: Imago, 1975.
_____. *Os bebês e suas mães*. São Paulo: Martins Fontes, 1994.
Won, Miriam Jae. *Origami um recurso para terapia ocupacional*. Trabalho de Conclusão de Curso. (Bacharel em Terapia Ocupacional – Centro Universitário São Camilo, São Paulo.
Zourabichvili, François. *O vocabulário de Deleuze*. Rio de Janeiro: Relume Dumará, 2004.